"Eu respondo 1.500 perguntas sobre hormônios, metabolismo e nutrição"

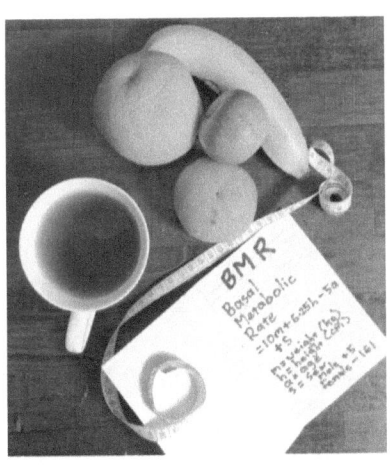

Dr. Mario Vega Carbó

Endocrinologista

Primeira edição, 2019

À minha professora, Dra. Silvia Marín, especialista em nutrição

Aos meus pais, minha esposa e meus filhos, que me emprestam a tempo

Ao meu primo Miguel Carbó Riverón, que Deus o tenha em sua glória

E toda pessoa que tem em sua saúde seu bem mais precioso

3

9

11

Introdução

A medicina e os termos específicos da profissão às vezes podem ser confusos e difíceis de entender para o público em geral.

Os profissionais de saúde estão acostumados a detalhes técnicos e, ao fazer seus diagnósticos e aconselhar tratamentos, muitas vezes esquecem que os pacientes à sua frente ou seus familiares não são colegas de trabalho que lidam com o mesmo léxico que eles.

Em muitas ocasiões, as pessoas, que já estão sobrecarregadas por uma doença, precisam entender de forma clara e concisa o que acontece com elas, quais são as causas de suas doenças e como devem enfrentá-las.

Para ajudá-los nessa tarefa, o Dr. Mario Vega Carbó apresenta "Eu respondo 1.500 perguntas sobre hormônios, metabolismo e nutrição", um livro de fácil leitura, disponível para todos, pensando em oferecer explicações simples sobre esses tópicos.

Por meio de uma série de entrevistas, o profissional expõe, em linguagem simples e didática, a origem das principais doenças endócrinas, seus sintomas mais comuns, seus riscos e a melhor maneira de tratá-los.

O texto está dividido em doze partes, dedicado a questões relacionadas à nutrição, obesidade, diabetes, osteoporose, baixa estatura em crianças, desenvolvimento sexual precoce, distúrbios da menstruação, infertilidade, disfunção erétil, gigantismo, níveis anormais de colesterol e triglicerídeos, metabolismo de cálcio, hipertireoidismo, hipotireoidismo, hipertensão arterial e tumores glandulares.

Além disso, possui seções especiais sobre os distúrbios hormonais mais significativos em crianças, mulheres grávidas e idosos, e um capítulo sobre dietas e recomendações dietéticas para prevenir e controlar diferentes doenças.

Convidamos você a ler estas páginas e entrar no mundo do sistema endócrino e de suas glândulas, responsável pela produção natural de hormônios que regulam nosso corpo.

O *porquê* deste livro

A importância da Endocrinologia

Quando um paciente recebe um diagnóstico sobre um problema hormonal, como diabetes ou distúrbio da tireóide, é comum o médico sugerir que ele consulte um endocrinologista.

Diante desse cenário, muitas pessoas têm dúvidas sobre o que é essa especialidade, qual é sua função e como ela pode nos ajudar.

A endocrinologia é uma ciência relativamente nova que surgiu em meados do século XX como resultado dos avanços da medicina relacionados ao funcionamento hormonal.

Seu foco é o sistema endócrino, formado pelas glândulas responsáveis pela produção natural de hormônios que regulam nosso corpo e são responsáveis pelo nosso crescimento e desenvolvimento, metabolismo, reprodução, sono, lactação e aspectos relacionados ao nosso organismo. conduta, entre outros.

Para saber mais sobre essa especialidade, entrevistamos Mario Vega Carbó, endocrinologista, com mais de 20 anos de experiência.

Doutor Mario,
1. Qual é a principal função da endocrinologia?

Um endocrinologista é um médico que estudou o sistema endócrino e suas doenças e é especialista nele. Sua principal função é restaurar o equilíbrio hormonal no corpo quando é afetado por várias condições ou doenças.

2. Quais são as principais glândulas endócrinas?

Os mais importantes são a tireóide, paratireóide, pâncreas, ovários, testículos, supra-renais e hipófise ou hipófise, que produzem a maioria dos hormônios que regulam nosso corpo. Eles são chamados de glândulas endócrinas porque a substância (hormônio) que produzem passa para a corrente sanguínea e viaja para ela, atingindo os vários tecidos nos quais o hormônio atuará regulando suas funções.

3. Quais são as doenças hormonais mais comuns?

Entre as mais frequentes, podemos citar diabetes, osteoporose, baixa estatura em crianças, desenvolvimento sexual precoce, crescimento anormal das mamas, distúrbios da menstruação, infertilidade, disfunção erétil, obesidade, excesso de peso, gigantismo, colesterol elevado e triglicerídeos, hipertireoidismo, pressão alta, acne, excesso de pêlos faciais e câncer das glândulas.

4. O que é diabetes mellitus?

É uma das doenças crônicas mais comuns que os endocrinologistas tratam. É devido a um déficit na produção de insulina no pâncreas, o que impede o metabolismo adequado da glicose, fazendo com que ela se acumule no sangue.

Estima-se que cerca de 8% da população adulta sofra de diabetes e, se não for tratada adequadamente, pode causar problemas cardíacos, renais, oculares, polineuropatias (envolvimento dos nervos periféricos) e úlceras graves nos pés. .

5. Quais são os principais sintomas do diabetes mellitus e como é tratado?

Os sintomas mais comuns são aumento da fome (polifagia), sede (polidipsia) e volume de urina (poliúria). Além disso, pode haver perda de peso, fadiga, dores de cabeça, náusea, vômito, taquicardia, cicatrização inadequada, dor abdominal e visão turva.

Quanto ao tratamento, o objetivo é restaurar os níveis glicêmicos normais (níveis de açúcar no sangue), para os quais pode ser necessário aplicar um substituto da insulina ou análogos da insulina ou medicamentos chamados antidiabéticos orais.

Por outro lado, à medida que a ingestão excessiva de alimentos e o estilo de vida sedentário aumentam os riscos dessa doença, você também trabalha com uma dieta especial e na adaptação de um estilo de vida mais saudável.

6. O que são distúrbios da tireóide?

A tireóide é a glândula responsável pela produção de hormônios que controlam o metabolismo, o equilíbrio cardiovascular, o consumo de energia e o crescimento do corpo.

Entre outros problemas, a tireóide pode produzir mais ou menos quantidade de hormônios em relação àqueles de que o corpo necessita, devido ao aparecimento de nódulos, aumento e inflamação dos mesmos (bócio) e até câncer. Seu controle e cuidados são outra das principais tarefas dos endocrinologistas.

7. Que outros tipos de perguntas comuns você recebe?

Muitas das visitas que recebemos estão ligadas a problemas de peso, devido ao excesso e à falta, e relacionadas à sexualidade. Também para os inconvenientes dos níveis de colesterol no sangue e triglicerídeos, quando estes são altos, é conhecida como dislipidemia.

8. Finalmente, por que a consulta com um endocrinologista é importante?

Em muitos casos, tratamentos de diabetes e pressão alta, por exemplo, são realizados em primeira instância por um clínico geral, sem consultar um endocrinologista especialista em questões hormonais.

Isso pode ter consequências a longo prazo e complicar a saúde do paciente, gerando todos os tipos de distúrbios e despesas. Portanto, a intervenção precoce de um especialista é essencial para o cuidado adequado e, assim, evita as complicações dessas doenças.

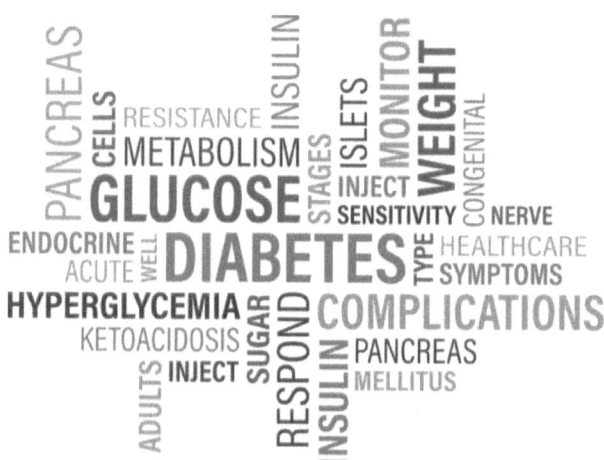

SEÇÃO I. METABOLISMO

SEÇÃO I. METABOLISMO

A primeira seção deste livro, intitulada Metabolismo, esclarece as questões mais comuns em três áreas altamente questionadas e pesquisadas, não apenas entre os profissionais de saúde, mas também entre a população em geral.

Primeiro, convidamos você a encontrar as respostas para todas as suas perguntas sobre Dietética. Esta é uma ciência que lida com o estudo de diferentes tipos de alimentos do ponto de vista da fisiologia e da fisiopatologia nutricional. Nesta primeira parte, você conhecerá os principais tipos de dieta, suas características, vantagens e desvantagens, para quem e em que situações essas dietas são indicadas. Além disso, você encontrará os tipos de dietas recomendadas de acordo com as condições ou doenças da pessoa.

A segunda parte desta seção, convida você a conhecer profundamente a nutrição, um fator decisivo no surgimento de inúmeras condições benéficas e prejudiciais ao organismo. Falaremos sobre dislipidemias, distúrbios alimentares psiquiátricos, síndrome metabólica e outras doenças em que a nutrição é um fator chave no seu desenvolvimento e prevenção.

Na terceira parte desta seção, entramos em condições patológicas que afetam a saúde e que, embora seu componente genético esteja presente, seu desenvolvimento é fortemente influenciado pela dieta e pela nutrição. Estamos falando de diabetes. Explicaremos os tipos mais frequentes, suas causas, critérios de diagnóstico, complicações e medidas de tratamento.

Então aproveite esta primeira seção de entrevistas, *Metabolismo*.

Parte I. DIETETICA

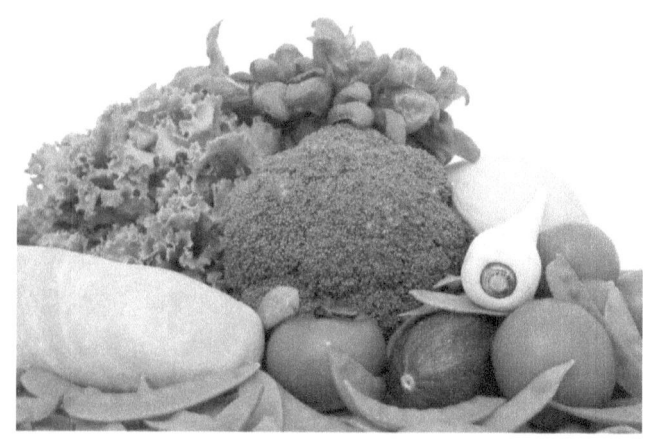

Capítulo 1. Dieta Saudável

Chaves para uma alimentação saudável

Uma dieta saudável e equilibrada permite que o corpo receba os nutrientes necessários para funcionar e crescer. Isso inclui proteínas, carboidratos, gorduras, vitaminas, minerais e água.

Para manter um peso saudável, o plano alimentar deve ser apropriado para cada pessoa e seu contexto.

Estima-se que um adulto médio consuma cerca de 2.000 calorias por dia, dependendo do seu estilo de vida, sexo, idade e atividades que pratica.

Além disso, aspectos particulares de cada indivíduo devem ser considerados, como se ele sofre de hipertensão, é celíaco ou tem colesterol alto ou está grávida.

Comer nutritivamente é mais simples do que parece. Para saber mais sobre esse tópico, entrevistamos o Dr. Mario Vega Carbó, especialista em endocrinologia clínica.

Doutor Mario,
1. Quais são as chaves para uma dieta saudável?
Um fator fundamental para uma boa nutrição é a variedade. Nesse sentido, é importante incluir frutas e legumes de todas as cores na dieta; grãos integrais, como aveia, pão e arroz; leite desnatado e laticínios; queijo de baixa caloria; peixe, marisco, carnes magras, aves e ovos; e nozes, feijões e sementes.

Pelo contrário, é fundamental limitar o sal, açúcar, álcool, gorduras saturadas e gorduras trans e alimentos processados.

Além disso, você também deve beber muita água e procurar alternativas alimentares que possam ser compradas facilmente nas lojas e que se encaixem no gosto e no orçamento de cada pessoa.

2. Como você obtém um bom equilíbrio nutricional?

Para isso, é importante ingerir a energia necessária, sem excessos ou déficits. Estima-se que entre 55 e 60% do total deva ser fornecido por carboidratos, entre 25 e 30% por gorduras e entre 10 e 15% por proteínas.

Para isso, devemos adicionar o consumo de vitaminas, minerais, fibras e água.

Além disso, é importante distribuir alimentos ao longo do dia, se possível em 5 refeições: café da manhã, meio da manhã, almoço, lanche da tarde e jantar.

3. Que recomendações podem ser dadas para preparar um café da manhã saudável?

Para começar o dia com energia, é importante preparar um café da manhã completo que inclua leite desnatado, frutas e grãos integrais, que devido à sua maior contribuição de fibras, contribuem para o controle do apetite, colesterol no sangue e digestão.

Se você escolher pães e biscoitos, deverá escolher versões leves, com baixo teor de gordura.

Algumas opções podem incluir leite desnatado, torrada de pão marrom claro espalhada com queijo desnatado e geléia dietética, iogurte com cereais e saladas ou batidos de frutas.

4. Como podem ser preparados almoços e jantares saudáveis?

Ao preparar um prato equilibrado e saudável, é importante que metade seja composta de vegetais; um quarto para carne, frango, peixe ou ovo; e o outro trimestre para cereais, batatas, batatas doces e legumes cozidos.

Algumas opções de comida são peito de frango grelhado, filé de peixe, churrasquito de porco grelhado, crepes, milanesas de soja ou hambúrguer caseiro de lentilha ou magra.

Eles podem ser acompanhados por saladas de folhas verdes ou tomate, rúcula, cenoura e pepino; abóbora assada; ou berinjela assada.

Para a sobremesa, você pode consumir todos os tipos de frutas, como banana, maçã, kiwi, laranja, tangerina ou pêra ou geléia leve.

5. O que você pode comer durante os lanches?

Lanches são essenciais para regular a ansiedade durante o dia e evitar bicar entre as refeições. É importante que eles contenham propostas gratuitas ou com pouco açúcar, sódio e gorduras saturadas.

Algumas opções saudáveis são frutas, iogurte leve com cereais ou uma porção de frutas secas, incluindo amêndoas, nozes, avelãs, pistache, castanhas e amendoins.

6. Como você pode evitar comer açúcar?

Com base em uma dieta de 2.000 calorias diárias, é aconselhável comer menos de 50 gramas de açúcar. Para limitar seu consumo, é importante evitar refrigerantes e sucos comerciais, optar por alimentos naturais em vez de industrializados, reduzir o consumo de doces e usar adoçante em infusões.

7. Por que a ingestão de sódio deve ser limitada?

O excesso de sódio pode levar à retenção de líquidos, pressão alta, insuficiência cardíaca e insuficiência renal a longo prazo, por isso é recomendável consumir menos de 2 gramas de sal por dia.

8. A alimentação vegetariana é saudável?

Sim, é uma opção muito saudável e recomendada. É frequentemente mencionado que pode ter deficiências nutricionais, mas se o plano alimentar for executado corretamente, pode ser muito completo e nutritivo, além de proporcionar níveis mais altos de antioxidantes, fibras, folato e fitoquímicos.

Além disso, a nutrição vegetariana ajuda a reduzir os níveis de gordura saturada e colesterol no sangue e os riscos de doenças cardíacas, obesidade, hipertensão, colesterol ruim, diabetes e certos tipos de câncer.

9. Para quem são recomendados os suplementos nutricionais?

Esses suplementos são usados para complementar uma dieta saudável, mas não para substituí-la. Se uma pessoa comer adequadamente e estiver de boa saúde, ela não será necessária.

No entanto, em alguns casos, os suplementos podem ser úteis para fornecer nutrientes mais especiais, por exemplo, para idosos, mulheres grávidas ou pessoas com distúrbios alimentares.

Capítulo 2. Dieta Mediterrânea

A dieta mediterrânea é um estilo de comida que segue os costumes culinários dos países que vivem em frente ao mar Mediterrâneo, principalmente a Espanha e a Itália.

Geralmente reduz o consumo de carnes e carboidratos e aumenta o de vegetais e gorduras monoinsaturadas. Também é caracterizada pelo uso de azeite em sua preparação e por ser acompanhada por um copo de vinho tinto.

Sua implementação pode ajudar a gerar níveis estáveis de açúcar no sangue, diminuir o colesterol e triglicerídeos e reduzir os riscos de desenvolver doenças cardíacas e outros problemas de saúde.

Para saber mais sobre esse assunto, entrevistamos Mario Vega Carbó, endocrinologista, com mais de 20 anos de experiência.

Doutor Mario,
1. Qual é a base da dieta mediterrânea?

É caracterizada por refeições à base de vegetais, com apenas pequenas quantidades de carne bovina e de frango, e mais porções de grãos integrais, frutas e vegetais frescos, nozes e legumes.

Os pratos geralmente incluem muitos peixes e mariscos e outros alimentos com altas quantidades de fibras, que são preparados com azeite e temperados de maneira simples, sem molhos ou sucos de carne. Para isso, ervas e especiarias são usadas em vez de sal.

Ao contrário dos alimentos tradicionais, cereais e vegetais são a base dos pratos, enquanto as carnes são o acompanhamento.

Também são importantes massas, arroz, nozes e pão, e os grãos da região são tipicamente integrais e geralmente contêm muito pouca gordura trans.

2. Quais alimentos NÃO costumam ser usados nesta dieta?

Na dieta mediterrânea, carne vermelha, ovos, doces e bolos são consumidos apenas em quantidades muito pequenas ou não fazem parte diretamente do plano alimentar.

Além disso, a manteiga é substituída pelo azeite, que, graças ao ácido oleico e às gorduras vegetais, reduz o risco de entupimento das artérias e possui um alto teor de carotenos e vitamina E.

Por outro lado, essa dieta desencoraja o consumo de gorduras saturadas e óleos hidrogenados (gorduras trans), que contribuem para doenças cardíacas.

3. Por que essa dieta é recomendada?

Normalmente, esse tipo de dieta oferece uma nutrição variada, saudável e equilibrada, com baixo teor de gorduras e açúcares saturados e abundância de vitaminas e fibras, o que a torna uma opção saudável para o coração e outros órgãos do corpo. .

Além disso, a dieta mediterrânea tem sido associada a uma menor incidência de câncer e doenças de Parkinson e Alzheimer.

Por outro lado, peixes como cavala, truta, arenque, sardinha, albacora e salmão são fontes importantes de ácidos graxos ômega-3.

4. Quais são as deficiências da dieta mediterrânea?

Em muitos casos, os níveis de ferro e cálcio podem ser reduzidos pelo baixo consumo de carne e laticínios.

Além disso, as gorduras do azeite e das nozes podem contribuir para o ganho de peso.

Quanto ao vinho, é aconselhável que seja tomado apenas durante as refeições e com moderação.

Capítulo 3. Dieta Vegetariana

A dieta vegetariana é um tipo de alimento à base de vegetais, frutas, grãos integrais, ervilhas, legumes, sementes e nozes.

Pode incluir ovos e laticínios, ou não, dependendo do tipo de vegetarianismo.

Pelo contrário, geralmente nenhum tipo de carne, aves, frutos do mar ou peixe é consumido.

Este tipo de dieta é muito saudável e recomendado para prevenir doenças em qualquer idade.

Muitas vezes é mencionado que a dieta vegetariana pode ter deficiências nutricionais, mas se o plano alimentar for realizado corretamente, pode ser muito completo e nutritivo e fornecer níveis mais altos de antioxidantes, fibras, folato e fitoquímicos.

Para saber mais sobre esse tópico, entrevistamos o Dr. Mario Vega Carbó, especialista em endocrinologia clínica.

Doutor Mario,
1. Quantos tipos de dietas vegetarianas existem?

Existem vários tipos, mas podemos dividi-los em 6 grupos:

1) Veganos ou vegetarianos totais: consomem apenas alimentos de origem vegetal, não incluindo proteínas animais ou produtos deles derivados, como ovos, laticínios ou mel.

2) Lacto-ovo-vegetarianos: seguem uma dieta de alimentos vegetais e incluem laticínios e ovos.

3) Ovo-vegetarianos: evite comer carne vermelha, frango, peixe e laticínios, mas eles comem ovos.

4) Lacto-vegetarianos: não consuma ovos, mas produtos lácteos.

28

5) Pesco-vegetarianos: evite comer carne vermelha e frango, mas consuma peixe, marisco, ovos e laticínios.

6) Semi-vegetarianos: comem alimentos vegetais, frango, peixe, laticínios e ovos. Eles não incluem carne vermelha.

2. Por que as pessoas optam por uma dieta vegetariana?

As razões pelas quais as pessoas optam por esse tipo de dieta são variadas. Entre os mais comuns estão o desejo de melhorar a saúde e a alimentação, a preocupação com o bem-estar dos animais, o desejo de evitar o consumo excessivo de recursos ambientais e o respeito ao meio ambiente.

3. Quais são os principais benefícios desse tipo de alimento?

A dieta vegetariana ajuda a reduzir os níveis de gordura saturada e colesterol no sangue e os riscos de doenças cardíacas, obesidade, hipertensão, colesterol ruim, diabetes e certos tipos de câncer. Além disso, aumenta o consumo de fibra, potássio e vitamina C.

4. É aconselhável alimentar crianças com dieta vegetariana?

Sim. Uma dieta vegetariana personalizada e bem planejada é saudável em todas as fases da vida: bebês, crianças, adolescentes, mulheres grávidas e idosos. Além disso, seguir essa dieta na infância ajuda a estabelecer padrões alimentares saudáveis que continuarão por toda a vida.

5. Essa dieta tem deficiências nutricionais?

Não necessariamente. Se o plano alimentar for feito corretamente, pode ser muito completo e nutritivo. Para isso, é importante ingerir uma grande variedade de alimentos, incluindo proteínas, ferro, cálcio, zinco, vitamina B12 e ácidos graxos ômega-3.

6. Como os vegetarianos conseguem esses nutrientes?

As proteínas podem ser obtidas a partir de alimentos feitos de soja, legumes, feijão, lentilha, nozes, nozes, sementes e grãos integrais. Se eles consomem laticínios, peixe e ovos, também podem obtê-los a partir daí.

O ferro pode ser consumido a partir de feijões e ervilhas secas, lentilhas, legumes, brócolis, espinafre, couve, ameixa, passas, nozes, grãos integrais e pães e cereais fortificados. Por sua vez, a ingestão de alimentos ricos em vitamina C, como tomate, repolho, brócolis, batata, frutas cítricas, pimentão e morangos, aumenta a absorção de ferro.

Quanto ao cálcio, no caso dos pesco-vegetarianos, pode ser obtido a partir de sardinha e salmão em conserva, ou de produtos lácteos como leite, iogurte e queijo, para os Lacto-vegetarianos. Além disso, também está presente em vegetais verde-escuros, como nabo, couve e brócolis; laranjas, figos, tofu, amêndoas, nozes brasileiras, sementes de girassol, feijão branco e alimentos fortificados, como cereais, suco de laranja e arroz.

Por seu turno, a vitamina B12 está presente em ovos, laticínios, mariscos, salmão e atum. Os vegans podem consumi-lo a partir de leveduras nutricionais e alimentos fortificados, como cereais e produtos à base de soja.

A vitamina D pode ser obtida por exposição ao sol, gema de ovo, certos peixes, alguns cereais e margarinas e alimentos fortificados, enquanto o zinco está presente em feijões, legumes, grão de bico, gérmen de trigo, produtos soja, nozes e sementes, como amêndoas e amendoins, frutos do mar, iogurte e queijo.

inalmente, os ácidos graxos ômega-3 podem consumi-los de peixes ricos em gordura, nozes e sementes, feijão, linhaça moída e óleos de soja e alimentos fortificados.

7. Que outras recomendações devem ser levadas em consideração nesse tipo de alimentação?

Antes de iniciar uma dieta vegetariana, recomenda-se uma transição gradual, na qual o consumo de carne é reduzido e o de frutas e legumes é aumentado.

Ao preparar os pratos, a variedade é importante, colocando vegetais de cores diferentes e sempre uma fonte de proteína. Escolha também alimentos enriquecidos para obter uma grande variedade de nutrientes.

Pelo contrário, é aconselhável evitar alimentos ricos em gordura, açúcar e sódio, frituras, refrigerantes açucarados, nozes torradas e com adição de sal, manteiga, margarina e óleos vegetais refinados.

Se necessário, suplementos nutricionais devem ser adicionados à dieta, especialmente no caso de veganos.

Capítulo 4. Dieta Vegana

A dieta vegana é um tipo de dieta baseada em vegetais, frutas, grãos integrais, ervilhas, legumes, sementes e nozes.

Não inclui carne ou proteínas animais, nem produtos derivados, como ovos, laticínios, gelatina ou mel.

Embora essa seja uma opção de alimentação saudável, é importante prestar atenção especial ao planejamento da dieta para garantir que você obtenha todos os nutrientes necessários. Em alguns casos, os veganos podem precisar tomar suplementos de vitamina B12, ferro, iodo e ácidos graxos ômega-3.

Para saber mais sobre esse assunto, entrevistamos o Dr. Mario Vega Carbó, médico cubano, especialista em endocrinologia.

Doutor Mario,

1. Quais são as vantagens e desvantagens de uma dieta vegana?

Esse tipo de dieta ajuda a diminuir os níveis de colesterol total e LDL, serve para perder peso, reduz o consumo de açúcar, aumenta a ação antioxidante, melhora a osteoartrite e a artrite e diminui os riscos de doenças cardíacas, hipertensão, diabetes e certos tipos de câncer

Pelo contrário, se a dieta é muito rigorosa ou não é planejada adequadamente, pode ser mais difícil obter certos nutrientes essenciais para o corpo.

2. Quais alimentos devem ser incluídos na dieta vegana?

Para ser suficiente do ponto de vista nutricional, a dieta deve incluir uma grande variedade de alimentos. Entre eles frutas; legumes; tubérculos como batatas e batata doce; nozes como amêndoas, avelãs, nozes, pinhões

32

e pistácios; cereais como quinoa, milho, trigo sarraceno, arroz, amaranto, aveia, polenta, macarrão e cuscuz; sementes de linho moído, gergelim, cânhamo e girassol; leguminosas como lentilhas, grão de bico, ervilhas e feijões; e proteínas vegetais processadas, como tofu, seitan e tempeh.

3. Qual seria um exemplo simples de uma dieta vegana?

Durante o café da manhã, os veganos podem comer uma maçã ou uma banana; um batido de kiwi, laranja e abacaxi ou maçã, cenoura e toranja; um punhado de nozes; ou uma torrada de tomate, tofu natural e orégano.

No meio da manhã, você pode consumir um copo de leite vegetal com cereais de muesli, uma torrada integral com salada e biscoitos veganos, uma manga ou um copo de leite vegetal com flocos de milho.

Entre as opções de almoço, você pode escolher entre um prato de lentilhas com arroz e abóbora; hambúrgueres de legumes com salada; ervilhas refogadas com cebola e pimenta; bolinhos de aveia com tomate e tomilho natural; salada de feijão branco com cebola, pimenta e cenoura; hummus com fatias de pepino; arroz basmati cozido com tomate frito ou curry de soja texturizada.

Quanto ao lanche, você pode optar por uma banana, uma tangerina, uma porção de melancia, uma maçã, uma pêra, dois pêssegos, sementes de girassol, amêndoas, avelãs, nozes, amendoins naturais ou uma barra de muesli.

Finalmente, no jantar, você pode consumir aipo e cenoura ralada com queijo vegan, omelete de cebola e abobrinha, creme de chocolate vegan, salada de grão de bico, arroz e tofu com legumes, legumes salteados e seitan, espaguete com sanfaina, envoltório de soja texturizado e feijão enlatado, salada caprese ou pizza vegana.

As opções são variadas e dependem do gosto e da imaginação específicos na preparação de cada pessoa.

4. Quais aspectos requerem atenção especial em uma dieta vegana?

Se você optar por evitar todos os alimentos de origem animal, é importante consumir bastante proteína, ferro, cálcio, zinco, vitaminas B12 e D, iodo e ácidos graxos ômega-3.

Se você segue uma dieta muito rigorosa, deve estar muito atento aos sinais de problemas nutricionais, como alterações de peso, pele ou cabelo.

Também é recomendável realizar exames médicos pelo menos uma vez por ano para garantir que não haja déficits nutricionais de qualquer tipo.

5. Como os veganos podem obter vitamina B12 e ácidos graxos ômega-3?

A vitamina B12, necessária para produzir glóbulos vermelhos e prevenir a anemia, é encontrada quase exclusivamente em produtos de origem animal. Os mesmos ácidos graxos ômega-3, que melhoram a saúde do coração e a função cerebral.

Portanto, é importante que os veganos consumam cereais e produtos de soja enriquecidos com eles, ou que considerem tomar suplementos nutricionais. Sementes de linhaça moídas na hora, farinha e óleo de linhaça também são fontes de ômega-3.

6. O que você deve ter em mente em relação ao consumo de ferro?

O ferro é muito importante para a energia e para o bom funcionamento dos glóbulos vermelhos. A absorção desse mineral é mais difícil a partir de fontes vegetais, por isso é necessário ingerir uma quantidade maior e acompanhá-lo com alimentos ricos em vitamina C, que favorecem sua digestão.

Os vegans podem consumi-lo de feijões e ervilhas secas, lentilhas, legumes, brócolis, espinafre, couve, ameixas, passas, nozes, grãos integrais e cereais enriquecidos.

Capítulo 5. Dieta Hipercalórica

A dieta hipercalórica é um plano nutricional que visa ingerir mais calorias do que as queimadas com a atividade diária, com o objetivo de ganhar peso.

Assim como a obesidade é muito perigosa para a saúde, a magreza extrema também é.

Ganhar peso quando você tem um metabolismo muito ativo, é realizada muita atividade física, há um problema de saúde, desnutrição, estresse ou outro tipo de distúrbio que pode ser muito complexo. Portanto, a dieta hipercalórica deve ser equilibrada e personalizada, buscando não apenas aumentar a quantidade de calorias, mas também a qualidade e quantidade do que é ingerido.

Para saber mais sobre esse assunto, entrevistamos o médico cubano Mario Vega Carbó, especialista em endocrinologia clínica.

Doutor Mario,
1. Como é tratada a magreza extrema?

Se a magreza é causada por uma doença, ela deve ser tratada. Se o paciente estiver saudável e não tiver patologias associadas, uma dieta hipercalórica pode ser prescrita e procurar reduzir o gasto energético.

Para isso, recomenda-se a ingestão de massas, nozes, mel, arroz integral, óleos, carnes, peixes, ovos, laticínios, frutas e legumes, nas proporções sugeridas por um nutricionista.

2. Quantas calorias devem ser consumidas em uma dieta hipercalórica?

Como cada pessoa precisa de quantidades diferentes de calorias, dependendo da idade, estrutura física, sexo e nível de atividade, não existe um modelo padrão a seguir, mas cada um deve definir seu objetivo de uma maneira específica.

Este valor deve ser definido após um estudo nutricional completo e o ganho de peso deve ser lento e gradual.

3. O que deve ser levado em consideração ao planejar uma dieta hipercalórica?

Um plano nutricional que busca ganhar peso deve ter uma ingestão calórica entre 20 e 50% maior que o normal, aumentando gradualmente.

Para isso, buscar-se-á aumentar o consumo de carboidratos e proteínas e, em menor grau, de gorduras, uma vez que causam uma maior sensação de saciedade. O mesmo são alimentos ricos em fibras.

No entanto, todo o planejamento deve sempre ser feito em busca de nutrição saudável, pois comer junk food, doces e outros produtos com gorduras nocivas ou açúcares refinados pode aumentar os riscos de doenças como arteriosclerose, diabetes, pressão alta, hipercolesterolemia e hipertrigliceridemia, entre outros.

4. Quais alimentos são recomendados para incluir em uma dieta hipercalórica?

Entre os alimentos calóricos que são saudáveis e nutritivos, podemos mencionar abacate, queijo de cabra, soja, azeitona preta, salmão, nozes, chocolate amargo, coco fresco, banana, avelã, passas, Sementes de abóbora, cevada, grão de bico, azeite ou óleo de girassol, ovos, mel, maionese e manteiga.

As carnes recomendadas para comer são brancas, enquanto frutas e legumes são recomendadas para comer cozido e não cru.

Quanto aos laticínios, é aconselhável incluir os números inteiros. O iogurte pode ser acompanhado de nozes, sementes, levedura de cerveja, cacau em pó, geléia ou mel, enquanto o leite em pó pode ser usado para enriquecer o purê.

Por outro lado, massas, arroz, cereais e batatas podem ser consumidos diariamente.

5. Quais alimentos são recomendados para evitar em uma dieta hipercalórica?

Embora possam ser ricos em calorias, alguns alimentos não são saudáveis, por isso é melhor evitá-los. Entre eles, podemos mencionar refrigerantes e açucarados, álcool, doces industriais, salgadinhos fritos, salsichas, biscoitos, pizzas pré-cozidas e molhos ultraprocessados.

Por outro lado, a temperatura dos alimentos que você come não deve ser muito alta, pois quanto mais quentes, mais satisfazem.

Da mesma forma, antes do prato principal, não é recomendável comer saladas ou sopas, pois diminuem o apetite e fazem com que você coma menos.

Também é importante não pular refeições e adicionar um ou dois lanches entre eles. É melhor distribuir a ingestão em 5 ou 6 doses ao longo do dia, do que deixar 2 ou 3 muito abundantes.

6. Que outros aspectos devem ser levados em consideração para acompanhar esta dieta?

Juntamente com a dieta, é importante controlar o estresse, que em muitos casos é o principal fator de perda de peso. Para isso, você pode praticar técnicas de relaxamento ou ioga.

No que diz respeito ao exercício físico, é benéfico para a saúde e ajuda a estimular o apetite e aumentar a massa muscular. No entanto, em casos de magreza extrema, recomenda-se seguir rotinas de treinamento moderadas, como musculação suave, evitando exercícios aeróbicos que ativam o metabolismo e queimam gordura.

Por seu lado, os suplementos vitamínicos não são aconselháveis, pois na magreza constitucional geralmente não há deficiências nutricionais ou desnutrição.

Finalmente, se necessário, podem ser administrados medicamentos para estimular o apetite.

Capítulo 6. Dieta de baixa caloria

A dieta hipocalórica é um plano nutricional que visa ingerir menos calorias do que as queimadas com a atividade diária, com o objetivo de perder peso.

Para isso, a primeira coisa a ser feita é definir um nível de referência de calorias, com base no metabolismo basal e no grau de desgaste físico da pessoa.

Em seguida, é organizado um sistema de menus abaixo desse número, para que o corpo seja forçado a consumir calorias do tecido adiposo, reduzindo seu volume.

Para saber mais sobre esse assunto, entrevistamos Mario Vega Carbó, endocrinologista, com mais de 20 anos de experiência profissional.

Doutor Mario,

1. Quantas calorias devem ser consumidas em uma dieta hipocalórica?

O principal objetivo desta dieta é consumir menos calorias do que as que são usadas durante o dia. Como cada pessoa precisa de quantidades diferentes, dependendo da idade, estrutura física, sexo e nível de atividade, não existe um modelo padrão a seguir, mas cada um deve definir seu objetivo calórico de uma maneira específica.

Para isso, é aconselhável consultar um nutricionista especializado para estudar cada caso, definir uma dieta personalizada e os objetivos a serem seguidos.

2. Que tipos de alimentos são geralmente incluídos nesses tipos de dietas?

A maioria inclui uma grande variedade de frutas e vegetais, pois possuem alto poder nutricional e baixa densidade calórica.

Alimentos de baixa caloria incluem cenoura, morangos, aspargos, aipo, brócolis, abobrinha, melancia, melão, cogumelos, couve-flor, pepino, berinjela, tomate, espinafre, cerejas, agrião, mirtilo, abóbora, peito de peru, pera, alface, kiwi, alcachofra, laranja, toranja, queijo fresco, azeitonas, iogurte natural, maçã, Ameixa, abacaxi, rúcula, pêssego, salmão e atum.

3. Quais alimentos você está tentando evitar?

Entre os alimentos que geralmente são evitados nesta dieta estão batata frita, carne vermelha, macarrão, pizza, margarina, óleos vegetais refinados, fast foods, produtos ultraprocessados, frituras, refrigerantes, Refrigerantes e álcool.

4. O que deve ser levado em consideração ao planejar uma dieta hipocalórica?

É importante que o plano seja equilibrado e inclua todos os grupos de alimentos. Para fazer isso, você deve ter uma boa quantidade de proteína, alguns lipídios para cobrir a contribuição de vitaminas lipossolúveis e ácidos graxos essenciais, fibras e microcomponentes.

Dessa forma, busca-se que o baixo conteúdo calórico não restrinja certos nutrientes da dieta.

5. Quais são as limitações desse tipo de alimento?

O problema com esta dieta é que, com o tempo, o metabolismo se adapta à diminuição calórica. Por uma questão de sobrevivência, o corpo para receber menos calorias também consome menos.

O corpo também reduz o gasto de energia, então a atividade física tende a diminuir, pois estamos mais cansados e mais preguiçosos. Por esse motivo, a perda de peso está diminuindo, pois há uma diminuição progressiva no consumo de calorias contidas em nossas reservas.

Em muitos casos, quando a dieta é abandonada, ao consumir mais calorias, o corpo, que já se acostumou a trabalhar com menos, armazena excesso de gordura, o que faz com que recupere peso.

6. Para quem a dieta hipocalórica não é recomendada?

Esta dieta não é recomendada para pessoas com doenças cardíacas, acidente vascular cerebral recente, doenças psiquiátricas ou histórico de distúrbios alimentares como bulimia ou anorexia, infecções, tratamentos que causam perda de proteínas, diabetes com cetose e mulheres grávidas e lactantes.

7. Por que não são recomendadas dietas hipocalóricas "milagrosas" que estão na moda?

Essas dietas mágicas são muito perigosas, porque geralmente não têm nenhum aval médico ou científico e geralmente não contemplam todos os nutrientes essenciais.

Além disso, eles são a causa dos pacientes fracassarem em suas tentativas de perder peso, desanimar e voltar a rotinas prejudiciais à saúde.

Capítulo 7. Dieta Cetogênica

A dieta cetogênica ou dieta ceto é um tipo de nutrição pobre em carboidratos e muito rica em gordura, o que causa uma alteração na fonte de energia e no estado metabólico.

A glicose é o principal combustível dos músculos, cérebro e outros tecidos do corpo. Quando há falta de açúcar no sangue, o corpo cria pequenas moléculas chamadas cetonas, para usar como energia. Esses produtos químicos são produzidos no fígado, queimando gordura.

Quando poucos carboidratos e quantidades moderadas de proteína são consumidas, os níveis de insulina são reduzidos e o corpo começa a funcionar quase que exclusivamente com o combustível fornecido pelas cetonas. Isso faz você queimar muita gordura, o que ajuda a perder peso e oferece outros benefícios potenciais à saúde.

Para saber mais sobre esse tópico, entrevistamos Mario Vega Carbó, especialista em endocrinologia, que trabalha como endocrinologista no escritório da Vega & Vado.

Doutor Mario,
1. Como é composta uma dieta cetogênica?

É constituído por 65 e 75 por cento de gordura, entre 15 e 25 por cento de proteína e entre 5 e 10 por cento de carboidratos.

Nesse caso, ao limitar a quantidade de carboidratos e proteínas metabolizadas, a energia é obtida a partir da gordura consumida e armazenada no corpo.

2. Quais alimentos devem ser consumidos nesta dieta?

Os alimentos permitidos são os gordurosos e com alguma proteína. Entre eles, podemos citar vegetais com poucos carboidratos, como espinafre, pepino, couve-flor, brócolis, aspargo, couve, tomate e cebola; peixes ricos

43

em gordura, como salmão, sardinha, cavala, truta, atum, pomba e peixe-espada; carnes e embutidos, como carnes de frango, peru e gordurosos; os ovos; a maionese; laticínios gordurosos, como creme de leite, manteiga, queijo de cabra, queijo cheddar, mussarela ou iogurte sem açúcar; nozes e sementes, como nozes, amêndoas, sementes de abóbora e chia; e azeitona, coco ou abacate.

Quanto à bebida, o ideal é a água, embora você também possa tomar café, chá e mate, de preferência sem adoçante.

3. Quais alimentos não devem ser ingeridos na dieta cetogênica?

Para alcançar a cetose, o mais importante é evitar comer carboidratos. Idealmente, mantenha seu consumo abaixo de 40 gramas por dia.

Entre os alimentos que devem ser limitados estão frutas, especialmente figo, uva, manga, cereja, banana, tangerina, laranja e maçã; vegetais e tubérculos ricos em amido; pão, macarrão, farinha, pizza e arroz; os cereais; os legumes; doces e bolos; produtos lácteos com baixo teor de gordura; refrigerantes açucarados, sucos e álcool; alimentos processados e preparados.

4. Quais são os benefícios desse tipo de alimento?

Entre seus benefícios, destaca-se que permite perder peso mais rapidamente do que dietas, com base no consumo de pouca gordura e muitas proteínas. Além disso, a circulação de corpos cetônicos no corpo gera uma maior ausência de fome, o que ajuda a reduzir a ingestão.

Por outro lado, para aqueles com diabetes, reduz os níveis de açúcar no sangue, melhora a sensibilidade à insulina e diminui a gordura corporal e a obesidade.

Enquanto isso, em alguns casos de epilepsia infantil, essa dieta também permite diminuir a frequência das crises, enquanto reduzir o consumo de açúcar pode ajudar a reduzir o risco de câncer.

5. Que inconvenientes essa dieta pode trazer?

Entre suas principais desvantagens está a baixa contribuição de vitaminas, minerais e fibras, ao restringir o consumo de frutas e legumes.

Entre outros sintomas, isso pode levar a constipação, indigestão, fadiga, dificuldade de concentração, dor de cabeça e insônia.

Além disso, também é comum sofrer de mau hálito devido à alta produção de corpos cetônicos.

Por outro lado, essa forma de nutrição não é aconselhável para pessoas com problemas no fígado ou no coração, pois pode levar ao desenvolvimento de arritmias.

Finalmente, ao restringir uma grande quantidade de alimentos, geralmente não é sustentável a longo prazo.

Capítulo 8. DASH dieta para baixar a pressão arterial

A dieta DASH, "Abordagens alimentares para parar a hipertensão", é um tipo de dieta para ajudar a reduzir a pressão arterial.

É uma opção com baixo teor de sódio, que inclui muitas frutas, vegetais, grãos integrais, laticínios e proteínas magras.

Sua implementação pode reduzir os riscos de ataque cardíaco, derrame, osteoporose e pedras nos rins, além de ajudar a controlar o diabetes e melhorar os níveis de colesterol. Além disso, também serve para perder peso.

Para saber mais sobre esse tópico, entrevistamos Mario Vega Carbó, especialista em endocrinologia, que trabalha como endocrinologista no escritório da Vega & Vado.

Doutor Mario,
1. O que é pressão alta e quais são suas possíveis consequências?

A pressão sanguínea é a força exercida pelo sangue que circula contra as paredes das artérias. Quando aumenta, ocorre hipertensão, que é uma condição sofrida por um terço da população adulta.

Se não tratada, pode causar sérias complicações, como ataque cardíaco, derrame e acidente vascular cerebral e danos visuais.

2. Como a dieta DASH funciona e que tipos de alimentos ela inclui?

Essa dieta reduz a hipertensão, reduzindo a quantidade de sódio consumida por dia e adicionando uma variedade de alimentos ricos em potássio, cálcio, magnésio e fibras.

Seus pratos incluem muitos vegetais, frutas, laticínios com baixo teor de gordura, grãos integrais, legumes, sementes, nozes, óleos vegetais, peixes, aves e carnes magras. O potássio, presente nas batatas, espinafre e banana, ajuda a controlar a pressão arterial.

3. Quais alimentos são evitados na dieta DASH?

Nesta dieta, evitam-se sal, gorduras saturadas e gorduras totais, reduzindo o consumo de carne vermelha, laticínios integrais, frituras, doces e bebidas açucaradas e alcoólicas.

4. Qual é a ingestão recomendada de sódio?

Geralmente, é recomendável reduzir o consumo para 2.300 miligramas por dia. Caso o paciente já sofra de hipertensão, diabetes ou doença renal ou tenha mais de 50 anos, o ideal é consumir menos de 1.500 miligramas por dia.

5. Como você pode reduzir a ingestão de sal?

Para reduzir seu consumo, recomenda-se temperar alimentos com ervas e especiarias, limão, laranja ou vinagre.

Evite também alimentos enlatados ou lave-os em água e verifique os rótulos dos produtos comprados para ver o teor de sódio.

Outras dicas são reduzir alimentos e condimentos com muito sal, como picles, azeitonas, salsichas, mostarda e molhos de tomate e soja; e não o adicione ao cozinhar arroz, macarrão ou cereal quente.

6. Quantas porções de cada alimento devem ser consumidas por dia nesta dieta?

Estima-se que 6 a 8 porções de grãos (pão, cereais, arroz, macarrão), 4 a 5 porções de legumes (tomate, cenoura, brócolis, batata doce, legumes), 4 a 5 porções de frutas (banana, laranja, maçã, pêra, kiwi, melancia, tangerina, morango), 2 a 3 porções de produtos lácteos (leite, iogurte, queijo), menos de 6 porções de carnes magras, aves e peixes e 2 a 2 3 porções de gorduras e óleos.

Além disso, 4 a 5 porções de nozes, sementes e legumes (amêndoas, sementes de girassol, feijão, ervilha, lentilha) e menos de 5 porções de doces (geléia, geléia, sorvete, limonada, sorvetes) podem ser consumidos por semana. frutas, doces, biscoitos doces com pouca gordura).

7. Que conselho pode ser dado a alguém que deseja implementar a dieta DASH?

A primeira coisa que se pode dizer é que você não tenta mudar sua dieta da noite para o dia, mas faz isso gradualmente.

Então você deve começar a pensar em carne como parte da refeição e não como prato principal. Pelo contrário, você deve parar de ver os legumes como um enfeite e entender que bem acompanhado pode ser a base dos alimentos.

Enquanto isso, para começar a comer mais frutas, você pode adicioná-las ao cereal ou aveia do café da manhã ou escolhê-las como sobremesa para o almoço ou jantar, ou como opção de lanche.

8. A dieta DASH oferece todos os nutrientes necessários?

Sim. Quando é bem planejado e personalizado, é uma dieta saudável para adultos e crianças. Ser pobre em gordura saturada e rica em fibras é um estilo alimentar altamente recomendado para todos, fornecendo todos os nutrientes.

9. Que outros aspectos são importantes para acompanhar esta dieta?

Além de cuidar da comida, para um melhor controle da pressão arterial, também é recomendado exercício regular, mantendo um peso corporal adequado, bebendo bastante água, não fumando e controlando o estresse.

Por outro lado, se a pessoa toma medicamentos para tratar a hipertensão, deve continuar tomando-os assim que tiver a dieta DASH.

Capítulo 9. Contagem de carboidratos para controlar o diabetes

A contagem de carboidratos é uma técnica de planejamento de refeições que visa controlar o nível de glicose no sangue.

Foi especialmente desenvolvido para pessoas com diabetes e envolve o acompanhamento dos alimentos consumidos todos os dias.

Os carboidratos são um dos principais nutrientes presentes nos alimentos e incluem açúcares, amidos e fibras.

Alguns são saudáveis, como os que vêm de frutas, vegetais e grãos integrais, e outros nem tanto, como os encontrados em alimentos e bebidas com adição de açúcar.

Para aprender mais sobre esse tópico, entrevistamos o Dr. Mario Vega Carbó, especialista em endocrinologia, com mais de 20 anos de experiência.

Doutor Mario,
1. Como funciona a contagem de carboidratos e para que é usada?

Os alimentos que contêm carboidratos podem aumentar a glicose no sangue, pois o corpo os converte rapidamente em açúcar.

Contando a quantidade consumida por dia, é possível estabelecer um limite máximo que permita manter os níveis dessa substância no organismo controlados.

Muitos dos alimentos que contêm carboidratos são nutritivos e uma parte fundamental de uma dieta saudável. O objetivo não é eliminá-los dos alimentos, mas procurar comer a quantidade certa.

2. Como é feita essa contagem?

Carboidratos são contados por gramas. Para realizar essa medição, é necessário saber quais alimentos os contêm e aprender a calcular quantos gramas são ingeridos em cada porção, para obter uma quantidade diária total.

Seu médico pode ensiná-lo a determinar os valores ou você pode sugerir uma dieta especial com base nos níveis de glicose que deseja atingir.

3. Quais alimentos contêm carboidratos?

Os carboidratos estão presentes em uma grande quantidade de alimentos. Entre eles, podemos citar grãos, como pão, macarrão, macarrão, bolachas, cereais e arroz; frutas, como maçãs, bananas, mangas, melões e laranjas; produtos lácteos, como leite e iogurte; leguminosas, como feijão, lentilha e ervilha; doces, como bolos, biscoitos, doces e outras sobremesas; sucos, refrigerantes e bebidas esportivas; e vegetais, como batatas, milho e ervilhas.

4. Quais alimentos não os contêm?

Carnes vermelhas, peixes, aves, a maioria dos queijos, ovos, nozes e óleos não contêm carboidratos.

5. Quantos carboidratos devem ser consumidos por dia?

A quantidade ideal depende de cada pessoa, levando em consideração seu estilo de vida, sexo, idade, atividades que realiza e se sofrem ou não de certas doenças.

Em média, pode-se estimar que o consumo de carboidratos para a maioria das pessoas esteja entre 45 e 60% do total de calorias diárias.

Um grama de carboidratos fornece cerca de 4 calorias. Para uma dieta de 1.600 calorias por dia, pode-se sugerir, por exemplo, cerca de 200 gramas de carboidratos, o que representaria 50% do total de calorias.

ara a maioria dos adultos com diabetes, recomenda-se uma dieta de cerca de 135 gramas por dia, mas cada pessoa deve ter sua própria meta de carboidratos.

6. Como você pode calcular a quantidade de carboidratos?

Para fazer isso, você terá que revisar os rótulos das informações nutricionais dos alimentos que normalmente são consumidos, para saber a quantidade de carboidratos por porção.

Também é possível obter essas informações em livros ou sites, consultando um nutricionista ou usando balanças ou copos medidores.

Como exemplo, e para ter como base, existem aproximadamente 15 gramas de carboidratos em uma pequena fruta, meia xícara de fruta enlatada, uma fatia de pão, meia xícara de aveia, um terço de uma xícara de macarrão ou arroz e 5 biscoitos salgado

À medida que a pessoa se familiariza com a comida e seus gramas, a contagem será mais fácil.

7. Como é possível saber se a contagem de carboidratos está sendo eficaz?

Idealmente, verifique os níveis de glicose no sangue periodicamente, para ver se estão altos, normais ou baixos.

Se eles são muito altos, o paciente pode ter que fazer alterações em seu plano alimentar ou estilo de vida.

Capítulo 10. Dieta do Índice Glicêmico

A dieta baseada no índice glicêmico é um plano nutricional que é governado pela maneira pela qual os alimentos influenciam o nível de açúcar no sangue.

O que geralmente se busca é consumir aqueles que contêm carboidratos com menor probabilidade de causar aumentos na quantidade de glicose no corpo. Essa dieta pode ser muito útil para perder peso e prevenir ou controlar doenças crônicas, como diabetes ou hipercolesterolemia e doenças cardiovasculares.

O índice glicêmico é um sistema de classificação que atribui um número aos alimentos e serve como uma ferramenta para fazer melhores escolhas alimentares.

Para saber mais sobre esse tópico, entrevistamos Mario Vega Carbó, especialista em endocrinologia, que trabalha como endocrinologista no escritório da Vega & Vado.

Doutor Mario,
1. Como é medido o índice glicêmico?

Normalmente, esse número é obtido comparando-se quanto um alimento aumenta o nível de açúcar no sangue em relação à glicose pura, representada pelo número 100. Os valores são divididos em três categorias: baixo índice glicêmico, variando de 1 a 55 ; médio, variando de 56 a 69; e alto, 70 ou mais.

2. Quais alimentos existem em cada categoria?

Entre aqueles com baixo índice glicêmico estão os vegetais de folhas verdes, a maioria das frutas, cenouras cruas, grão de bico, lentilha e cereais de farelo.

Na categoria do meio estão milho doce, banana, abacaxi cru, passas, cereais de aveia e pão de centeio.

Enquanto aos alimentos com índice alto, pode mencionar arroz e pão branco, batata e mel.

3. Quais efeitos o índice glicêmico tem no apetite?

Estima-se que alimentos com alto índice glicêmico causem um rápido aumento no açúcar no sangue e, portanto, gerem um aumento no apetite rapidamente. Pelo contrário, acredita-se que quem tem um nível baixo adia esse sentimento de fome, o que os leva a comer menos. No entanto, estudos científicos sobre esse assunto não produziram resultados decisivos sobre esse assunto.

4. Quais são as limitações desta ferramenta?

O índice glicêmico não reflete as quantidades e porções que devem ser consumidas para cada alimento. Por exemplo, alguns têm um valor alto, mas poucos carboidratos digeríveis; portanto, você deve comer muitos deles para aumentar significativamente os níveis de açúcar.

Por outro lado, líquidos e cozimento prolongado aumentam sua taxa de absorção, enquanto o alto teor de gordura ou fibra diminui.

Em suma, sua influência na glicemia também depende de outros fatores, como o modo de preparação, processamento e combinação com outros alimentos.

5. Como esse problema foi resolvido?

Para remediar essa dificuldade, foi desenvolvido o conceito de "carga glicêmica". É um valor numérico que indica a alteração que ocorre nos níveis de açúcar no sangue pela ingestão de uma porção usual de um alimento, o que permite uma melhor previsão de seus efeitos.

A carga glicêmica também é dividida em três categorias: baixa (1 a 10), média (11 a 19) e alta (20 ou mais).

6. Quais são os principais fatores que devem ser levados em consideração em uma dieta saudável de um diabético?

Algumas chaves são: limitar alimentos com alto teor de açúcar; coma pequenas porções ao longo do dia; preste atenção especial à quantidade de carboidratos ingerida e procure manter a mesma proporção diariamente; consumir uma grande variedade de alimentos integrais, frutas e legumes; coma menos gordura saturada; e evite sal e álcool.

7. Para uma pessoa com diabetes, qual método de controle é mais seguro, contagem de carboidratos ou índice glicêmico?

Geralmente, estima-se que a contagem de carboidratos na dieta permita um melhor controle do nível de açúcar no sangue do que o índice glicêmico. Mas, bem aplicados, ambos os métodos são eficazes.

Capítulo 11. Dieta e Dislipidemia

Hipercolesterolemia e hipertrigliceridemia aumentam o risco de doenças cardíacas e circulatórias, ataques cardíacos, derrames e problemas hepáticos ou renais.

Ambas as condições envolvem um aumento de gorduras que circulam no sangue e geralmente estão relacionadas a excesso de peso, dieta não saudável e falta de exercício físico. Uma dieta equilibrada, com baixa ingestão de gorduras saturadas, é essencial para prevenir a aterosclerose e diminuir a pressão sanguínea e a resistência à insulina.

Para saber mais sobre esse tópico, entrevistamos Mario Vega Carbó, especialista em endocrinologia, que trabalha como endocrinologista no escritório da Vega & Vado.

Doutor Mario,
1. Quais são as chaves para uma dieta de um paciente com dislipidemia?

Como primeiro passo, ele deve ser baixo em calorias e gorduras, especialmente as saturadas, e você também deve evitar açúcar, carboidratos refinados e consumo de álcool. É importante substituir as carnes por opções mais saudáveis, como azeite e peixe, como cavala ou salmão, e aumentar o consumo de carboidratos complexos com alto teor de fibras. Além disso, para complementar a dieta, você deve se exercitar regularmente, beber bastante água, eliminar o excesso de peso e parar de fumar.

2. Quais alimentos são recomendados nesses casos?

Para esta dieta, você deve escolher produtos lácteos desnatados, aves e carnes magras sem gordura ou pele visível e consumir muitas frutas, legumes e saladas.

Também deve ser dada preferência ao peixe azul (sardinha, anchova, atum, salmão e cavala) em relação à carne vermelha e substituir as claras por gemas de ovos.

As leguminosas devem ser feitas com pouca gordura e, para aromatizar, podem ser usadas ervas aromáticas, mostarda, vinagre ou limão.

Além disso, pão de trigo integral, cereais refinados ou integrais, arroz, macarrão, farinha e sêmola também são permitidos, enquanto o açúcar pode ser substituído por sacarina.

3. Quais alimentos devem ser evitados nesta dieta?

Evite leite integral e laticínios e alimentos ricos em carboidratos simples, como açúcar, mel, geleias, doces, frutas em calda, geléias, compotas e produtos de pastelaria, doces e tortas e doces.

Você também não deve comer alimentos pré-cozidos, como peixe frito, frango à milanesa, croquetes, lanches, lasanha, ensopados e pizzas ou sorvete cremoso. Além disso, evite carne bovina, bovina, suína e de cordeiro, salsichas, batatas fritas, manteiga, margarina, maionese e ketchup e alimentos secos.

Por outro lado, o consumo de álcool, refrigerantes e sucos comerciais deve ser restrito.

4. Quais são os tipos de culinária recomendados?

Recomenda-se cozinhar a vapor e cozinhar na água (cozidos ou escalfados), grelhados, grelhados, grelhados, assados ou no microondas ou papillote.

Pelo contrário, devem ser evitados bolinhos, à milanesa, amassados, ensopados e ensopados.

Además, se aconseja la utilización de aceite de oliva virgen extra en la elaboración de los platos y controlar la cantidad de sal para cocinar.

5. Que outros aspectos devem ser levados em consideração nessa dieta?

Para pessoas com níveis anormais de colesterol ou triglicerídeos, é importante ler os rótulos dos produtos que compram.

Quando eles indicam que foram "feitos com gordura vegetal", sem esclarecer o tipo, provavelmente foram preparados com óleo de palma ou de coco, o que não é aconselhável para esses pacientes.

Por outro lado, recomendam-se evitar alimentos que contenham ácidos graxos trans, gorduras hidrogenadas e ricas em sódio.

Capítulo 12. Dieta para elevação do ácido úrico

A gota é um tipo de artrite que ocorre quando o ácido úrico se acumula no sangue e causa inflamação nas articulações.

É caracterizada por ataques repentinos e intensos de dor, nos quais a área afetada incha, avermelha e aquece sem motivo aparente.

O mais comum ocorre no dedão do pé, que pode ser muito irritante e se manifestar durante a noite, fazendo com que a pessoa acorde repentinamente devido ao desconforto. Seguir uma dieta que limita a produção de ácido úrico e aumenta sua eliminação pode ajudar a controlar a doença.

Para saber mais sobre esse assunto, entrevistamos o médico cubano Mario Vega Carbó, especialista em endocrinologia clínica.

Doutor Mario,
1. O que é ácido úrico?

É um composto orgânico que é formado quando o metabolismo desintegra purinas, substâncias encontradas em alguns alimentos e bebidas.

As purinas são necessárias para regenerar as células do corpo e seu excesso é eliminado na urina na forma de ácido úrico.Quando fica na corrente sanguínea, cria cristais nas articulações que produzem inflamação e muita dor.

2. Como uma dieta adequada pode ajudar no tratamento da gota?

Comer certos alimentos e bebidas e evitar outros, pode ajudar a diminuir os níveis de ácido úrico no sangue.

Embora a dieta não cure a doença ou substitua os medicamentos, ela pode diminuir os ataques recorrentes e a progressão dos danos nas articulações.

Também ajuda a perder peso e evitar a obesidade, o que aumenta os riscos de sofrer com esta doença.

3. Quais alimentos devem ser incluídos nesta dieta?

Entre os alimentos recomendados estão frutas, legumes e grãos integrais que fornecem carboidratos complexos.

Entre frutas, cerejas, maçãs, morangos, framboesas, mirtilos e frutas vermelhas em geral são especialmente recomendadas. Também frutas cítricas, como laranja, limão, toranja, limão ou tangerina.

Quanto aos vegetais, os que mais ajudam a reduzir o ácido úrico são alcachofras, cebolas, abóboras, aipo e cenoura. O peixe e a carne podem ser consumidos em doses moderadas, sendo o frango, peru, coelho, pescado e bacalhau fresco os mais recomendados. Por outro lado, os laticínios devem ter pouca gordura e leite desnatado

Otros alimentos que se pueden incluir en la dieta son las patatas, los frutos secos, los aceites de oliva de semillas de girasol o maíz, y los cereales, como el arroz, el trigo y los productos elaborados a partir de ellos.

En cuanto a las bebidas, además de agua se recomienda el consumo de café, el cual podría ayudar a reducir los riesgos de gota. Se você quiser beber álcool, o vinho pode ser uma boa opção.

4. Quais alimentos e bebidas devem ser evitados?

Nesta dieta, é importante evitar alimentos com xarope de milho com alto teor de frutose e as gorduras saturadas presentes em carnes vermelhas, como vitela, porco, boi ou cordeiro; carnes de aves de capoeira; enchidos como enchidos ou enchidos; e laticínios ricos em gordura.

Por outro lado, fígado, rim, moela, anchova, crustáceo, salmão, sardinha e atum têm alto teor de purina, portanto não devem ser consumidos.

Quanto aos vegetais, aspargos e espinafre são desencorajados.

Além disso, é importante limitar alimentos açucarados, como cereais açucarados, produtos de panificação, doces e tortas industriais e alimentos desidratados, como sopas de envelope. Também óleo de soja e banha de porco.

Quanto às bebidas, recomenda-se evitar o álcool, principalmente cerveja e bebidas espirituosas, bebidas açucaradas e sucos de frutas naturalmente doces.

5. O que você deve comer e beber durante um ataque de gota?

Nesses casos, é importante beber muita água; limite carne vermelha, peixe e açúcar e coma proteínas com moderação.

Para ajudar a diminuir rapidamente o ácido úrico, você pode consumir leite com baixo teor de gordura e produtos lácteos, ovos, cereais, frutas e legumes com baixo teor de purinas.

Evite também bebidas alcoólicas, sucos de frutas e bebidas açucaradas.

6. Que outras recomendações são importantes?

Durante esta dieta, é aconselhável comer pequenas porções cerca de 5 ou 6 vezes ao dia e beber bastante água para manter uma boa hidratação e favorecer a eliminação do ácido úrico pela urina.

Além disso, recomenda-se comer com moderação e exercitar-se regularmente para evitar excesso de peso.

Finalmente, também pode ser necessário tomar suplementos de vitamina C, o que ajuda a diminuir os níveis de ácido úrico.

Capítulo 13. Dieta em caso de litíase renal

A litíase renal, também conhecida como "pedras" nos rins, é uma condição causada pela presença de pedras no trato urinário.

Ele se origina quando a urina tem uma alta concentração de sais minerais que não são diluídos corretamente.

Seus sintomas mais frequentes são dor intensa na região lombar, sangue ou remoção de areia ao urinar, sudorese, náusea e vômito quando ocorrem crises de dor.

Uma dieta adequada, como a dieta DASH, já discutida em outro capítulo, pode ajudar a prevenir pedras nos rins

Para saber mais sobre esse tópico, conversamos com Mario Vega Carbó, especialista em endocrinologia, que atualmente trabalha como endocrinologista no escritório da Vega & Vado.

Doutor Mario,
1. O que pode ser feito para prevenir a litíase renal?

O mais importante é sempre manter o corpo bem hidratado. Nesse sentido, é aconselhável beber entre 2 e 3 litros de água por dia para manter a urina diluída, o que dificulta a formação de pedras.

Por outro lado, a urina amarela escura é um sinal de que você não está bebendo bastante líquido.

Além disso, também é recomendável levar uma vida e exercícios saudáveis, uma vez que a obesidade e o sedentarismo aumentam a possibilidade de gerar litíase.

Quanto à dieta, a chave é evitar sal e sódio, açúcares, álcool e excesso de carne e proteínas animais. Estes incluem carne, frango, porco, peixe e ovos. Além disso, café, chá e refrigerantes também devem ser reduzidos.

Pelo contrário, recomenda-se uma dieta com pouca gordura e ingestão de limões e laranjas, cujo citrato evite a formação de pedras

2. Quantos tipos de pedras nos rins existem?

Os cálculos podem ser divididos em 4 tipos. Os mais frequentes, entre 75 a 80 por cento, são formados por oxalato de cálcio, enquanto os 20 a 25 por cento restantes correspondem a ácido úrico, estruvita e cistina. O tratamento individual depende do tipo de cálculo.

3. No caso do cálculo do oxalato de cálcio, que dieta deve ser seguida?

Se o paciente fez esse cálculo, é recomendável reduzir a quantidade de sal e sódio na dieta, limitando-o a menos de 2.400 miligramas por dia.

Geralmente, não é aconselhável diminuir significativamente a ingestão de cálcio, pois isso pode causar perda óssea e osteoporose. É aconselhável comer apenas 2 ou 3 porções diárias de alimentos como leite, queijo, iogurte e tofu.

Quanto ao oxalato, alimentos como amendoim, chá, café instantâneo, beterraba, feijão, ruibarbo, amoras, framboesas, morangos, chocolate, uvas, vegetais folhosos escuros, sêmola, nozes, tofu, batata doce e cerveja picada devem ser limitados.

4. No caso do cálculo do ácido úrico, que dieta deve ser seguida?

Nesse caso, é recomendável evitar o álcool; as anchovas; os espargos; levedura de cerveja ou fermento em pó; a couve-flor; os molhos; os fungos; os óleos; carnes de órgãos, como fígado, rim ou moela; Sardinhas e espinafres.

Também é aconselhável limitar o consumo de proteína animal em cada refeição e alimentos gordurosos, como curativos, sorvetes e frituras.

Pelo contrário, é bom incluir carboidratos, limões e laranjas suficientes na dieta. Também substitua a carne por alimentos à base de plantas com alto teor de proteínas, como legumes, alimentos de soja, nozes ou frutas secas e sementes de girassol.

5. Como as pedras de cistina e estruvita podem ser evitadas?

Beber muito líquido, especialmente água, é a melhor coisa a fazer para evitar esses tipos de pedras.

No caso das pedras de cistina, também é recomendado limitar os alimentos com fonte de metionina, como ovos, queijos, peixe, nozes e feijão.

6. Como você pode reduzir a ingestão de sal?

Para reduzir seu consumo, recomenda-se temperar alimentos com ervas e especiarias, limão, laranja ou vinagre.

Evite também alimentos enlatados ou lave-os em água e verifique os rótulos dos produtos comprados para ver o teor de sódio.

Outras dicas são reduzir alimentos e condimentos com muito sal, como picles, azeitonas, salsichas, mostarda e molhos de tomate e soja; e não o adicione ao cozinhar arroz, macarrão ou cereal quente.

7. Os suplementos vitamínicos ou minerais podem gerar a aparência de pedras?

As vitaminas B não demonstraram ter um efeito prejudicial para pessoas com pedras nos rins. No entanto, o uso de vitamina C e D, óleos de fígado de peixe e suplementos minerais contendo cálcio pode aumentar a probabilidade de formação de pedras. Portanto, antes de usá-los, recomenda-se consultar o nutricionista.

Capítulo 14. Dieta para doença renal crônica

A doença renal crônica envolve perda progressiva da função renal. Esses dois órgãos são responsáveis por filtrar o sangue e eliminar o desperdício e o excesso de água do corpo pela urina.

As principais causas desta condição médica são diabetes e pressão alta. Muitas vezes não apresenta sintomas até que suas conseqüências sejam graves. Quando os rins perdem a capacidade de remover resíduos e líquidos, o paciente deve passar por diálise ou transplante de órgão. Uma dieta adequada pode ajudar a controlar e prevenir seus danos.

Para saber mais sobre esse tópico, entrevistamos Mario Vega Carbó, especialista em endocrinologia, que trabalha como endocrinologista no escritório da Vega & Vado.

Doutor Mario,
1. Como uma mudança na dieta pode ajudar esses pacientes?

Tudo o que comemos e bebemos afeta nossa saúde. Manter um peso adequado e seguir uma dieta balanceada pode ajudar a controlar a pressão arterial e o diabetes e prevenir doenças renais.

Além disso, a limitação de líquidos e o consumo de alimentos com pouca proteína, potássio, fósforo e outros eletrólitos podem impedir a progressão de danos nesses órgãos.

2. Qual é o objetivo desta dieta?

Ele procura manter um equilíbrio nos níveis de eletrólitos, minerais e fluidos no corpo.

Além disso, naquelas pessoas que precisam de diálise, o objetivo é reduzir o acúmulo de resíduos e limitar os líquidos, o que é muito importante, pois esses pacientes urinam muito pouco.

3. Quais são as principais sugestões nutricionais?

Normalmente, nesses casos, dietas com pouca proteína são recomendadas, pois fazem os rins trabalharem em exceso e podem danificá-los.

Alguns alimentos com pouca proteína são frutas, legumes, pão, macarrão e arroz. Pelo contrário, carne vermelha, frango, peixe e ovos devem ser evitados.

Para substituir esses nutrientes, você pode consumir mais carboidratos como fonte de energia. No entanto, devem-se buscar opções saudáveis, evitando açúcares e refrigerantes.

Quanto às gorduras, são recomendadas as gorduras monoinsaturadas e poliinsaturadas, como azeite, amendoim e óleo de milho, que ajudam a proteger o coração.

Pelo contrário, os saturados (carne vermelha, manteiga, leite e seus derivados) e trans (fritos, bolos, biscoitos) que podem elevar o nível de colesterol e os riscos de doenças cardíacas devem ser evitados.

4. O que deve ser feito com fósforo, cálcio e potássio?

Os rins também são responsáveis pelo equilíbrio dos sais e minerais que circulam no sangue, como cálcio, fósforo, sódio e potássio.

Quando esses órgãos não funcionam adequadamente, os níveis de fósforo podem ser altos e baixos demais, gerando ossos mais fracos.

Portanto, essa dieta geralmente limita alimentos ricos em fósforo, como leite, iogurte e queijo. Além disso, o paciente pode precisar tomar suplementos de cálcio e vitamina D para controlar o equilíbrio entre esses dois produtos químicos no corpo.

Quanto ao potássio, quando os rins não funcionam bem, ele também pode se acumular e gerar ritmos cardíacos anormais. Nestes casos, recomenda-se evitar laranjas, kiwis, bananas, melão, ameixas, aspargos, abacate, batata e tomate, entre outros alimentos ricos neste produto químico.

5. Por que é importante limitar a ingestão de sódio?

A limitação de sódio ajuda a controlar a hipertensão, evita o aumento da sede e evita que o corpo retenha líquidos extras.

Para reduzir seu consumo, recomenda-se temperar alimentos com ervas e especiarias, limão, laranja ou vinagre.

Evite também alimentos enlatados ou lave-os em água e verifique os rótulos dos produtos comprados para ver o teor de sódio.

6. Como deve ser administrado o consumo de líquidos nessa dieta?

Como eu disse antes, quando o paciente está em diálise, é necessário limitar o consumo entre as sessões para evitar acúmulo no corpo.

Se isso não for controlado, o excesso de líquido pode ser gerado no coração e nos pulmões e dificultar a respiração, o que requer assistência médica imediata.

Para reduzir seu consumo, é aconselhável evitar alimentos salgados e se refrescar nos dias quentes.

7. Que outros conselhos nutricionais podem ser dados a pacientes com doença renal crônica?

Geralmente, quando essa condição é avançada, os pacientes geralmente têm anemia e precisam consumir mais ferro. Alguns alimentos ricos neste mineral são fígado, lingüiça de sangue, nozes, legumes e vegetais de folhas verdes.

Por outro lado, além de seguir uma dieta saudável, eles são aconselhados a controlar as porções, comer devagar e evitar excessos.

Capítulo 15. Dieta para gastrite e refluxo gastroesofágico

A gastrite é uma inflamação do revestimento mucoso do estômago, que causa dor na parte superior do abdômen, náusea e, às vezes, vômito.

Por sua vez, o refluxo é uma condição na qual o ácido estomacal retorna ao esôfago, irritando seu revestimento e causando acidez e regurgitação de alimentos e líquidos.

Devido a seus sintomas e complicações, essas doenças geralmente causam falta de apetite e desejo de comer.

Seguir uma dieta adequada pode facilitar a digestão e evitar esse tipo de desconforto.

Para saber mais sobre esse assunto, conversamos com Mario Vega Carbó, especialista em endocrinologia, que atualmente trabalha como endocrinologista no escritório da Vega & Vado.

Doutor Mario,
1. Quais diretrizes as pessoas com gastrite ou refluxo devem seguir?

Estes tipos de pacientes são aconselhados a evitar o consumo de álcool e alimentos abundantes, pesados ou condimentados, que podem agravar seus sintomas.

Eles também são aconselhados a comer devagar, em pequenas quantidades, mascar bem os alimentos e dividir a ingestão em 4 ou 5 refeições por dia.

Além disso, é importante reduzir os alimentos e cozinhar com alto teor de gordura, e não comer alimentos a temperaturas extremas ou muito frias ou muito quentes, pois podem aumentar a irritação.

2. Que tipos de alimentos são recomendados para esses pacientes?

Nesta dieta, é importante incluir muitas frutas e vegetais, que fornecem antioxidantes, vitaminas do complexo B e fibras vegetais. Também arroz e batatas e legumes no cozimento suave.

Quanto aos produtos lácteos, recomenda-se leite desnatado ou semidesnatado, queijo fresco e iogurtes leves ou desnatados.

Por seu lado, a carne branca é ideal, como frango ou peru sem pele e peixe branco.

Os alimentos ricos em ácidos graxos ômega 3, como salmão ou cavala, têm uma função anti-inflamatória, por isso é bom incluí-los.

Beber o melhor é sempre a água, e você também pode beber caldos descongelados e infusões digestivas, como erva-doce, camomila ou erva-cidreira.

3. Que tipos de alimentos não são recomendados?

Nesta dieta, você deve evitar alimentos ricos em sal ou açúcar, laticínios gordurosos, frutas imaturas ou ácidas, frutas cítricas, doces, doces, salsichas, salsichas, sorvetes e sorvetes.

Também temperos picantes, molhos gordurosos, ensopados, frituras, chocolate, pães que incluem leite integral e carminativos, como erva-doce, hortelã, manjericão, coentro, cenoura e nozes Noz-moscada ou sálvia.

Por outro lado, algumas pessoas podem ter intolerância a vegetais flatulentos (alcachofra, couve, couve-flor, brócolis, alho, pepino e cebola) ou alimentos ácidos, como tomates.

Quanto às bebidas, além de álcool, chá, café e refrigerante devem ser evitados.

4. Que tipo de cozimento é recomendado para esses casos?

Recomenda-se cozinhar a vapor, a ferver, papilote, microondas ou forno. Pelo contrário, você deve evitar alimentos grelhados e fritos.

5. Que outros aspectos são importantes para evitar essas doenças?

Outras recomendações incluem não fumar, manter um peso saudável e controlar o estresse, pois aumenta os ácidos gástricos. Além disso, não use roupas apertadas e não se deite ou durma depois de terminar de comer, mas aguarde 2 ou 3 horas.

Quanto aos líquidos, o ideal é consumi-los entre as refeições e não durante elas, para evitar aumentar o volume do estômago.

Finalmente, é aconselhável elevar a cabeceira da cama cerca de 10 centímetros para obter uma inclinação mínima de todo o tronco, para evitar o risco de refluxo.

Capítulo 16. Dieta para fígado gorduroso e cirrose

O fígado é o centro metabólico do corpo e é responsável pela assimilação de nutrientes dos alimentos, armazenamento de energia e eliminação e filtragem de substâncias tóxicas.

Entre as doenças que podem afetá-lo, uma das mais comuns é a do fígado gorduroso, que pode ser alcoólico ou não alcoólico, dependendo de estar ou não relacionado ao seu consumo. Quando a doença hepática se torna crônica e irreversível, resulta em cirrose, que causa cicatrizes e nódulos nos tecidos que fazem com que o órgão funcione com dificuldade.

Hoje a obesidade é a principal causa dessa condição, superando até o álcool. Uma dieta que ajuda a perder peso pode reduzir a gordura, inflamação e fibrose no fígado.

Para saber mais sobre esse tópico, consultamos o Dr. Mario Vega Carbó, especialista em endocrinologia, responsável pelo escritório Vega & Vado.

Doutor Mario,
1. Como a obesidade influencia o desenvolvimento de fígado gorduroso não alcoólico?

Quando uma pessoa ganha peso, acumula excesso de gordura em diferentes partes do corpo, incluindo o fígado. À medida que cresce, produz uma inflamação no órgão que, se mantida ao longo do tempo, pode causar a morte de parte do tecido hepático.

Cada vez que uma glândula sofre uma lesão, ela tenta se reparar e, nesse processo, gera uma cicatriz que dificulta seu funcionamento. Quando 70% do fígado está nesse estado, aparece cirrose, cuja única solução é o transplante.

2. Quais são os sintomas do fígado gordo?

Em geral, é uma doença silenciosa que apresenta poucos ou nenhum sintoma. Quando eles aparecem, o paciente pode sentir fadiga ou dor no lado superior direito do abdômen.

3. Como uma dieta pode ajudar a controlar essa condição médica?

A perda de peso através de uma combinação de dieta saudável e exercício físico, pode ajudar a prevenir esta doença, além de proteger o fígado e melhorar seu funcionamento.

4. Quais são as mudanças alimentares recomendadas?

Estes pacientes são aconselhados a evitar o consumo de gordura quase completamente, pois são responsáveis pela inflamação do fígado.

Além disso, devem moderar a ingestão de carboidratos e aumentar a de frutas, verduras e legumes, pois elas são uma fonte natural de vitaminas e minerais que o corpo precisa para funcionar.

Por outro lado, eles devem evitar sal, o que piora o acúmulo de líquidos e o inchaço no fígado, açúcares e álcool.

Eles também são aconselhados a limitar o tamanho das porções e comer alimentos que ajudam a melhorar a purificação do órgão, como alcachofra e espirulina.

5. Que tipos de gorduras existem e quais são as mais recomendadas?

Os principais tipos de gorduras são 4: os saturados, encontrados na carne vermelha, manteiga, gorduras vegetais e leite e seus derivados; o trans, presente em biscoitos e bolos comercialmente assados e em frituras, como rosquinhas e batatas fritas; monoinsaturados, que estão nos óleos de oliva, amendoim e canola; e poliinsaturado, encontrado nos óleos de milho e corda, alguns tipos de nozes e peixes gordurosos, como salmão ou cavala.

Nesta dieta, o ideal é substituir as gorduras saturadas e trans por gorduras monoinsaturadas e poliinsaturadas, especialmente ácidos graxos ômega-3.

6. Que outros conselhos nutricionais podem ser dados a esses pacientes?

Uma dieta recomendada para pacientes com fígado gorduroso ou cirrose é o Mediterrâneo, caracterizado por refeições à base de vegetais, com apenas pequenas quantidades de carne e frango e mais porções de grãos integrais, frutas e vegetais frescos, nozes e legumes .

Geralmente reduz o consumo de carnes e carboidratos e aumenta o de vegetais e gorduras monoinsaturadas, o que ajuda a perder peso.

Por outro lado, é aconselhável adicionar alimentos com baixo índice glicêmico à sua dieta, como vegetais de folhas verdes, a maioria das frutas, cenouras cruas, grão de bico, lentilha e cereais de farelo; e evite lugares altos, como arroz, pão branco, batata e mel.

Também tomam suplementos vitamínicos, especialmente o complexo B, C e E, que atuam como protetores contra a inflamação do fígado.

Finalmente, ao cozinhar, recomenda-se o azeite e evite outras gorduras.

Capítulo 17. Dieta para FODMAP do intestino irritável

A síndrome do intestino irritável ou do cólon é um distúrbio funcional crônico do trato digestivo que causa dor abdominal, inchaço e gases. Pessoas com esta condição médica podem alternar entre períodos de constipação e diarréia. As causas dessa condição não são totalmente claras. Pode aparecer após uma infecção intestinal bacteriana por parasitas ou ser uma consequência de altos níveis de estresse e nervosismo.

A dieta FODMAP, baseada na exclusão de certos alimentos que são difíceis de absorver do plano nutricional, visa aliviar seus sintomas.

Para saber mais sobre esse assunto, entrevistamos Mario Vega Carbó, endocrinologista, com mais de 20 anos de experiência.

Doutor Mario,
1. Qual é a dieta FODMAP?

O nome FODMAP refere-se ao significado em inglês de oligossacarídeos, dissacarídeos, monossacarídeos e polióis fermentáveis ("Oligossacarídeos fermentáveis, dissacarídeos, monossacarídeos e polióis").

Todos esses carboidratos são caracterizados por não serem digeridos completamente pelo intestino, mas se movem em direção ao cólon, onde causam gases que causam distensão abdominal. Portanto, essa dieta busca eliminá-los do plano alimentar, a fim de evitar essas consequências.

2. Como é o processo de implementação dessa dieta?

Numa primeira etapa, todos os alimentos são eliminados com carboidratos fermentáveis, com o objetivo de alcançar a estabilidade digestiva. Então, uma vez alcançada uma melhora dos sintomas, pequenas quantidades desses alimentos podem ser introduzidas gradualmente para verificar a tolerância individual de cada um deles.

Com base nisso, é estabelecido um plano nutricional o mais variado, completo e equilibrado possível para continuar ao longo do tempo, limitando apenas aqueles que causam distúrbios graves.

3. Quais alimentos devem ser evitados na dieta do FODMAP?

Entre os alimentos com carboidratos fermentáveis que devem ser limitados estão o leite e seus derivados, como queijo e iogurte; cereais de trigo, cevada, centeio, aveia e arroz integral; alho, alcachofra, berinjela, cebola, repolho, aspargo, alface, pimenta, alho-poró e beterraba; azeitonas, abacate, amora, cereja, ameixa, framboesa, morango, maçã, manga, pêssego, melão, amora, pera, melancia e uva; todas as leguminosas, exceto soja; amêndoas e avelãs; enchidos, frios, hambúrgueres e enchidos de porco, vitela, peru ou frango; manteiga; e açúcar, chocolate e mel.

Além disso, é recomendável evitar o excesso de fibras, especialmente se você sofre de diarréia e produtos que contêm glúten. Também doces, balas, biscoitos, cremes, sorvetes, molhos, caldos, refrigerantes e álcool.

4. Quais alimentos são permitidos nesta dieta?

Entre os alimentos de consumo gratuito estão laticínios com ou sem baixo teor de lactose; cereais de milho, trigo e arroz refinado e quinoa; acelga, abobrinha, abóbora, espinafre, pepino, tomate e cenoura; coco, kiwi, limão, laranja, tangerina, maracujá, abacaxi e banana; as nozes; a soja; frutos do mar, moluscos, peixe branco e azul, carnes brancas e vermelhas; os ovos; Azeite e óleo de girassol e margarina. Por outro lado, recomenda-se aumentar o consumo de água.

5. Por quanto tempo é aconselhável seguir a dieta FODMAP?

Recomenda-se que a primeira fase da dieta, a mais restritiva, seja seguida por não mais de 6 semanas até que a estabilidade digestiva seja alcançada.

Não é aconselhável continuar a longo prazo para evitar deficiências nutricionais, uma vez que limita muitos produtos considerados básicos.

Então é importante introduzir progressivamente outros alimentos de acordo com a tolerância individual.

6. Para que outros fins essa dieta pode ser usada?

Além do intestino irritável, a dieta FODMAP pode ajudar a tratar a colite ulcerosa, a doença de Crohn e outros desconfortos intestinais.

7. Que outros aspectos são importantes durante este tratamento?

Além de cuidar da comida, para melhorar a síndrome do intestino irritável, também são recomendados exercícios regulares, beber muita água e controlar o estresse por meio de técnicas de relaxamento ou ioga.

Capítulo 18. Dieta da Proteção Biliar

A vesícula biliar é um órgão em forma de bolsa no qual a bile produzida pelo fígado se acumula. Este líquido ajuda a digestão e a decomposição das gorduras presentes nos alimentos em ácidos graxos que podem ser absorvidos.

Uma dieta adequada pode prevenir sintomas de dispepsia cólica e biliar e prevenir a formação de cálculos.

Além disso, também permite uma melhor recuperação dos pacientes após uma colecistectomia, uma intervenção cirúrgica na qual o órgão é removido quando é infectado, inflamado ou bloqueado pela litíase.

Para saber mais sobre esse tópico, consultamos o Dr. Mario Vega Carbó, especialista em endocrinologia, que trabalha no escritório da Vega & Vado.

Doutor Mario,
1. Quais são as principais recomendações nutricionais para proteger a vesícula biliar?

Antes de tudo, tente limitar a gordura em todas as suas formas, consumindo no máximo cerca de 40 gramas por dia, de preferência de origem vegetal.

Além disso, a dieta deve ser rica em carboidratos (arroz, macarrão, batata, legumes e pão), em frutas e legumes.

Entre outros alimentos, recomenda-se chás quentes e leves e chá de camomila; leite desnatado em pequenas quantidades; sopas de caldo de legumes bem cozidas; mingau de aveia, lentilha e milho; purê de batatas ou legumes; carne, coelho, frango, peru ou carneiro; o presunto magro; e peixe branco com pouca gordura.

2. Quais outros alimentos são recomendados nesta dieta?

Para os já mencionados, podemos adicionar leite desnatado, iogurte natural, queijo fresco, torrada branca ou branca, arroz branco, macarrão simples (não ovo), biscoitos do tipo Maria e frutas assadas ou compotas.

Por outro lado, para proteger a vesícula biliar, também é aconselhável comer devagar, em pequenas quantidades, mastigar bem e dividir a ingestão em 4 ou 5 refeições diárias.

3. Quais alimentos devem ser evitados?

Nesta dieta, você deve evitar carnes gordurosas, como cordeiro, porco, frango e todas as salsichas; o chocolate e a geléia de marmelo; peixe azul ou enlatado; os mariscos; ovos duros ou fritos; queijos gordurosos e fermentados; as nozes; margarinas e manteigas vegetais; Álcool e refrigerantes.

Também alimentos flatulentos (repolho, couve-flor, brócolis, legumes peneirados inteiros, pepino e cebola crua) ou condimentados, doces, tortas e doces, especialmente refeições industriais e abundantes.

Quanto ao leite e seus derivados, eles devem ser desnatados.

4. Que tipo de cozimento é recomendado?

Aqueles com baixo teor de gordura incorporados, sem fritar e sem aquecimento acima de 100 graus são recomendados.

Algumas opções são vapor, água, assada, grelhada, grelhada, grelhada ou envolvida em papel vegetal ou alumínio.

Por outro lado, o azeite é preferível a outras sementes, como girassol, milho e soja.

Além disso, recomenda-se evitar ensopados e ensopados e eliminar molhos.

5. Como evitar a litíase biliar?

Para evitar a formação de pedras, é importante não pular as refeições e manter um peso saudável, reduzindo o número de calorias ingeridas e fazendo atividade física regular.

No caso de precisar perder peso, a perda deve ser feita lentamente, pois se for realizada rapidamente, pode aumentar os riscos de litíase.

Quanto à dieta, deve ser pobre em gordura, pobre em colesterol e rica em fibras. Deve priorizar alimentos de origem vegetal, com poucas calorias, menos gordura e muita fibra.

Capítulo 19. Dieta para o controle e prevenção de doenças da tireóide

A tireóide é uma das glândulas mais importantes do corpo e sua atividade influencia o metabolismo e a maioria das funções do corpo, como freqüência cardíaca e pressão arterial.

A existência de níveis normais de seus hormônios no corpo é essencial para o crescimento e desenvolvimento saudáveis na infância e para o funcionamento do cérebro ao longo da vida. Entre os problemas mais comuns que podem afetar a glândula estão hipotireoidismo, hipertireoidismo e bócio.

Uma dieta adequada pode ajudar a controlar e prevenir este tipo de doenças.

Para saber mais sobre esse assunto, entrevistamos Mario Vega Carbó, especialista em endocrinologia clínica.

Doutor Mario,
1. Quais diretrizes nutricionais podem ser seguidas para evitar danos à tireóide e hipotireoidismo?

Primeiro, é importante reforçar o consumo de alimentos com iodo e selênio, que ajudam a glândula a funcionar corretamente. O iodo está presente em peixes, algas, lagostas, atum, peito de peru, sardinha, frutos do mar, pão, ovos, leite de vaca, queijos, iogurte, sorvete, sal de mesa iodado e produtos de soja. Por sua vez, o selênio é obtido em sementes de caju e nozes.

Quanto às gorduras, o consumo de boa qualidade deve ser aumentado, como os fornecidos por abacate, azeite ou óleo de canola, quinoa, salmão e nozes em geral.

Por outro lado, também é bom comer muita glutationa antioxidante, que fortalece o sistema imunológico da tireóide. Isso é encontrado em espargos, brócolis, alho, toranja e pêssego, e também pode ser consumido por suplementos. Além disso, recomenda-se consumir probióticos de qualidade e alimentos fermentados.

2. Quais alimentos devem ser evitados?

Por um lado, você deve parar de usar estimulantes como a cafeína, o álcool e o açúcar, que aumentam o estresse, o que pode ser prejudicial à tireóide.

Além disso, deve-se tomar cuidado com goitrógenos, substâncias presentes em vegetais crucíferos e algumas frutas. Eles têm a capacidade de bloquear a absorção e o uso de iodo, diminuindo a atividade da tireóide e podem favorecer o desenvolvimento do bócio.

3. Quais são os goitrogênios mais comuns?

Entre os alimentos que contêm essa substância estão brócolis, couve de Bruxelas, milho, mostarda, couve, couve-flor, rabanete, couve, pêssego, amendoim, nabo, espinafre, amêndoa, Cranberries, morangos e agrião.

4. Esses alimentos devem ser eliminados da dieta?

Muitos desses alimentos são ricos em vitaminas e minerais, além de antioxidantes, portanto, não é aconselhável removê-los definitivamente da dieta. O importante é não comê-los crus, então você deve cozinhá-los com antecedência para reduzir o efeito do goitrogênio.

5. Que tipo de carne é mais recomendado?

É preferível consumir carne branca, como frango ou peixe, que tem mais proteína.

6. Quais alimentos afetam a absorção do hormônio tireoidiano?

A soja e os alimentos e suplementos que a contêm podem diminuir a quantidade de hormônio absorvido pelo organismo. Além disso, o café e certos alimentos enriquecidos com fibras alimentares podem interferir na absorção da levotiroxina.

7. Em que casos é aconselhável seguir uma dieta alta ou baixa em iodo?

Como mencionei anteriormente, o iodo ajuda a glândula a funcionar corretamente e é um elemento necessário para a produção do hormônio da tireóide. Sua deficiência pode produzir aumento da tireóide (bócio) e hipotireoidismo.

Pelo contrário, pessoas com hipertireoidismo devem controlar sua ingestão, pois seu consumo pode piorar os sintomas.

Da mesma forma, uma dieta pobre em minerais pode ser recomendada para aumentar a eficácia de um tratamento com iodo radioativo.

8. O que deve ser levado em consideração em uma dieta para hipertireoidismo?

Essa dieta deve procurar aumentar o consumo de alguns alimentos que reduzem a atividade da tireóide e evitar aqueles que a incentivam. Para bloquear a absorção e o uso de iodo, os alimentos com goitrógenos mencionados acima podem ser consumidos.

Além disso, os alimentos ricos em ácidos cafeicos e clorogênicos, que reduzem a atividade da tireóide. Entre eles, podemos citar aipo, laranja, limão, cenoura, ameixa, berinjela e uvas.

Além disso, produtos lácteos e outros alimentos ricos em cálcio e ferro são recomendados. Também um aumento na ingestão de proteínas e calorias para combater o catabolismo. Pelo contrário, além de alimentos com iodo, devem-se evitar bebidas emocionantes e carnes gordurosas.

Enquanto isso, o suplemento dietético de spirulina é contra-indicado se você tiver hipertireoidismo.

Capítulo 20. Dieta da Síndrome do Ovário Policístico

A Síndrome dos Ovários Policísticos é um distúrbio comum em mulheres em idade reprodutiva, que têm um nível elevado de hormônios do tipo andrógeno em seu corpo.

Seus principais sinais incluem menstruação irregular, crescimento excessivo de pêlos em áreas de distribuição masculina, acne grave e infertilidade. Além disso, essa condição geralmente envolve outros distúrbios metabólicos, como hiperinsulinemia, resistência à insulina, níveis elevados de colesterol e triglicerídeos e distúrbios alimentares.

Uma dieta especial e atividade física regular podem ajudar a reduzir seus sintomas.

Para saber mais sobre esse assunto, entrevistamos Mario Vega Carbó, endocrinologista com mais de 20 anos de experiência.

Doutor Mario,
1. Como uma dieta adequada pode controlar essa condição?

As mulheres obesas são mais propensas a desenvolver a síndrome do ovário policístico e nelas os sintomas da doença são geralmente mais graves. Portanto, uma dieta que permita manter um peso adequado e saudável é importante para prevenir e mitigar seus sinais.

Por outro lado, em mulheres com resistência à insulina, o controle dos níveis desse hormônio através dos alimentos pode ajudar a restaurar a função ovariana, ciclos menstruais e fertilidade.

2. Qual é a dieta da Síndrome do Ovário Policístico?

Em geral, nesses casos, recomenda-se uma dieta baixa em carboidratos que permita perder peso e controlar os níveis de açúcar no sangue, melhorando a resistência à insulina. Para isso, o ideal é consumir aqueles com baixo índice glicêmico e ricos em proteínas e gorduras saudáveis com ação anti-inflamatória.

3. Que tipos de alimentos são geralmente incluídos nesta dieta?

Entre os alimentos com baixo índice glicêmico estão os vegetais verdes, a maioria das frutas, jantar cru, grico de bico, lentilha e cereais de farelo. Além disso, em uma dieta, geralmente incluía carnes brancas semi-conservantes, fígado de vitela, peixe azul, farinha de trigo integral e outros alimentos ricos em fibras.

Dentro do consumo de proteína, ou ideal, é 50% animal e outros 50 vegetais, podendo encontrar este último em leguminosas, soja, quinoa, nozes e sementes.

4. Que comida é geralmente reduzida nos casos?

Essa dieta, geralmente farinhas refinadas, arroz, pão branco, batata doce, mel e alimentos e bebidas com muito açúcar, com alto índice glicêmico, é evitada.

Também é importante reduzir laticínios, cereais sem glúten, óleos vegetais, biscoitos, boliche e tampos de mesa, fast food, doces Industriais e produtos ultraprocessados.

5. Que outros aspectos são importantes nesta dieta?

Recomenda-se que essas pessoas comam pequenas porções ao longo do dia, mantenham horas de alimentação regulares e não passem mais de 4 horas depois de comer qualquer coisa, mas isso pode não favorecer a descompensação de dois níveis de açúcar no sangue e insulina.

Além disso, eles também são aconselhados a incluir em cada refeição uma fonte de proteína com baixo teor de gordura, que ajuda a controlar o apetite. Algumas opções são ovo cozido, peixe ou frango.

Por último, de ser necesario a las mujeres con este síndrome se les puede recetar suplementos de magnesio, picolinato de cromo, ácidos grasos Omega-3 y linaza para complementar la dieta.

Capítulo 21. Dieta sem glúten para pessoas celíacas

Uma dieta sem glúten é um plano alimentar que exclui essa proteína e é especialmente desenvolvido para pessoas com doença celíaca. O glúten é uma substância presente no trigo, cevada e centeio, que também pode ser encontrada em vitaminas, suplementos, produtos para cabelos e pele, dentifrícios e batons.

Quando o celíaco o consome, causa danos ao sistema imunológico e inflama o intestino delgado, gerando diarréia, dor abdominal, anemia e constipação, entre outros sintomas.

Para saber mais sobre essa dieta, consultamos o Dr. Mario Vega Carbó, especialista em endocrinologia, responsável pelo escritório Vega & Vado.

Doutor Mario,
1. Quais alimentos geralmente são incluídos em uma dieta sem glúten?

Ao planejar esta dieta, é importante prestar atenção especial aos ingredientes dos alimentos e ao seu conteúdo nutricional.

Entre os que podem ser consumidos sem problemas estão frutas e legumes, feijão, sementes e nozes em sua forma natural e não processada; os ovos; vitela ou porco fresco, aves, peixes e frutos do mar; e a maioria dos produtos lácteos com baixo teor de gordura.

Por outro lado, entre os cereais, amidos e farinhas permitidos são amaranto, araruta, trigo sarraceno, milho, linho, milho, quinoa, arroz, sorgo, soja, tapioca tapioca.

Enquanto isso, os adoçantes incluem geléias; os doces; o mel; manteiga de amendoim; amido de milho; açúcar marrom, branco ou em pó; e como temperos e temperos de ervas; o sal; a pimenta; as azeitonas; mostarda e vinagres destilados.

2. Quais alimentos não são permitidos?

Nesta dieta, todos os alimentos e bebidas que contêm trigo, cevada, centeio e, em alguns casos, aveia devem ser evitados.

Todos os derivados de trigo, como Grahan ou farinha de fermento, a crosta, o farro, o kamut, a espelta e a sêmola também devem ser excluídos.

Além disso, a menos que seja indicado que não contém glúten, a cerveja também não é recomendada; o pão; as salsichas; as patentes; queijos derretidos, ralados ou espalhados; bolos e tortas; doces; os cereais; a comunhão hospeda; biscoitos doces; batatas fritas; o malte; as pastas; cachorros-quentes e conservas de carne e peixe; os molhos; chocolate e cacau; Sorvete; Molhos para salada; misturas de arroz temperado; sopas ou caldos e aves marinadas com óleos ou gorduras.

3. Como você pode saber se uma comida ou bebida tem glúten?

Ao comprar alimentos processados, você deve ler atentamente os rótulos dos produtos, pois é indicado se eles contêm trigo, cevada, centeio ou triticale, qualquer ingrediente derivado ou se foram processados com eles.

4. Que efeitos essa dieta tem sobre celíacos e por quanto tempo deve ser seguida?

A doença celíaca não tem cura, portanto a dieta sem glúten deve ser rigorosamente seguida ao longo da vida.

Los cuidados alimenticios suelen funcionar en la mayoría de los pacientes, quienes consiguen una mejoría de los síntomas a partir de las dos semanas, la normalización serológica entre los 6 y 12 meses y la recuperación de las vellosidades intestinales en torno a los 2 años.

5. Quais são os benefícios desta dieta para pessoas não celíacas?

Enquanto algumas pessoas afirmam que essa dieta pode melhorar a saúde geral, ajudar a perder peso e aumentar o desempenho energético e atlético, não há evidências médicas ou científicas suficientes para confirmá-la.

Por outro lado, essa dieta é útil para pessoas com sensibilidade ao glúten não relacionada à doença celíaca ou alergia ao trigo.

6. Que riscos esse tipo de alimento pode trazer?

Muitos dos alimentos que contêm glúten fornecem importantes vitaminas e outros nutrientes, como ferro, cálcio e fibra, que devem ser substituídos por outros.

Pelo contrário, muitos dos que não têm essa proteína têm maior teor de gordura e açúcar, portanto, alternativas saudáveis devem ser escolhidas.

7. Que outras precauções os celíacos devem seguir com a comida?

Se você tiver dúvidas sobre se um alimento tem ou não glúten, é aconselhável não comê-lo.

Quanto aos produtos manufaturados, processados ou embalados, os rótulos devem ser cuidadosamente controlados, enquanto os produzidos à mão ou nos quais seus ingredientes não podem ser verificados, recomenda-se descartá-los.

Capítulo 22. Dieta sem lactose

A dieta livre de lactose é um plano alimentar que exclui esse açúcar presente no leite de mamíferos e outros produtos lácteos. Foi especialmente desenvolvido para pessoas que têm intolerância a essa substância, o que geralmente ocorre quando o intestino delgado não produz quantidade suficiente da enzima lactase. Isso cria dificuldade para digerir o açúcar do leite, produzindo gases, inchaço, cólicos e diarréia. Não é difícil comer uma dieta sem lactose, embora muitas vezes os produtos lácteos estejam muito presentes em nossa dieta, por isso é necessário tomar cuidados especiais.

Para saber mais sobre esse assunto, consultamos o Dr. Mario Vega Carbó, especialista em endocrinologia, com mais de 20 anos de experiência.

Doutor Mario,
1. Quais são os principais alimentos que contêm lactose?

Entre os alimentos que possuem essa substância, podemos citar o leite de mamífero, evaporado, condensado e o creme de leite; manteiga; a nata; o queijo; os iogurtes; Sorvete; o pudim; pudim de arroz; a mousse; e chocolate ao leite.

Além disso, outros produtos que podem conter lactose são margarina, cremes, sopas, purés, pão, salsichas, pratos pré-cozidos, bolinhos de carne, molhos para salada, bolos e tortas, cereais enriquecidos, biscoitos, substitutos de chocolate, bebidas alcoólicas, creme dental, suplementos vitamínicos e alguns medicamentos.

2. Quais alimentos são permitidos nesta dieta?

Os alimentos sem lactose incluem frutas naturais, nozes, peixe e marisco, cereais, ovos, mel, marmelada, batata, arroz, macarrão, legumes, legumes, carne branca e vermelho, e bebidas de soja, coco e aveia.

3. Como você pode saber se um alimento contém lactose?

Ao comprar alimentos, você deve ler atentamente os rótulos dos produtos, pois é indicado se eles contêm lactose ou não. Em muitos casos, essa substância é adicionada a alimentos como pães, molhos e lanches, por isso é importante revisar cada item em particular.

4. Essa dieta pode incluir leite e produtos adaptados sem lactose?

Sim, leites e produtos sem lactose adaptados, como queijos, cremes, manteigas, iogurtes e cremes, podem ser consumidos sem problemas.

A esses alimentos são adicionados lactase artificialmente, o que gera que ele não contém mais lactose, mas glicose e galactose, que são açúcares que o corpo pode digerir sem problemas.

Esses produtos mantêm todos os nutrientes do alimento original, por isso são altamente recomendados para pessoas com intolerância a essa substância.

5. Como as pessoas com intolerância à lactose podem consumir produtos lácteos sem, posteriormente, sentir desconforto digestivo?

Por um lado, existem os produtos adaptados sem lactose que mencionei antes.

Outra opção é procurar os laticínios mais tolerados e consumi-los em doses muito pequenas ao longo do dia. A maioria das pessoas com baixos níveis de lactase pode beber até meio copo de leite sem sintomas.

Produtos lácteos que são mais fáceis de digerir incluem manteiga de leite, queijos duros como o suíço ou cheddar, produtos fermentados como iogurte, leite de cabra e fórmulas de soja ou arroz para crianças pequenas.

Também é possível tomar um medicamento com a enzima lactase, que ajuda a digerir mais lactose sem ser incomodada.

6. Quais são as precauções a serem tomadas nesta dieta?

Se for decidido eliminar completamente os laticínios, é importante procurar alimentos alternativos que sejam ricos nos mesmos nutrientes cálcio, vitamina D, riboflavina e outras proteínas para evitar deficiências.

O cálcio, por exemplo, pode ser obtido a partir de sardinha e salmão em conserva; camarão vegetais verde-escuros, como nabo, couve e brócolis; laranjas; figos; tofu, amêndoas; nozes brasileiras; Sementes de girassol; e feijão branco.

Se necessário, você pode tomar suplementos de cálcio com vitamina D.

7. O que acontece se uma pessoa intolerante à lactose consome?

Quando isso ocorre, a pessoa pode ter uma série de sintomas desagradáveis, como inchaço, diarréia, náusea e gás, que diminuirão sua intensidade à medida que o corpo elimina a lactose não digerida.

Parte II NUTRIÇÃO

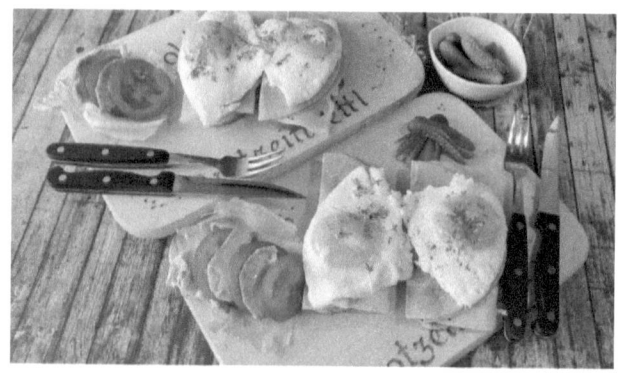

Capítulo 23. Desreguladores endócrinos

Contaminantes "invisíveis" que afetam nossa saúde

Vivemos com eles diariamente. Os desreguladores endócrinos estão presentes no ar, no solo, na água, nas bebidas, nos alimentos, nos itens de limpeza e higiene pessoal, nos inseticidas e em um grande número de outros produtos.

A pior parte é que, sem nosso conhecimento, eles afetam seriamente nosso corpo e nossa saúde, e também a de nossos filhos.

Estamos falando de desreguladores endócrinos, uma série de substâncias químicas ou biológicas, geralmente produzidas pelo homem, que alteram as glândulas responsáveis pela secreção natural de hormônios que regulam nosso corpo.

Entre outras consequências, isso pode causar alterações neurológicas e comportamentais, interferir na função tireoidiana, afetar a saúde reprodutiva, enfraquecer o sistema imunológico e alterar o desenvolvimento sexual. Além disso, pode aumentar os riscos de diabetes, obesidade e certos tipos de câncer.

Para saber mais sobre esse assunto, entrevistamos o médico cubano Mario Vega Carbó, especialista em endocrinologia clínica.

Doutor Mario,
1. O que é o sistema endócrino e qual é a sua função?

O sistema endócrino é o conjunto de órgãos e tecidos responsáveis pela secreção de hormônios, que são liberados na corrente sanguínea para regular algumas das funções do corpo, como velocidade de crescimento, metabolismo, desenvolvimento de órgãos e aspectos sexuais do nosso comportamento e um dos três sistemas mais importantes de integração e regulação do nosso corpo, juntamente com os sistemas nervoso e imunológico.

2. O que são desreguladores endócrinos e como eles nos afetam?

Os desreguladores endócrinos são substâncias capazes de alterar o equilíbrio hormonal e a regulação do sistema endócrino, o que pode causar efeitos nocivos à saúde.

Eles podem interferir, aumentando, bloqueando ou diminuindo os sinais químicos dos hormônios, enviando mensagens confusas ao corpo e gerando consequências de todos os tipos.

Por exemplo, pode causar distúrbios relacionados à saúde reprodutiva das mulheres, como câncer de mama, infertilidade, puberdade precoce; distúrbios da função reprodutiva masculina, como câncer de próstata, diminuição da qualidade do sêmen, malformações congênitas; distúrbios metabólicos como diabetes ou obesidade; doenças neurológicas como alterações comportamentais, distúrbio de déficit de atenção e hiperatividade, autismo e Parkinson; Câncer de tireóide e distúrbios cardiovasculares.

3. Além de todos esses efeitos, qual seria o mais grave dessa situação?

O mais grave de tudo é que as seqüelas de desreguladores endócrinos no corpo são geralmente cumulativas e irreversíveis. Além disso, seus impactos podem ser imperceptíveis durante uma geração e transmitidos para a próxima sem se manifestar patologicamente. Dessa forma, alguém que nunca foi exposto a essas substâncias também pode sofrer suas conseqüências.

Por outro lado, os desreguladores endócrinos também são prejudiciais ao meio ambiente e à vida selvagem.

4. Onde essas substâncias estão presentes?

Os desreguladores endócrinos estão presentes em todos os lugares e convivemos com eles diariamente em nossas casas, no trabalho, na escola e na rua. Você pode encontrá-los em alimentos, pesticidas, produtos de higiene pessoal e de limpeza, materiais de construção e decoração, purificadores de ar, tintas, cosméticos, inseticidas, brinquedos, roupas, eletrodomésticos e dispositivos eletrônicos.

O catálogo de substâncias químicas que alteram o sistema endócrino é muito amplo e cresce dia a dia.

5. O que podemos fazer para evitar a exposição a desreguladores endócrinos?

Em princípio, tente evitar produtos feitos com policarbonato ou cloreto de polivinil e reduza o consumo de conservas, alimentos processados e embalagens com filme de PVC. Além disso, é preferível consumir frutas e vegetais frescos do que congelados.

Também é aconselhável usar garrafas e recipientes de vidro, evitar materiais plásticos que possam liberar BPA ou ftalatos e evitar aquecer plásticos com alimentos.

Por outro lado, devemos dispensar o uso de anabolizantes antiaderentes na cozinha e inseticidas em casa e controlar a composição de cosméticos e detergentes.

Em crianças e bebês, use chupetas sem bisfenol A e evite brinquedos de plástico que contenham plastificantes.

Em todos os casos, tente sempre consumir produtos orgânicos.

6. Que outras medidas preventivas podemos tomar no nível da sociedade?

Além das medidas de controle e eliminação dessas substâncias pelos governos, é essencial que a pesquisa sobre seus efeitos na saúde e no meio ambiente continue, a fim de tomar ações preventivas.

Capítulo 24. Magreza extrema e seus perigos

De acordo com os padrões estéticos convencionais de nosso tempo, a magreza é geralmente considerada atraente e um cânone da beleza. No entanto, assim como a obesidade é muito perigosa para a saúde, a magreza extrema também é.

A magreza é uma condição que ocorre quando o peso corporal de uma pessoa é inferior ao que corresponderia a ela de acordo com sua idade, sexo e tamanho.

Algumas das causas que podem causar isso são má nutrição, uso de drogas como álcool, tabagismo, problemas mentais e nutricionais, fatores hereditários e outras doenças subjacentes.

Para saber mais sobre esse assunto, entrevistamos o médico cubano Mario Vega Carbó, especialista em endocrinologia.

Doutor Mario,
1. O que é considerado extrema magreza?

Considera-se geralmente que alguém sofre desse distúrbio quando seu Índice de Massa Corporal (IMC) é inferior a 18. O IMC é calculado dividindo-se o peso de uma pessoa pelos metros de altura ao quadrado (kg / m2).

2. Quais são as principais causas de magreza?

Em alguns casos, pode ser causado por problemas físicos e genéticos, como um tecido adiposo mais escasso do que o habitual, o que significa que o corpo não tem a capacidade de acumular grandes quantidades de gordura ou um metabolismo acelerado.

Também pode ser uma consequência de outra doença, como diabetes, alguns tipos de câncer ou HIV; um vício em álcool, drogas ou fumo; o consumo de certos medicamentos; infecção crônica ou uso excessivo de laxantes.

Outras razões possíveis são dietas muito baixas, distúrbios alimentares como anorexia e bulimia, situações de estresse e ansiedade e problemas mentais ou psiquiátricos.

3. Que dano esse distúrbio pode causar?

Baixos níveis de potássio podem causar cãibras musculares e dor e, em casos graves, inflamação cerebral. A falta de proteínas e nutrientes também pode danificar o sistema imunológico e tornar as pessoas mais propensas a infecções e doenças.

Além disso, a magreza extrema pode levar a problemas de fertilidade, períodos irregulares, disfunção erétil, gravidez de risco, osteoporose, arritmias e anemias, entre outros distúrbios.

4. Quais são os seus principais sintomas?

Alguns sinais são cabelos quebradiços e sem brilho, pele pálida e mucosas, pele descamada, problemas oculares, manchas brancas nos dentes, aparência de feridas e inchaço dos lábios e unhas côncavas .

Também fadiga, fraqueza, exaustão, pressão arterial baixa, palpitações e baixos níveis de açúcar no sangue.

5. Qual é o tratamento da magreza extrema?

Se é causado por outra doença, deve ser tratado. Se o paciente estiver saudável e não tiver patologias associadas, uma dieta nutritiva rica em calorias pode ser prescrita e procurar reduzir o gasto energético.

Nesses casos, recomenda-se o consumo de massas, nozes, mel, arroz integral, óleos, carnes, peixes, ovos, laticínios, frutas e legumes, nas proporções sugeridas por um nutricionista.

O exercício físico é benéfico para a saúde e ajuda a estimular o apetite e aumentar a massa muscular. No entanto, pessoas com extrema magreza devem seguir rotinas de treinamento moderadas.

Nos casos em que necessário, podem ser administrados medicamentos para estimular o apetite.

Finalmente, se o motivo for um distúrbio alimentar ou um problema psicológico, eles devem ser tratados por um terapeuta especializado.

Capítulo 25. Doença celíaca ou doença celíaca

A doença celíaca é uma doença do sistema imunológico em que as pessoas não podem consumir glúten porque danifica e inflama o intestino delgado. O glúten é uma proteína presente no trigo, cevada e centeio, que também pode ser encontrada em vitaminas, suplementos, produtos para cabelos e pele, dentifrícios e batons.

Esta condição médica afeta cada paciente de maneira diferente. Seus sintomas podem se manifestar no sistema digestivo ou em outras partes do corpo.

Algumas pessoas podem ter diarréia e dor abdominal, outras se sentem irritadas ou deprimidas e outras não mostram sinais.

Para saber mais sobre essa condição, consultamos o Dr. Mario Vega Carbó, especialista em endocrinologia clínica.

Doutor Mario,
1. Quais são as causas da doença celíaca?

A doença celíaca é uma condição herdada bastante comum. Os pacientes geralmente têm anticorpos anti-endomisiais com atrofia das vilosidades intestinais. Estima-se que práticas de alimentação infantil, infecções, agentes ambientais e bactérias no intestino possam contribuir para a sua aparência.

Em alguns casos, a condição é ativada após cirurgia, gravidez, parto, infecção viral ou estresse emocional intenso.

2. Como esta doença é diagnosticada?

Seu diagnóstico geralmente é complicado, porque seus mesmos sintomas também estão presentes em muitas outras doenças.

Para detectá-lo, é necessário analisar o histórico familiar do paciente, realizar exames de sangue, estudos sorológicos e, em alguns casos, examinar uma pequena amostra de tecido do intestino delgado.

3. Quem tem maior probabilidade de sofrer?

A doença celíaca pode afetar qualquer pessoa. No entanto, geralmente ocorre com mais frequência em pessoas com um membro da família que já tem a doença. Aqueles com diabetes tipo 1, síndrome de Down ou Turner, doença auto-imune da tireóide, artrite reumatóide, cirrose biliar primária, colite microscópica, psoríase, vitiligo, epilepsia ou insuficiência adrenal também são mais prováveis.

Essa condição pode se manifestar a qualquer momento da vida, sendo diagnosticada na mesma extensão em adultos e crianças.

4. Quais são os seus principais sinais?

Se um celíaco ingere glúten, isso desencadeia uma resposta imune no intestino delgado. Com o tempo, isso danifica o revestimento do órgão e impede a absorção de alguns nutrientes. A doença geralmente causa diarréia severa, movimentos intestinais pesados, fadiga, perda de peso, inchaço, gases, dor abdominal, náusea, vômito e constipação, embora os sintomas variem de pessoa para pessoa.

Nas crianças, a absorção insuficiente de nutrientes pode afetar o crescimento e o desenvolvimento, causando baixa estatura e puberdade tardia.

5. Quais outros sintomas podem ocorrer?

Além dos sintomas intestinais, a doença celíaca pode causar deterioração do esmalte dos dentes, aftas, dores de cabeça e dores nas articulações, problemas no baço, menstruação irregular, perda de cabelo e lesões no sistema nervoso.

Outro sinal muito comum é a dermatite herpetiforme, uma doença de pele que causa prurido e bolhas. Essa erupção cutânea pode aparecer nos cotovelos, joelhos, tronco, couro cabeludo e nádegas.

Por outro lado, a doença celíaca também pode causar irritabilidade, depressão e problemas de atenção e concentração.

6. Qual é o tratamento desta condição médica?

A doença celíaca não tem cura. O tratamento consiste em seguir uma dieta rigorosa e sem glúten por toda a vida. Isso envolve evitar trigo, cevada, centeio, bulgur, farinha e farinha de trigo integral, malte, sêmola e triticale. O cuidado alimentar geralmente funciona na maioria dos pacientes, que obtêm melhora dos sintomas após duas semanas, normalização sorológica entre 6 e 12 meses e recuperação das vilosidades intestinais por cerca de 2 anos.

Aqueles que não respondem à terapia podem ter outras condições, como bactérias no intestino, problemas no pâncreas ou síndrome do intestino irritável. Se o intestino estiver gravemente danificado, existe um tratamento com esteróides que reduz a inflamação e medicamentos que suprimem o sistema imunológico.

Por outro lado, se a doença celíaca causou uma deficiência nutricional significativa, será necessária a ingestão de vitaminas e suplementos minerais.

7. Que outros danos esta doença pode causar?

Ao impedir a absorção de alguns nutrientes, a doença celíaca pode causar desnutrição e, portanto, anemia e diminuição do peso corporal.

Também perda de cálcio, vitamina D e densidade óssea, gerando raquitismo, osteoporose, infertilidade e mais chances de abortos.

Por outro lado, os danos intestinais podem causar intolerância à lactose, aumento do risco de alguns tipos de câncer, distúrbios hepáticos e problemas neurológicos, como convulsões.

8. Que outras recomendações devem ser levadas em consideração?

Além de seguir uma dieta adequada, os pacientes também devem estar cientes do glúten oculto em certos medicamentos e produtos não alimentares, como suplementos vitamínicos, batons, enxaguatórios bucais e cremes dentais.

Capítulo 26. Anorexia nervosa

A anorexia nervosa é um distúrbio alimentar e emocional que leva as pessoas a perder mais peso do que é considerado saudável.

Em geral, aqueles que sofrem disso têm uma percepção distorcida de suas figuras, ficam obcecados e rejeitam sistematicamente os alimentos.

A condição geralmente é acompanhada de vômitos provocados, fome, exercício excessivo, extrema perda de peso e, no caso de mulheres, desaparecimento da menstruação.

Esses pacientes também usam laxantes, diuréticos e suplementos alimentares inadequados para tentar perder peso.

Para saber mais sobre esse assunto, entrevistamos Mario Vega Carbó, especialista em endocrinologia, nutrição e medicina de família, que trabalha como endocrinologista no escritório da Vega & Vado.

Doutor Mario,
1. Quais são as causas da anorexia nervosa?

Não há uma causa exata que explique essa doença, mas estima-se que seja o resultado de uma combinação de fatores biológicos, hormonais, psicológicos, sociais e emocionais. Embora seja mais comum em mulheres na adolescência, a anorexia também pode afetar homens e pessoas de qualquer idade.

2. Quais são os seus principais sintomas?

Essas pessoas geralmente têm um peso menor do que o que é considerado normal para a idade e a altura. Seus sintomas físicos podem incluir pele amarela ou seca, fadiga, insônia, tontura e desmaio, boca seca, extrema sensibilidade ao cabelo frio, fino ou quebradiço, constipação e dor abdominal.

Além disso, pode haver pressão arterial baixa, desidratação, batimentos cardíacos irregulares, inchaço dos braços ou pernas, osteoporose, perda de gordura corporal, atrofia muscular e erosão dentária.

Por outro lado, esses pacientes costumam ter pensamentos confusos ou lentos, depressão, irritabilidade e problemas emocionais e comportamentais associados a uma percepção irreal do peso corporal e um intenso medo de ganhar peso.

Eles também podem passar muito tempo sem se alimentar e, quando o fazem, causam vômitos para expulsá-lo. Portanto, eles geralmente vão ao banheiro imediatamente após as refeições, enquanto outros se recusam a comer na frente de outras pessoas.

Outros sinais são seguir dietas muito rigorosas, pular refeições e exercitar-se excessivamente.

3. Como esta doença é diagnosticada?

Diante de seus sintomas, geralmente são feitos testes para determinar a causa da perda de peso, descartar outras condições médicas e avaliar os danos que a doença causou.

Isso geralmente inclui um exame físico, testes de densidade óssea, exames de sangue e urina, eletrocardiografias, testes de função renal, hepática e tireoidiana e uma avaliação psicológica, entre outros estudos.

4. Qual é o seu tratamento?

A terapia deve ser seguida por uma equipe multidisciplinar que inclua médicos, nutricionistas e profissionais de saúde mental.

Em primeiro lugar, o paciente procurará recuperar o peso e seguir hábitos alimentares saudáveis, com rotinas e horários marcados para a alimentação.

Por outro lado, para tratar depressão ou ansiedade, certos medicamentos podem ser prescritos. Nos casos de desnutrição grave, problemas psiquiátricos ou situações em que há perigo para a vida, hospitalização e alimentação por via intravenosa ou por sonda podem ser necessárias.

Além disso, grupos de apoio e terapia individual e familiar também podem ser uma parte importante do tratamento.

5. Que complicações a anorexia nervosa pode trazer?

Esta condição médica pode causar uma diminuição na massa óssea; um risco aumentado de infecções; anemia; problemas cardíacos, gastrointestinais, renais, tireóide e convulsões.

Além disso, a desnutrição e a desidratação podem causar danos graves e irreversíveis a diferentes órgãos.

Por outro lado, a anorexia pode até ser fatal, como resultado de arritmias ou desequilíbrio eletrolítico.

Quanto aos distúrbios psicológicos e emocionais, pode haver comportamentos obsessivos e compulsivos, depressão, ansiedade, mudanças de personalidade, pensamentos suicidas e danos pessoais.

Capítulo 27. Bulimia

A bulimia é um distúrbio alimentar de origem neurótica que se caracteriza por períodos de alimentação compulsiva, seguidos por outros de culpa e desconforto nos quais o vômito é causado, ou também, laxantes ou diuréticos são consumidos para evitar ganho de peso. É geralmente observado em mulheres jovens, embora possa ocorrer em homens e pessoas de qualquer idade.

A limitação dos alimentos auto-impostos leva a bulímica a um forte estado de ansiedade e à necessidade patológica de ingerir grandes quantidades de alimentos. Muitos pacientes que sofrem desta doença também sofrem de anorexia. A bulimia é uma condição séria e com risco de vida.

Para saber mais sobre esse tópico, entrevistamos Mario Vega Carbó, especialista em endocrinologia, nutrição, que trabalha como endocrinologista no Centro Médico de Santa Fe e no escritório Vega & Vado.

Doutor Mario,
1. Quais são as causas da bulimia?

As causas envolvidas no aparecimento da bulimia são numerosas e às vezes difíceis de determinar. Em sua origem, participam fatores biológicos, hormonais, psicológicos, emocionais e sociais que distorcem a visão de si mesmo do paciente. Geralmente essa condição se manifesta após ter feito inúmeras dietas prejudiciais sem controle médico. Além disso, estima-se que metade dos casos de anorexia leve à bulimia.

2. Quais são os seus principais sintomas?

Os bulímicos geralmente se consideram com sobrepeso, mas geralmente têm um peso normal; portanto, é possível que as pessoas ao seu redor não detectem nada incomum. Alguns comportamentos comuns passam muito tempo se exercitando, indo ao banheiro imediatamente após comer, perdendo o controle durante a compulsão e forçando vômitos ou usando laxantes ou diuréticos, jejuando ou pulando refeições ou recusando-se a comer na frente de outras pessoas. Os ciclos de ingestão compulsiva e subsequente purga se manifestam pelo menos duas vezes por semana.

Por outro lado, esses pacientes podem apresentar fraqueza; dor de cabeça; feridas, cicatrizes ou calos nas articulações ou mãos; erosão dentária; tontura irregularidades menstruais e inflamação da face, braços e pés.

3. Qual é o tratamento da bulimia?

Os objetivos da terapia são corrigir os distúrbios alimentares e psicológicos da doença. Para isso, trabalham em conjunto com uma equipe multidisciplinar que inclui médicos, nutricionistas e profissionais de saúde mental.

Primeiro, busca evitar vômitos, normalizar o funcionamento metabólico e seguir uma dieta balanceada e hábitos alimentares saudáveis.

Além disso, o tratamento geralmente inclui a combinação de psicoterapia com antidepressivos, colaboração familiar e participação em grupos de apoio.

4. Que complicações essa doença pode trazer?

A bulimia é uma doença crônica e muitos pacientes continuam apresentando alguns sintomas mesmo com a terapia. Por outro lado, vômitos repetitivos podem causar danos permanentes ao esôfago, inflamação na garganta e cárie dentária severa.

Otras complicaciones son la deshidratación, el estreñimiento, las hemorroides, los problemas cardíacos y los daños en el páncreas.

Quanto aos distúrbios psicológicos e emocionais, pode haver comportamentos obsessivos e compulsivos, auto-estima negativa, depressão, ansiedade, mudanças de personalidade e problemas de relacionamento.

5. Qual é a diferença entre bulimia e anorexia?

Essas doenças diferem no fato de que na anorexia geralmente não há excesso de alimentação ou excesso de alimentação, mas uma restrição estrita de alimentos; portanto, com o tempo, os expurgos desaparecem por vômito.

Em vez disso, o bulímico sofre uma sensação de falta de controle sobre os alimentos que mais tarde culpa.

Por outro lado, ao reduzir gradualmente os alimentos, na anoréxica, a perda de peso é evidente, enquanto as alterações bulímicas geralmente não são tão acentuadas.

Quanto à personalidade, o anoréxico é geralmente obsessivo, perfeccionista e rígido, e geralmente não come nada fora do auto-estabelecido. Por sua vez, o bulímico é impulsivo e não tem autocontrole, e geralmente come comida de maneira improvisada.

Capítulo 28. Hipercolesterolemia ou colesterol alto

A hipercolesterolemia é um distúrbio no qual níveis excessivos de colesterol estão presentes no sangue. O colesterol é uma gordura corporal natural que serve para formar novas células e certos hormônios. Não se dissolve no sangue, mas acumula e circula pelas veias e artérias com a ajuda de proteínas que transportam lipídios.

Quando é elevado, depósitos de gordura podem se formar nos vasos sanguíneos. Isso aumenta as chances de artérias obstruídas, ataques cardíacos, derrames e outras complicações do sistema circulatório. A hipercolesterolemia pode ser causada por distúrbios genéticos, embora geralmente seja causada por outros fatores, como estilo de vida pouco saudável e certas doenças.

Para saber mais sobre esse tópico, entrevistamos Mario Vega Carbó, especialista em endocrinologia, que atualmente trabalha como endocrinologista no escritório Vega & Vado em Manágua, Nicarágua.

Doutor Mario,
1. O que são colesterol "bom" e "ruim"?

O colesterol circula no sangue ligado às proteínas e a combinação de ambos é chamada lipoproteína. LDL ou colesterol "ruim" é uma lipoproteína de baixa densidade que transporta suas partículas por todo o corpo. Acumula-se nas paredes das artérias e pode causar endurecimento e estreitamento. Por sua vez, o HDL ou colesterol "bom" é responsável por coletar seu excesso e trazê-lo de volta ao fígado.

2. O que causa hipercolesterolemia?

Essa condição geralmente está relacionada ao excesso de peso, dieta não saudável e falta de exercício físico. Além disso, diabetes, doença renal, síndrome do ovário policístico, glândula tireóide hipoativa, gravidez, certos distúrbios hereditários e alguns medicamentos também podem causar esse problema.

3. Quem tem mais riscos de tê-lo?

Pessoas obesas, aquelas que não se exercitam, fumantes e maiores de 50 anos têm maior risco de sofrer com isso. Também aqueles que comem muitas gorduras saturadas e gorduras trans, carnes vermelhas e laticínios integrais e aqueles que sofrem das doenças mencionadas acima.

4. Como esta doença é detectada?

A hipercolesterolemia é detectada por um exame de sangue que mede os níveis de colesterol, triglicerídeos e outras gorduras. Seu diagnóstico também pode exigir um teste de glicose no sangue para verificar se há diabetes e testes para a função renal e da tireóide.

Valores normais de LDL ou colesterol "ruim" entre 70 a 130 mg / dL, HDL ou colesterol "bom" são considerados se for maior que 50 mg / dL e colesterol total se for menor que 200 mg / dL.

Como essa condição não apresenta sintomas, é importante realizar verificações periódicas, pelo menos uma vez a cada 4 anos, se forem obtidos resultados normais. Caso os níveis sejam altos, as instruções do médico devem ser seguidas.

5. Qual é o tratamento da hipercolesterolemia?

O primeiro passo é incutir nos hábitos de vida saudáveis do paciente. Isso inclui exercitar-se regularmente e manter o peso corporal adequado. Também siga uma dieta com pouco sal que limita as gorduras animais e é rica em frutas, vegetais e grãos integrais, além de não fumar ou beber álcool.

Por outro lado, existem vários tipos de medicamentos que ajudam a baixar os níveis de colesterol, como estatinas, resinas fixadoras de ácidos biliares e inibidores da absorção de colesterol.

A tolerância a esses medicamentos varia de pessoa para pessoa e pode ter efeitos colaterais, como dores musculares e estomacais, perda reversível de memória, confusão, constipação, náusea, diarréia e aumento de açúcar no sangue.

6. Quais outros distúrbios podem causar hipercolesterolemia?

Esta condição médica pode causar o endurecimento das artérias devido ao acúmulo de gordura e outras substâncias em suas paredes. Com o tempo, isso pode bloqueá-los e causar um ataque cardíaco ou derrame.

Capítulo 29. Hipertrigliceridemia ou triglicerídeos altos

É conhecida como hipertrigliceridemia no alto nível de triglicerídeos no sangue. Estes são o tipo mais comum de gordura no corpo e provêm de alimentos. Sua função é armazenar energia para momentos em que você não está comendo.

A ingestão regular de mais calorias do que queimadas pode causar hipertrigliceridemia. O excesso de triglicerídeos no sangue aumenta os riscos de sofrer de doenças cardíacas, diabetes, excesso de peso ou problemas de fígado ou rins.

Para saber mais sobre esse assunto, entrevistamos Mario Vega Carbó, especialista em endocrinologia com mais de 20 anos de experiência.

Doutor Mario,
1. Qual é a diferença entre triglicerídeos e colesterol?

O colesterol é uma gordura corporal natural que serve para formar novas células e certos hormônios. Em vez disso, os triglicerídeos são ingeridos com as refeições e usados como energia.

Os dois são semelhantes porque não podem se dissolver no sangue, mas se acumulam e circulam pelas veias e artérias com a ajuda de proteínas que transportam lipídios.

2. Como os triglicerídeos são medidos?

Os triglicerídeos são medidos com um simples exame de sangue, com 12 horas de jejum. Idealmente, eles estão abaixo de 150 miligramas por decilitro (mg / dl).

Entre 150 e 199 mg / dl, eles estão no limite do desenvolvimento de problemas. Acima de 200 mg / dl já são considerados altos e, quando se aproximam ou excedem 500 mg / dl, muito altos.

Os riscos de doenças cardiovasculares aumentam à medida que o nível aumenta.

3. O que causa excesso de triglicerídeos?

Níveis altos podem resultar de obesidade, colesterol alto, tabagismo, consumo excessivo de álcool, síndrome metabólica e outras doenças como diabetes mellitus, hipotireoidismo e problemas hepáticos ou renais.

Eles também podem ser causados pela ingestão de certos medicamentos, como pílulas anticoncepcionais, betabloqueadores, diuréticos, esteróides e certos medicamentos para tratar o câncer de mama e o vírus da imunodeficiência humana.

Por outro lado, em alguns casos, podem ser uma conseqüência de defeitos genéticos combinados a fatores ambientais.

4. Como é tratada a hipertrigliceridemia?

Optar por um estilo de vida saudável geralmente ajuda a normalizar os níveis de triglicerídeos no sangue. Isso inclui comer alimentos com baixo teor de gordura e calorias, evitando açúcar, carboidratos refinados e consumo de álcool.

É importante substituir as gorduras saturadas encontradas nas carnes por opções mais saudáveis, como azeite e peixe, como cavala ou salmão. Também exercite-se regularmente, beba bastante água, elimine o excesso de peso e deixe de fumar.

Se as mudanças no estilo de vida não forem suficientes, o médico poderá prescrever alguns medicamentos, como estatinas, fibratos, ácidos graxos ômega-3 e niacina, para ajudar a normalizar o nível no sangue. Se houver outra doença que cause hipertrigliceridemia, ela deve ser tratada.

5. Que outras complicações esse distúrbio pode trazer?

A hipertrigliceridemia pode contribuir para o endurecimento das artérias ou o espessamento das paredes arteriais, o que aumenta as chances de sofrer derrames, ataques cardíacos e doenças cardíacas.

Além disso, quando os níveis são muito altos, isso pode causar inflamação aguda do pâncreas.

Capítulo 30. Dislipidemias

A dislipidemia é um distúrbio no qual ocorrem níveis excessivamente altos de concentração de gordura no sangue. Essa condição, que inclui colesterol e triglicerídeos, geralmente não apresenta sintomas. Sua aparência aumenta as chances de artérias obstruídas, ataques cardíacos, derrames e outras complicações do sistema circulatório.

As dislipidemias são classificadas como primárias, quando são devidas a distúrbios genéticos e são familiares; e secundária, quando causada por outros fatores, como estilo de vida e certas doenças.

Para saber mais sobre esse tópico, entrevistamos Mario Vega Carbó, especialista em endocrinologia e responsável pelo escritório Vega & Vado em Manágua, Nicarágua.

Doutor Mario,
1. O que causa dislipidemia?

Nos adultos, essa condição geralmente está relacionada ao excesso de peso, dieta não saudável e falta de exercício físico. Além disso, diabetes, doença renal, síndrome do ovário policístico, glândula tireóide hipoativa, gravidez, certos distúrbios hereditários e alguns medicamentos também podem causar esse problema.

2. Como essa condição é detectada?

A dislipidemia é detectada por um exame de sangue que mede os níveis de colesterol, triglicerídeos e outras gorduras. Seu diagnóstico também pode exigir um teste de glicose no sangue para verificar se há diabetes e testes para a função renal e da tireóide.

Como essa condição não apresenta sintomas, é importante realizar verificações periódicas, pelo menos uma vez a cada 4 anos, se forem obtidos resultados normais. Caso os níveis sejam altos, as instruções do médico devem ser seguidas.

3. Qual é o tratamento da dislipidemia?

O primeiro passo é incutir nos hábitos de vida saudáveis do paciente. Isso inclui comer alimentos com pouca gordura, exercitar-se regularmente e manter o peso corporal adequado, além de não fumar ou beber álcool. Por outro lado, existem vários tipos de medicamentos que ajudam a baixar os níveis de colesterol (estatinas) e triglicerídeos (fibratos e niacina). A tolerância a esses medicamentos varia de pessoa para pessoa e pode ter efeitos colaterais, como dores musculares e estomacais, prisão de ventre, náusea e diarréia.

4. Que outras recomendações as pessoas com essa condição podem seguir?

Para esses pacientes, também é aconselhável distribuir os alimentos em 4 refeições principais e 2 lanches e moderar o tamanho das porções.

Da mesma forma, reduza o consumo de alimentos com alto teor de gordura saturada, açúcar e sal; e coma pelo menos 2 frutas e 3 porções de vegetais por dia.

Além disso, eles são recomendados para incorporar legumes, grãos integrais, sementes e frutas secas na dieta.

5. Quais outros distúrbios podem causar dislipidemia?

Esta condição médica pode causar o endurecimento das artérias devido ao acúmulo de gordura e outras substâncias em suas paredes. Com o tempo, isso pode bloqueá-los e causar um ataque cardíaco ou derrame.

Além disso, a dislipidemia pode aumentar o risco de desenvolver pancreatite, uma condição que causa dor abdominal intensa e pode ser fatal.

Capítulo 31. Obesidade, uma doença crônica grave que cresce ano a ano

Os dados são cada vez mais alarmantes. No mundo, estima-se que cerca de 40% dos adultos estejam acima do peso e cerca de 15% sejam obesos. Entre crianças e adolescentes, os números são ainda mais preocupantes e os especialistas acreditam que esse é um dos problemas mais graves de saúde pública do século XXI.

Por ano, cerca de 3 milhões de pessoas morrem como resultado de obesidade e excesso de peso, o que causa um aumento de doenças cardiovasculares e respiratórias, diabetes, distúrbios músculo-esqueléticos e alguns tipos de câncer.

Para saber mais sobre esse problema, entrevistamos o Dr. Mario Vega Carbó, especialista em endocrinologia com mais de 20 anos de experiência.

Doutor Mario,
1. O que é obesidade e como é definida?

A obesidade é uma doença crônica caracterizada pelo acúmulo excessivo de gordura no corpo, que produz um claro aumento do risco para a saúde da pessoa.

Alguém é considerado obeso quando a porcentagem de gordura excede 25% do peso corporal nos homens e 33% nas mulheres.

2. Quais são as principais causas que causam isso?

A origem e o motivo da obesidade são devidos a uma infinidade de fatores. É importante entender que não é uma conseqüência apenas que a pessoa coma muito e não tenha força de vontade para perder peso.

121

Existem também componentes sociais, culturais, econômicos e hereditários que influenciam seu diagnóstico e proliferação.

3. Quais seriam esses outros elementos que também devem ser levados em consideração ao analisar esse problema?

Existem fatores genéticos envolvidos em 40 a 75% das causas da obesidade; idade, que está associada a distúrbios nutricionais e inatividade física; menopausa; estilo de vida sedentário; tratamentos farmacológicos; o estresse; problemas do sono e doenças neurológicas, endócrinas e psiquiátricas. Obviamente, nutrição e atividade física também são muito importantes, mas como eu disse, elas não são a única coisa a ser analisada.

4. Que papel o ambiente desempenha nesses casos?

O ambiente ao redor do paciente é muito importante. É essencial que as pessoas tenham a possibilidade de escolher um estilo de vida saudável, com acesso a alimentos saudáveis e locais com espaço para exercícios. Principalmente no caso das crianças, sua dieta e hábitos físicos dependem do ambiente e do que isso lhes ensina.

5. Qual é o tratamento recomendado para a obesidade?

Sendo uma doença crônica, que muitas vezes não é reconhecida como tal, seu tratamento é complexo. A primeira coisa a fazer é adotar uma dieta saudável, na qual a ingestão de gorduras, açúcar e sal é reduzida e aumentar o consumo de frutas, verduras, legumes, cereais integrais e nozes.

Você também deve fazer atividade física regularmente, que exceda 150 minutos, divididos em pelo menos 5 dias por semana. Nos casos mais extremos, pode ser necessário prescrever medicamentos e até fazer uma cirurgia.

Por outro lado, é importante que o tratamento seja realizado por uma equipe multidisciplinar que inclua endocrinologistas, nutricionistas, especialistas em obesidade e psicólogos para melhorar sua eficácia e atacar todas as frentes.

6. Nos últimos anos, proliferaram todos os tipos de dietas milagrosas que geralmente não produzem os resultados prometidos. O que você pode nos dizer sobre essas dietas?

Essas dietas mágicas são muito perigosas, porque na maioria das vezes não têm respaldo médico ou científico. Eles também são a causa dos pacientes fracassarem em suas tentativas de perder peso, desanimar e voltar a rotinas prejudiciais à saúde.

7. O que são bypass gástrico e manga gástrica?

São duas cirurgias que restringem a ingestão de alimentos, reduzindo o tamanho do estômago e do intestino delgado. Isso produz uma sensação de saciedade com um menor consumo de alimentos e uma diminuição na produção de insulina do pâncreas.

Esses tratamentos são cada vez mais utilizados porque não alteram a qualidade de vida dos pacientes após a intervenção e porque alcançam a maior perda de peso a longo prazo.

8. Finalmente, o que você recomendaria para uma pessoa que sofre de obesidade?

A primeira coisa que eu diria é que a obesidade é a segunda causa de morte evitável decorrente de hábitos pessoais, superada apenas pelo fumo. Portanto, eu aconselho você a lidar com especialistas e não desistir se você tiver experiências ruins anteriores.

Eu também procuraria entender que as mudanças no hábito devem ser de longo prazo, pois na maioria dos casos, quando o tratamento é abandonado, o peso é recuperado. Esta é uma doença que você deve cuidar por toda a vida.

Capítulo 32. Obesidade mórbida e seus riscos

É considerada obesidade mórbida quando uma pessoa tem 45 quilos ou mais acima do seu peso adequado, com um índice de massa corporal (IMC) superior a 40. É uma condição perigosa que, além de diminuir a expectativa de vida, causa incapacidade e problemas de exclusão social.

Por outro lado, essa condição contribui para o desenvolvimento de outras doenças crônicas, como pressão alta, diabetes, hipercolesterolemia, problemas cardíacos e alguns tipos de câncer. A obesidade mórbida é a forma mais séria de excesso de peso. A educação e a aquisição precoce de hábitos saudáveis são a melhor maneira de evitá-lo.

Para aprender mais sobre esse tópico, entrevistamos o Dr. Mario Vega Carbó, especialista em endocrinologia com mais de 20 anos de experiência.

Doutor Mario,
1. Quais são as principais causas da obesidade mórbida?

Este distúrbio é geralmente devido a uma soma de elementos. Além da ingestão excessiva de calorias, fatores genéticos, ambientais, psicológicos, sociais e culturais também estão envolvidos.

A predisposição familiar, estilo de vida sedentário, falta de exercício, dieta inadequada, baixa autoestima, estresse, problemas de sono e estados depressivos podem ser algumas causas possíveis. Também o consumo de certos medicamentos e a presença de outras doenças, como hipotireoidismo e outros distúrbios endócrinos e neurológicos.

2. Como uma pessoa se torna tão obesa?

Este não é um processo que ocorre de um dia para o outro, mas geralmente é um problema que vem da infância.

Um menino que era obeso durante a infância é mais provável que seja na idade adulta. Estima-se que 60% das pessoas que iniciam a adolescência com excesso de peso a mantêm pelo resto da vida.

Por outro lado, quem sofre de obesidade mórbida certamente experimentou diferentes dietas, exercícios ou medicamentos sem resultado por vários anos, até chegar a essa situação extrema.

3. Que outras complicações de saúde causam essa condição médica?

Essa condição geralmente aumenta os riscos de diabetes; hipertensão; problemas cardíacos, pulmonares e neurológicos; certos tipos de câncer, como câncer de mama e cólon; osteoporose; hipoxemia e apneia do sono. Por outro lado, também tende a gerar baixa auto-estima, depressão e problemas sociais e comportamentais.

4. Como é tratada a obesidade mórbida?

Geralmente, nessas situações em que dieta, exercício e medicamentos não obtiveram resultados, o único tratamento possível é a cirurgia bariátrica.

Bypass gástrico e manga gástrica, por exemplo, são duas intervenções cirúrgicas que restringem a ingestão de alimentos, reduzindo o tamanho do estômago e do intestino delgado. Isso produz uma sensação de saciedade com um menor consumo de alimentos e uma diminuição na produção de insulina do pâncreas.

Esses tratamentos são cada vez mais utilizados porque não alteram a qualidade de vida dos pacientes após a intervenção e porque alcançam a maior perda de peso ao longo prazo.

Por outro lado, também favorecem a normalização dos níveis de glicose e colesterol no sangue e a redução da pressão arterial e apneia do sono.

5. Alguém pode ser submetido a cirurgia bariátrica?

Não. Geralmente, é recomendado apenas para pessoas entre 18 e 60 anos de idade com obesidade excessiva, com baixo risco cirúrgico, que tentaram combater a obesidade com métodos tradicionais (exercício e dieta) sem ter sucesso. DA CARTA, e / ou que apresentem risco ou doenças decorrentes de complicações da obesidade (diabetes, hipertensão, por exemplo).

É importante que esses candidatos não apresentem doenças ou vícios psiquiátricos e que assumam o compromisso de continuar com o tratamento após a intervenção.

6. Como a obesidade mórbida é evitada?

Nos últimos anos, a obesidade aumentou progressivamente para se tornar um sério problema de saúde pública. A educação e a aquisição de hábitos de vida saudáveis desde a infância são essenciais para tentar evitá-lo.

7. Que outros aspectos devem ser levados em consideração durante essa condição médica?

Além de problemas físicos e de saúde, as pessoas que sofrem dessa condição estão frequentemente sujeitas a discriminação e estigma social. Muitas vezes são rejeitados por sua própria família, acham difícil conseguir um emprego, têm problemas para se mudar e acabam presos à sua própria doença.

En estos casos, para garantizar el éxito del tratamiento, el apoyo del entorno es fundamental.Además, de ser necesario, también se recomienda el seguimiento terapéutico.

Capítulo 33. Medicamentos para obesidade: Orlistat e Phentermine

A adoção de uma dieta saudável e equilibrada, juntamente com a prática de exercícios regulares, são as primeiras medidas geralmente adotadas para o tratamento da obesidade.

Em casos graves, é possível que o médico também recomende adicionar a esse plano o uso de medicamentos prescritos para perder peso.

Eles geralmente são usados quando o índice de massa corporal é superior a 30 ou quando há outras complicações associadas, como diabetes, colesterol alto, pressão alta ou doenças cardíacas.

Os medicamentos mais comumente usados são Orlistat e Phentermine. No entanto, estes não são aconselháveis para todos os pacientes.

Para falar sobre esse assunto, entrevistamos Mario Vega Carbó, endocrinologista com mais de 20 anos de experiência.

Doutor Mario,
1. Como funcionam os medicamentos para perda de peso?

A maioria desses medicamentos, entre os quais Phentermine, é encontrada, diminui o apetite e aumenta a sensação de plenitude.

Orlistat, no entanto, funciona impedindo que o intestino absorva certas gorduras dos alimentos.

2. Esses medicamentos são eficazes?

Na maioria dos casos, sim, eles ajudam a obter maior perda de peso. Diferentes estudos mostram que os pacientes que usam esses medicamentos perdem cerca de 5% a mais do peso corporal total em um ano do que aqueles que não os usam. Além disso, eles também ajudam a evitar a recuperação de peso após o tratamento.

No entanto, é importante esclarecer que esses medicamentos são usados como parte de um plano global em pessoas obesas, juntamente com uma dieta adequada e prática de exercícios. Eles não são recomendados como atalho para pacientes normais que desejam perder alguns quilos.

3. Como esses medicamentos são usados?

Orlistat vem em cápsulas que geralmente são tomadas por via oral três vezes ao dia, juntamente com as refeições. Geralmente é usado por 2 ou 3 meses e depois descansa por um mês.

Enquanto isso, Phentermine é vendido na forma de comprimidos e uma dose diária única é tomada pela manhã, ou três vezes ao dia, 30 minutos antes das refeições. A maioria das pessoas toma este medicamento por 3 a 6 semanas.

A duração do tratamento dependerá de cada caso específico, dependendo da resposta ao medicamento e de seus resultados.

4. O que deve ser feito se você esquecer de tomar uma dose?

No caso do Orlistat, se não tiver passado mais de uma hora desde a refeição, pode ser tomado nesse momento. Se tiver passado mais tempo, você deve deixar ir e continuar com a programação normal. Nos dois casos, você não deve tomar uma dose a dobrar para compensar a dose que esqueceu.

5. Quais são os efeitos negativos desses medicamentos?

O orlistato geralmente causa flatulência e fezes moles, por isso é aconselhável seguir uma dieta com pouca gordura durante o uso. Além disso, ele bloqueia a absorção de algumas vitaminas, por isso é recomendável tomar multivitaminas.

Outros efeitos colaterais que podem causar são dores no reto e no estômago, irregularidades nos períodos menstruais, ansiedade, vômitos e náusea. Em casos graves, pode haver dificuldade em respirar ou engolir, amarelecimento da pele ou olhos, urina escura e danos no fígado.

Por sua vez, Phentermine pode causar diarréia, constipação, aumento da freqüência cardíaca e pressão arterial, sonolência ou insônia e nervosismo.

Por outro lado, se usado incorretamente, pode causar dependência, causando efeitos semelhantes aos das anfetaminas. Portanto, não deve ser usado mais que a dose indicada ou por mais tempo do que o prescrito.

6. Que outras precauções devem ser tomadas antes de usar esses medicamentos?

Antes de iniciar o tratamento, é importante informar o médico sobre qualquer outro medicamento, vitamina ou suplemento que esteja sendo usado, para avaliar se a combinação pode ser prejudicial.

Você também deve notificar se tiver outras condições, como distúrbios alimentares, diabetes ou problemas renais ou cardíacos; se você estiver grávida ou planejando engravidar a curto prazo; se estiver a amamentar ou se recebeu um transplante de órgão.

Finalmente, esses medicamentos devem ser armazenados em local adequado, em temperatura ambiente e fora do alcance das crianças.

Capítulo 34. Síndrome metabólica e distúrbios associados

A síndrome metabólica é chamada de uma série de distúrbios que ocorrem juntos e aumentam os riscos de sofrer de doenças cardíacas ou renais, derrame ou diabetes.

Entre eles estão pressão alta, níveis elevados de açúcar no sangue, excesso de gordura corporal na cintura e níveis anormais de colesterol e triglicerídeos. A síndrome metabólica é cada vez mais comum e pode causar sérios danos à saúde. Uma dieta adequada, exercícios regulares, perda de peso e certos medicamentos podem ajudar a tratá-lo.

Para saber mais sobre esse assunto, entrevistamos Mario Vega Carbó, endocrinologista com mais de 20 anos de experiência.

Doutor Mario,
1. O que causa a síndrome metabólica?

Em muitos casos, a causa desse distúrbio é a resistência à insulina. Isso faz com que as células do corpo não respondam normalmente a esse hormônio e que a glicose não pode penetrá-las com a mesma facilidade, causando a acumulação no sangue. Também está associado a sobrepeso, obesidade, falta de atividade física e sedentarismo.

2. Quem tem mais riscos de sofrer isso?

As pessoas maiores; os obesos; aqueles com histórico de familiares com diabetes; aqueles que sofriam de doenças como fígado gorduroso não alcoólico, síndrome dos ovários policísticos ou apneia do sono; aqueles com pressão alta e altos níveis de triglicerídeos e baixo colesterol HDL são mais propensos a sofrer com isso.

3. Quais são os seus principais sintomas?

Os fatores associados à síndrome metabólica geralmente não mostram sinais óbvios. O mais visível é o excesso de gordura corporal ao redor da cintura. No caso de níveis elevados de glicose no sangue, pode haver um aumento da fome, sede e necessidade de urinar. Outros sintomas comuns são fadiga, dores de cabeça e dor abdominal, náusea, vômito, taquicardia, áreas de pele escura e visão turva.

4. Como esta doença é detectada?

Os seguintes parâmetros são levados em consideração para diagnosticar a Síndrome Metabólica:

- Que a cintura do paciente mede pelo menos 89 centímetros no caso de mulheres e 102 centímetros no caso de homens.
- Que os níveis de triglicerídeos estão acima de 150 mg / dl.
- Que os níveis de HDL ou colesterol "bom" são inferiores a 50 mg / dL.
- Que a pressão sanguínea é 130/85 milímetros de mercúrio (mmHg) ou mais.
- A glicemia de jejum é de 100 mg / dl (5,6 mmol / l) ou mais.

5. Qual é o tratamento da síndrome metabólica?

A terapia a ser aplicada dependerá da razão subjacente que causa essa condição. No caso de resistência à insulina, é necessário modificar o estilo de vida, exercitar-se regularmente e controlar o peso corporal. Também é importante adotar uma dieta equilibrada, com menor consumo de gorduras saturadas.

Por outro lado, a hipertensão arterial, o nível de açúcar no sangue e a hipercolesterolemia devem ser controlados e, se necessário, tomar medicamentos específicos para esse fim.

Da mesma forma, existem medicamentos que ajudam a resolver a resistência à insulina, como metformina, glitazonas, exenatida e liraglutida.

6. Que outras complicações esse distúrbio pode trazer?

Se não for controlado corretamente, pode causar doenças cardíacas e derrame; diabetes mellitus; problemas oculares, auditivos, dentários e de pele; dano renal; perda de sensação; Lesão nervosa e úlceras graves nos pés. Também é inconveniente para digerir alimentos, cicatrização lenta, apneia do sono e disfunção erétil.

7. Como a síndrome metabólica pode ser prevenida?

Para evitar esse distúrbio, é essencial levar uma vida saudável. Isso inclui controlar o peso e comer uma dieta bem equilibrada com menos calorias, carboidratos refinados e gorduras saturadas e mais frutas, vegetais, proteínas magras e grãos integrais.

Também faça atividade física por pelo menos 30 minutos na maioria dos dias, limite o sal e evite fumar e consumir álcool em excesso.

Finalmente, também é importante cuidar da saúde emocional. Nesse sentido, é aconselhável praticar meditação para libertar a mente de preocupações, fazer yoga e outras atividades relaxantes.

Capítulo 35. Doença hepática gordurosa não alcoólica

A doença hepática gordurosa não alcoólica (EHGNA) é uma condição na qual o acúmulo de gordura neste órgão não é causado pelo consumo excessivo de álcool. Geralmente está relacionado ao sobrepeso e obesidade. Alguns medicamentos, como bloqueadores dos canais de cálcio, também podem causar isso.

Por outro lado, pessoas com Diabetes Mellitus, colesterol e triglicerídeos altos, pressão alta, síndrome dos ovários policísticos, apneia do sono e doenças intestinais têm maior risco de sofrer com isso. Quando o EHGNA é grave, pode causar insuficiência hepática e cirrose.

Para saber mais sobre essa condição, conversamos com Mario Vega Carbó, especialista em endocrinologia responsável pelo escritório Vega & Vado em Manágua, Nicarágua.

Doutor Mario,
1. Quais são os sintomas do EHGNA?

Geralmente as pessoas que têm essa condição não apresentam sintomas. Em alguns casos, pode haver aumento do fígado, fadiga e dor na parte superior direita do abdômen. Se houver danos no fígado, pode haver perda de apetite, náusea, confusão e coceira. Também sagrado gastrointestinal, baço dilatado e acúmulo de líquido e inchaço abdominal.

Do ponto de vista físico, você pode ver um tórax aumentado, palmas vermelhas e uma cor amarelada nos olhos e na pele.

2. Como esta doença é diagnosticada?

Geralmente, essa condição é detectada durante exames de sangue de rotina, realizados para verificar a função hepática. Para confirmar o diagnóstico, pode ser necessário ultrassonografia, ressonância magnética, tomografia computadorizada e biópsia de uma amostra de tecido hepático para detectar sinais de inflamação e cicatrizes.

3. Qual é o seu tratamento?

A terapia procura gerenciar fatores de risco e aconselhar o paciente a levar uma vida saudável que ajude a cuidar do fígado. Isso inclui perda de peso, seguir uma dieta pobre em sal, evitar álcool, realizar atividade física regular e reduzir os níveis de colesterol e triglicerídeos.

Além disso, as vacinas contra as hepatites A e B podem ser aplicadas para proteger o paciente contra vírus nocivos que afetam esse órgão.

Por outro lado, se houver outras doenças que aumentam os riscos de EHGNA, elas devem ser tratadas. Por exemplo, controle diabetes. Alguns medicamentos, como metformina e vitaminas E e D, ajudam a diminuir o peso e a gordura corporal.

4. Que complicações essa condição pode trazer?

Esta doença pode causar aumento da gordura abdominal, pressão alta e diminuir a capacidade de consumir insulina. Em casos graves, pode levar à esteatose hepática não alcoólica, onde a inflamação do fígado pode progredir e causar cirrose e insuficiência hepática.

Se necessário, o transplante de fígado pode ser uma opção em situações complexas.

5. Por que essa doença é tão comentada hoje?

Juntamente com a obesidade, o EHGNA se tornou a doença hepática mais comum em crianças e adolescentes. É por isso que é importante prevenir os sintomas e incentivar hábitos de vida saudáveis desde a infância.

Capítulo 36. Acantose Nigricans ou Acantose Pigmentada

Acantose Nigricans ou Acantose Pigmentada é uma condição rara da pele caracterizada por manchas escuras e espessas em diferentes áreas do corpo.

Geralmente é sofrido por pessoas obesas ou com diabetes e, em alguns casos, também pode ser um sinal de um tumor cancerígeno em um órgão interno, como estômago ou fígado. Esse distúrbio de pele geralmente aparece ao redor das articulações e em áreas com muitas dobras, como axilas, cotovelos, joelhos, virilha e laterais do pescoço. Acanthosis Nigricans não é contagioso.

Para saber mais sobre esse tópico, entrevistamos Mario Vega Carbó, especialista em endocrinologia, que trabalha no escritório Vega & Vado em Manágua, Nicarágua.

Doutor Mario,
1. O que causa essa condição?

A etiologia exata não é conhecida, mas geralmente aparece em pessoas com altos níveis de insulina, geralmente associadas a excesso de peso e diabetes. Também pode estar relacionado a distúrbios genéticos, como as síndromes de Down e Alström, e a alguns cânceres do sistema digestivo, fígado, rim e bexiga.

Por outro lado, cistos ovarianos, tireóide hiperativa ou problemas com as glândulas supra-renais podem causar isso. O mesmo, alguns medicamentos e suplementos, como niacina, pílulas anticoncepcionais, prednisona e outros corticosteróides.

2. Quais são os seus sintomas?

A acanthosis nigricans aparece progressivamente e, exceto pelas alterações cutâneas, não produz sintomas. A pele fica escura, grossa e aveludada. Em alguns casos, o paciente pode sentir prurido (prurido) e mau cheiro na área afetada.

3. Como essa condição é diagnosticada?

Apenas observando a pele, ele pode detectar Acanthosis Nigricans. Em alguns casos, uma biópsia pode ser necessária. Se a causa da doença não for clara, para fazer um diagnóstico preciso, podem ser realizados exames de sangue para medir os níveis de açúcar e insulina, endoscopias e radiografias.

4. Que complicações essa condição pode trazer?

Pessoas com acanthosis nigricans têm maior risco de diabetes, este é um sinal de resistência à insulina.

5. Qual é o seu tratamento?

Na maioria dos casos, a Acanthosis Nigricans apenas causa alterações na aparência e não requer um tratamento específico. Às vezes as manchas desaparecem sozinhas. Se forem muito visíveis, cremes e loções hidratantes contendo lactato de amônio, tretinoína ou hidroquinona podem ser usados para ajudar a clarear a pele. Se a condição é uma consequência de um distúrbio ou doença, deve ser tratada. Por exemplo, se estiver relacionado à obesidade, perder peso melhorará seus sintomas. A mesma parada de tomar medicamentos que possam estar causando isso.

6. Que outras recomendações os pacientes podem seguir?

Para reduzir e prevenir o Acanthosis Nigricans, recomenda-se manter um peso adequado, exercitar-se frequentemente e seguir uma dieta saudável. Se as manchas forem muito visíveis, os pacientes podem sofrer de falta de auto-estima, vergonha e depressão devido à mudança na aparência, por isso é aconselhável acompanhar o tratamento com apoio psicológico e familiar.

Capítulo 37. Acrocordones e caroços na pele

Acrocordonas são formações não cancerosas anormais, que se manifestam através de pequenos caules carnudos que se projetam da pele. Eles geralmente aparecem no pescoço, antebraços, axilas, virilha e pálpebras e geralmente são pequenos, macios e de cor ligeiramente escura.

Eles geralmente são inofensivos e indolores, embora possam ficar irritados e sangrar pelo contato com as roupas. As acrocordonas são muito comuns, aparecem mais em homens do que em mulheres, especialmente após os 40 anos de idade, e não são contagiosas.

Na maioria dos casos, eles não requerem tratamento, mas podem ser facilmente removidos por razões estéticas ou para evitar desconforto.

Para saber mais sobre esse assunto, entrevistamos Mario Vega Carbó, especialista em endocrinologia, com mais de 20 anos de experiência.

Doutor Mario,
1. Por que surgem acrocordões?

Acredita-se que esses pequenos nódulos sejam causados pelo acúmulo de colágeno nas partes mais espessas da pele ou por atritos repetidos. Eles também podem ser desenvolvidos pelo uso de esteróides.

2. Quem é mais suscetível a sofrer?

Pessoas com diabetes mellitus ou obesidade têm maior tendência a sofrer, pois o acúmulo de gordura amolece a pele e aumenta as rugas do corpo, facilitando seu desenvolvimento.

Da mesma forma, mulheres grávidas e aquelas com histórico familiar com essa condição também têm maior probabilidade de tê-la. As mesmas pessoas com acromegalia e síndrome do ovário policístico.

3. Acrocordones podem se tornar maus?

Não, esses nódulos são benignos e geralmente não continuam a crescer ou mudar de cor. No entanto, como sua aparência é semelhante à de outras condições, como nevo ou tumores de partes moles, é importante que o diagnóstico seja feito por um dermatologista.

4. Qual é o seu tratamento?

Acrocordones são inofensivos e às vezes caem por conta própria. No entanto, eles podem ser eliminados por razões estéticas ou porque causam algum desconforto.

Crioterapia, eletrocirurgia, terapia a laser ou remoção de bisturi são alguns dos procedimentos utilizados para esse fim. Eles geralmente não requerem anestesia ou hospitalização e são realizados em alguns minutos.

5. Acrocordones são iguais a verrugas?

Não. As verrugas são lesões causadas pelo vírus do papiloma humano e geralmente aparecem quando o sistema imunológico está baixo. Embora possam parecer visualmente semelhantes, quando causadas por um vírus, as verrugas podem se espalhar de uma pessoa para outra através de contato sexual ou transfusões de sangue.

Por outro lado, sendo duas condições diferentes, os fluidos anti-rugas vendidos nas farmácias não são úteis para o tratamento de acrocordonas.

6. Que outros aspectos devem ser levados em consideração nessa condição?

Um surto anormal de acrocordonas pode indicar que a pessoa está sofrendo de diabetes. Portanto, nesses casos, é recomendável realizar os testes necessários para detectar a doença.

7. Que outras recomendações podem ser dadas aos pacientes?

Para reduzir os riscos de acrocordonas, é aconselhável perder peso, exercitar-se regularmente e comer de forma saudável. Evite também usar cosméticos com produtos químicos abrasivos em acrocordonas. Em caso de sofrer de diabetes ou outras doenças, eles devem ser tratados.

Capítulo 38. Hiperinsulinemia, Insulinoma e Diabetes

O termo hiperinsulinemia indica uma condição na qual os níveis de insulina no sangue são mais altos que o normal.

A insulina é o hormônio produzido pelo pâncreas, responsável pela regulação do açúcar (glicose) no organismo e seu uso como fonte de energia nas células. A hiperinsulinemia pode ocorrer quando o corpo não é capaz de administrar glicose no sangue de maneira eficaz.

Outra causa pode ser um tumor no pâncreas, conhecido como Insulinoma, ou um problema congênito. Com o tempo, a hiperinsulinemia grave pode levar ao diabetes mellitus, que, se não tratado, causa doenças cardíacas e renais, distúrbios oculares, polineuropatias e úlceras graves nos pés.

Para saber mais sobre esse assunto, entrevistamos Mario Vega Carbó, endocrinologista com mais de 20 anos de experiência.

Doutor Mario,
1. Quais são os sintomas da hiperinsulinemia?

Essa condição em si não produz nenhum sintoma, mas um excesso de insulina pode causar uma redução nos níveis de açúcar no sangue, conhecida como hipoglicemia.

Isso pode causar fome, ansiedade, tontura, tremor, sudorese, dificuldade em falar, dor de cabeça, confusão, convulsões e perda de consciência, entre outros sinais.

2. Por que acontece essa condição?

A hiperinsulinemia é geralmente um sinal de outro problema. O mais comum é uma resistência à insulina, que faz com que as células do corpo não respondam normalmente a esse hormônio. Isso significa que a glicose não pode penetrá-los com a mesma facilidade, fazendo com que se acumule no sangue. Outra causa muito menos frequente, é um tumor no pâncreas.

Por outro lado, esta condição pode ocorrer desde o nascimento como resultado de diabetes na mãe, crescimento fetal deficiente ou asfixia ao dar à luz.

Além disso, uma dose muito alta de insulina em uma pessoa com diabetes também pode ser o motivo da hiperinsulinemia.

3. O que pode causar resistência à insulina?

Embora na maioria dos casos o motivo específico seja desconhecido, existem vários fatores que influenciam sua aparência. Estes incluem componentes hereditários, obesidade, inatividade física, ingestão de gordura saturada e dietas ricas em sódio, estilo de vida sedentário, hipertensão, arteriosclerose, Alzheimer, colesterol e triglicerídeos elevados, certos tipos de câncer e alguns medicamentos como cortisona.

4. Qual é o tratamento da hiperinsulinemia?

A terapia a ser aplicada dependerá da razão subjacente que causa essa condição. No caso de resistência à insulina, é necessário modificar o estilo de vida, exercitar-se regularmente e controlar o peso corporal. Também é importante adotar uma dieta equilibrada, com menor consumo de gorduras saturadas. A hipertensão arterial e a hipercolesterolemia devem ser controladas e, se necessário, tomar medicamentos específicos para esse fim.

Da mesma forma, existem medicamentos que ajudam a resolver a resistência à insulina, como metformina, glitazonas, exenatida e liraglutida.

No caso em que a hiperinsulinemia é uma consequência do insulinoma, o tumor pode ser removido com cirurgia, o que geralmente resolve o problema. Se houver muitos tumores, será necessário remover parte do pâncreas.

5. Qual é a relação entre Hiperinsulinemia e Diabetes?

Com o tempo, a resistência à insulina pode gerar diabetes. À medida que a sensibilidade a esse hormônio diminui, o pâncreas procurará gerar mais, para manter os níveis normais de açúcar no sangue.

Quando o pâncreas não tem mais a capacidade de secretar insulina, pode causar intolerância à glicose que resulta em diabetes.

6. Quais são os principais sintomas da diabetes e como ela é tratada?

Os sinais mais comuns são aumento da fome, sede e necessidade de urinar. Além disso, pode haver perda de peso, fadiga, dores de cabeça, náusea, vômito, taquicardia, cicatrização inadequada, dor abdominal e visão turva.

Quanto ao tratamento, o objetivo será restaurar os níveis glicêmicos normais, para os quais pode ser necessário aplicar um substituto da insulina ou análogos da insulina ou antidiabéticos orais. Além disso, o paciente deve levar uma vida saudável.

Capítulo 39. Insulinoma e hipoglicemia

O insulinoma é um tumor raro no pâncreas, que gera uma produção excessiva de insulina no sangue. Esse hormônio é responsável pela regulação dos níveis de glicose no corpo e seu uso como fonte de energia nas células.

Uma quantidade alta de insulina pode fazer com que os valores de açúcar caiam muito baixo, resultando em hipoglicemia. O insulinoma é geralmente pequeno - menos de 2 centímetros - e benigno (não canceroso) na maioria dos casos.

Para saber mais sobre esse assunto, entrevistamos Mario Vega Carbó, endocrinologista clínico com mais de 20 anos de experiência.

Doutor Mario,
1. O que causa um Insulinoma?

Na grande maioria dos casos, são tumores de origem esporádica. Apenas uma pequena proporção é hereditária e associada a síndromes genéticas, como neoplasia endócrina múltipla (NEM) tipo I.

2. Quem tem mais riscos de sofrer isso?

O insulinoma geralmente aparece entre 40 e 50 anos, mais frequentemente em mulheres. A incidência relatada é de 3 a 10 casos por milhão de pessoas. Pacientes com certas síndromes genéticas também têm um risco maior de sofrer.

3. Quais são os seus principais sintomas?

Seus sinais geralmente estão relacionados ao desenvolvimento de hipoglicemia e podem incluir ansiedade, fraqueza, fome, confusão, visão turva, dor de cabeça, tontura, sudorese e palpitações. Associado à ingestão frequente de alimentos, ganho progressivo de peso nos últimos meses.

Em casos mais graves, pode haver perda de consciência, convulsões e coma.

4. Como um Insulinoma é detectado?

Diante de seus sintomas, geralmente é realizado um exame de sangue para medir os níveis de glicose, insulina, peptídeo C e pró-insulina e testes de resposta corporal à injeção de glucagon. Além disso, pode ser realizada tomografia computadorizada, ressonância magnética, ultrassonografia transabdominal, ultrassonografia endoscópica ou outros exames em busca do tumor.

5. Qual é o seu tratamento?

A terapia consiste na remoção cirúrgica do Insulinoma. Se houver muitos tumores, pode ser necessário remover parte do pâncreas.

Em situações muito raras, se houver muitos insulinomas ou se continuarem a reaparecer, a glândula inteira será removida. Se isso ocorrer, quando o corpo parar de produzir insulina, o paciente deverá aplicar substitutos hormonais por toda a vida.

Se, por algum motivo, a pessoa não puder ser operada, certos medicamentos ajudam a diminuir a produção de insulina e evitar a hipoglicemia. Entre eles estão o diazóxido, bloqueadores dos canais de cálcio, análogos da somatostatina e estreptozotocina.

6. Quais são os resultados esperados desta terapia?

A taxa de cura com a cirurgia é quase 100% dos casos.

7. Que outras complicações essa doença pode causar?

Uma reação hipoglicêmica grave pode causar convulsões, danos cerebrais e até morte.

Por outro lado, os poucos casos em que ocorre excisão total do pâncreas podem levar a diabetes e problemas metabólicos. Por sua vez, se o Insulinoma for canceroso, ele pode se espalhar para outros órgãos e ser fatal.

Capítulo 40. Gota: o que é e como é tratado

A gota é um tipo de artrite que ocorre quando o ácido úrico se acumula no sangue e causa inflamação nas articulações. É caracterizada por ataques repentinos e intensos de dor, nos quais a área afetada incha, avermelha e aquece sem motivo aparente.

O mais comum ocorre no dedão do pé, que pode ser muito irritante e se manifestar durante a noite, fazendo com que a pessoa acorde repentinamente devido ao desconforto.

Existem dois tipos de gota: a aguda, que afeta apenas uma articulação e geralmente é muito dolorosa; e a crônica, na qual ocorrem episódios repetitivos que podem ocorrer em diferentes partes do corpo. Estima-se que entre 1 e 2% da população sofra com isso.

Para saber mais sobre esse assunto, entrevistamos o médico cubano Mario Vega Carbó, especialista em endocrinologia.

Doutor Mario,
1. Qual é a causa da queda?

Esta doença ocorre quando muito ácido úrico se acumula no fluido ao redor dos tecidos. Isso faz com que os cristais se formem, o que faz com que a junta inche e aumente a temperatura. O alto nível de ácido úrico pode ser devido ao excesso de produção ou porque o corpo tem alguma dificuldade em se livrar dele. Também pode ser administrado pela ingestão de certos medicamentos, como a hidroclorotiazida e outros diuréticos, que interferem em sua eliminação natural.

2. Quem tem maior probabilidade de sofrer dessa condição?

Acredita-se que a gota pode ser hereditária. Sua aparência é mais frequente nos homens e os riscos de sofrer aumentam com a idade. Pessoas que bebem álcool ou têm hipertensão, diabetes, obesidade, anemia, leucemia, osteoartrite e doença renal também são mais propensas a sofrer com isso. O mesmo aconteceu com aqueles que tiveram cirurgia ou trauma recente.

3. Quais são os seus sintomas?

Seus principais sinais são dor, inchaço, vermelhidão e aquecimento de uma ou mais articulações. Os mais afetados são geralmente os do dedão do pé, joelhos, tornozelos, cotovelos e pulsos. O desconforto geralmente aparece de repente e à noite, com grande intensidade. Alguns pacientes também podem desenvolver febre e, com o tempo, depósitos de ácido úrico podem formar inchaços sob a pele, conhecidos como tofo.

4. Como essa condição é detectada?

Quando seus sintomas ocorrem, geralmente são realizados exames de líquido sinovial e de ácido úrico no sangue e na urina, além de radiografias para confirmar o diagnóstico.

5. Qual é o seu tratamento?

Para aliviar a dor, recomenda-se a ingestão de anti-inflamatórios não esteróides, como o ibuprofeno. Pode ser necessária uma dose maior que o normal, que deve ser prescrita pelo médico.

Em casos muito intensos, corticosteróides, como a prednisona, podem ser injetados na articulação inflamada. Além disso, colchicina, repouso e aplicação local de gelo também são eficazes na redução do desconforto. Por outro lado, se for confirmado que os níveis de ácido úrico são muito altos, alopurinol, febuxostat, lesinurad ou probenecid serão prescritos diariamente para evitar a formação de cristais.

6. O que pode acontecer se não for tratado adequadamente?

A gota pode causar danos e perda de movimento articular, fazendo com que a pessoa sinta dor e outros sintomas na maioria das vezes. Também pode gerar pedras nos rins e depósitos nos rins.

7. O que mais pode ser feito para melhorar a previsão?

Levar uma vida saudável, fazer exercícios, beber bastante líquido e comer bem, podem ajudar a prevenir ataques.

Recomenda-se evitar álcool (especialmente cerveja), carne vermelha, aves, mariscos e bebidas açucaradas.

Pelo contrário, é aconselhável manter um peso adequado, beber café, consumir laticínios e cerejas e tomar suplementos de vitamina C.

Capítulo 41. Hemocromatose e excesso de ferro no corpo

A hemocromatose é uma condição herdada que causa acúmulo excessivo de ferro no organismo.

Essa anomalia faz com que o mineral seja armazenado nos tecidos, especialmente no fígado, coração e pâncreas, danificando os órgãos. Isso pode gerar diferentes doenças, como câncer, freqüência cardíaca irregular, diabetes, artrite e cirrose. Em muitos pacientes, o acúmulo de ferro é tão excessivo que a pele fica escura. Para baixar seus níveis, é necessário coletar sangue do corpo regularmente.

Para aprender mais sobre esse assunto, entrevistamos Mario Vega Carbó, especialista em endocrinologia com mais de 20 anos de experiência.

Doutor Mario,
1. Com que frequência esta doença ocorre e quais são suas causas?

A hemocromatose é uma doença genética que afeta 1 em cada 250 pessoas. É caracterizada por um aumento na absorção de ferro como resultado da mutação de um gene. Para que a condição ocorra, é necessário herdar o gene da mãe e do pai.

2. Qual é a quantidade de ferro normal presente no corpo?

Em indivíduos saudáveis, a quantidade total é de cerca de 2 a 4 ge permanece nesses níveis ao longo da vida. No caso de pessoas que sofrem de hemocromatose, esse número varia entre 20 e 40 g.

3. Quais são os sintomas desta doença?

Seus principais sinais são dor nas articulações, osteoporose, cansaço crônico, falta de energia e desejo sexual, desconforto abdominal, perda de peso e outros distúrbios associados a doenças cardíacas e diabetes. No entanto, algumas pessoas com hemocromatose nunca apresentam sintomas.

4. Quem tem maior probabilidade de sofrer com eles?

Esses sinais são mais frequentes em homens entre 40 e 60 anos e em mulheres com mais de 50 anos, sendo os homens mais propensos a sofrer da doença. A razão é que as mulheres perdem uma quantidade considerável de sangue todos os meses com a menstruação e também durante o parto, se engravidarem. O consumo excessivo de álcool contribui para a progressão da hemocromatose sintomática.

5. Como esta doença é diagnosticada?

Através de um exame de sangue, é possível determinar a quantidade de ferro no corpo. Por outro lado, um teste também pode ser realizado para determinar se o gene defeituoso que o causa está presente. Geralmente, juntamente com esses estudos, geralmente é realizada uma análise da função hepática para detectar danos no fígado.

Uma vez diagnosticada a doença, é importante fazer uma avaliação do restante da família devido à sua natureza hereditária.

6. Qual é o seu tratamento?

A hemocromatose é controlada com flebotomias frequentes, ou seja, com coleta de sangue. Isso reduz os níveis de ferro do corpo, porque o mineral é armazenado nos glóbulos vermelhos.

No início do tratamento, geralmente são necessárias uma ou duas extrações por semana e, quando os valores são normalizados, é realizada com intervalos mais amplos, a cada dois ou três meses. Isso deve ser mantido por toda a vida.

Para aqueles que não podem realizar uma coleta de sangue, porque sofrem de anemia ou complicações cardíacas, existem medicamentos para eliminar o excesso de ferro.

7. Quais são os resultados esperados?

Se a terapia for iniciada antes que os órgãos sejam danificados, as complicações associadas a esta doença podem ser evitadas.

Nesse sentido, flebotomias freqüentes podem interromper a progressão da deterioração do fígado em sua fase inicial, permitindo uma expectativa de vida normal. No entanto, se já houver sinais de cirrose, existe um alto risco de câncer, chegando a normalizar os níveis de ferro, pois isso é irreversível.

No caso de diabetes causado por danos ao pâncreas, geralmente melhora com o tratamento. Por outro lado, a coleta de sangue também ajuda a aliviar os sintomas de cansaço, dor abdominal e escurecimento da pele.

8. Que outros cuidados podem ser tomados para melhorar a doença?

Os pacientes que sofrem de hemocromatose são aconselhados a evitar suplementos que contenham ferro e vitamina C, beber álcool e comer peixe e marisco cru.

PARTE III. DIABETES

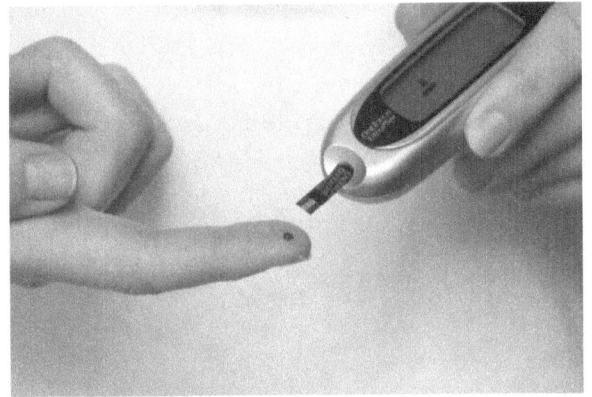

Capítulo 42. Pré-diabetes e como resolvê-lo a tempo

O pré-diabetes é um distúrbio no qual o nível de açúcar (glicose no sangue) é mais alto que o normal, mas sem atingir os níveis limites para o diagnóstico de diabetes mellitus.

Essa condição pode ocorrer em adultos e crianças e, se não tratada, pode causar danos a longo prazo ao coração, vasos sanguíneos e rins, entre outros órgãos.

Mudanças no estilo de vida podem ajudar a regular o nível de açúcar no corpo e impedir sua evolução.

Para saber mais sobre esse assunto, entrevistamos Mario Vega Carbó, endocrinologista, com mais de 20 anos de experiência.

Doutor Mario,
1. Quais são as causas do pré-diabetes?

A causa exata é desconhecida, mas a história familiar, a genética e o excesso de gordura no corpo parecem desempenhar um papel importante. A maior parte da glicose no corpo vem dos alimentos que ingerimos. Em seguida, a insulina, um hormônio gerado pelo pâncreas, transporta-o para as células, para uso como fonte de energia. Pessoas com pré-diabetes não processam o açúcar adequadamente e ele se acumula na corrente sanguínea, causando efeitos negativos à saúde.

2. Quais são os sintomas dessa condição?

Em geral, o pré-diabetes não tem sinais. Quando é avançado, pode haver um escurecimento da pele em certas partes do corpo e um aumento da fome, sede e necessidade de urinar. Além disso, pode haver perda de peso, fadiga, dores de cabeça, náusea, vômito, taquicardia e visão turva. Se isso ocorrer, o paciente corre um sério risco de ter diabetes.

154

3. Como essa condição é detectada?

Na ausência de sintomas, para diagnosticar pré-diabetes, é necessário realizar um exame de sangue para medir o nível de açúcar.

4. Quem tem mais riscos de tê-lo?

Como no caso do diabetes mellitus, aqueles com mais de 45 anos, obesos e com sobrepeso, aqueles que não realizam ativação física, aqueles que sofrem de pressão alta ou síndrome do ovário policístico e aqueles que têm colesterol " triglicerídeos baixos, altos e história familiar com esta doença são mais propensos a sofrer.

5. Qual é o seu tratamento?

Optar por um estilo de vida saudável geralmente ajuda a normalizar os níveis de açúcar no sangue. Isso inclui comer alimentos com baixo teor de gordura e calorias e ricos em fibras. Também exercite-se regularmente, beba bastante água, elimine o excesso de peso, deixe de fumar e evite beber álcool.

Por outro lado, se necessário, o médico pode prescrever algum medicamento para controlar os níveis de glicose, colesterol, triglicerídeos e pressão alta.

6. Que outras complicações o pré-diabetes pode trazer?

Pessoas com essa condição têm um risco maior de desenvolver diabetes mellitus nos próximos 10 anos. Além disso, eles também aumentam as chances de sofrer de doenças cardíacas, cegueira, insuficiência renal, danos neurológicos e derrame.

Capítulo 43. Diabetes Mellitus Tipo 2

O diabetes mellitus tipo 2 é um distúrbio crônico que impede o metabolismo adequado da glicose, causando acumulação no sangue. Isso pode ser causado por um déficit na produção de insulina no pâncreas que é precedido por uma resistência das células à ação desse hormônio.

A insulina é responsável pela regulação do açúcar no organismo e seu uso como fonte de energia nos músculos e outros tecidos.

Estima-se que cerca de 8% da população adulta sofra de diabetes e, se não for tratada adequadamente, pode causar doenças cardíacas e renais, problemas oculares, polineuropatias e úlceras graves nas extremidades, principalmente nos membros inferiores. Embora não tenha cura, pode ser controlado com dieta adequada, exercício físico regular, perda de peso, medicamentos e tratamento.

Para saber mais sobre esse assunto, entrevistamos Mario Vega Carbó, endocrinologista com mais de 20 anos de experiência.

Doutor Mario,
1. O que é resistência à insulina e o que a causa?

A resistência à insulina faz com que as células do corpo não respondam normalmente a esse hormônio. Isso significa que a glicose não pode entrar neles com a mesma facilidade, causando acumulação no sangue. Embora na maioria dos casos o motivo específico da causa seja desconhecido, existem vários fatores que influenciam sua aparência.

Estes incluem componentes hereditários, obesidade, inatividade física, ingestão de gordura saturada e dietas ricas em sódio, estilo de vida sedentário, hipertensão, arteriosclerose, Alzheimer, colesterol e triglicerídeos elevados, certos tipos de câncer e alguns medicamentos como cortisona.

2. Qual é a relação que isso tem com o diabetes?

Com o tempo, a resistência à insulina pode gerá-lo. À medida que a sensibilidade a esse hormônio diminui, o pâncreas procurará gerar mais, para manter os níveis normais de açúcar no sangue.

Quando o pâncreas não tem mais a capacidade de secretar insulina, pode causar intolerância à glicose que resulta em diabetes.

3. Quem tem mais riscos de tê-lo?

A maioria das pessoas com esta doença está acima do peso ou obesa, pois o aumento da gordura dificulta o uso da insulina pelo corpo. Além disso, história familiar, genética, baixo nível de atividade física e má alimentação aumentam os riscos de sofrer com isso.

Da mesma forma, ter sofrido doenças como pré-diabetes, diabetes gestacional e síndrome do ovário policístico são fatores de risco para o diabetes.

Outro fator a ser levado em consideração é a idade, pois as possibilidades aumentam à medida que você envelhece, principalmente após o seu aniversário de 45 anos. No entanto, o diabetes mellitus tipo 2 está aumentando significativamente entre crianças, adolescentes e adultos jovens.

4. Quais são os seus principais sintomas?

O diabetes geralmente se desenvolve lentamente e, inicialmente, a pessoa pode não ter sinais. Quando está mais avançado, pode haver um aumento da fome, sede e necessidade de urinar.

Outros sintomas comuns são infecções da bexiga, rins ou pele; fadiga dores de cabeça e dor abdominal; náusea, vômito; taquicardia; cura inadequada; áreas de pele escura, geralmente nas axilas e pescoço; e visão turva.

5. Como é detectado?

Em vista de seus sintomas, geralmente é realizada uma análise do histórico médico do paciente, um exame físico e o nível de glicemia, hemoglobina glicosilada e lipídios no sangue.

Também é possível que sejam realizados exames de urina, osmolaridade, frequência cardíaca, pressão arterial e outros testes para confirmar o diagnóstico.

6. Qual é o seu tratamento?

O objetivo da terapia é restaurar os níveis glicêmicos normais, para os quais pode ser necessário aplicar um substituto da insulina ou análogos da insulina ou antidiabéticos orais.

Por outro lado, à medida que a ingestão excessiva de alimentos e o estilo de vida sedentário aumentam os riscos dessa doença, você também trabalha com uma dieta especial e na adaptação de um estilo de vida mais saudável.

Nesse sentido, é importante controlar o peso e consumir uma dieta bem equilibrada, com menos calorias, carboidratos refinados e gorduras saturadas e mais frutas, vegetais e fibras. Também pratique atividade física regularmente e evite fumar e consumir álcool em excesso.

Além disso, o paciente deve aprender a medir seu nível de açúcar no sangue usando um glicosímetro e realizar verificações periódicas. Com base nesses resultados, o tratamento será ajustado de acordo com as necessidades para manter um intervalo apropriado.

Se necessário, o médico prescreverá medicamentos injetáveis ou orais que ajudam a regular o nível de açúcar, como metformina, sulfonilureias, meglitinidas ou tiazolidinedionas. A administração de insulina também pode ser necessária.

7. Que outras complicações o diabetes pode trazer?

Entre os problemas relacionados ao diabetes que requerem atenção imediata estão hiperglicemia, síndrome hiperosmolar hiperglicêmica, cetoacidose diabética e hipoglicemia.

Por outro lado, se não for controlado corretamente, pode causar doenças cardíacas e derrame; problemas oculares, auditivos, dentários e de pele; dano renal; perda de sensação; Lesão nervosa e úlceras graves nos pés que podem até levar à amputação. Além disso, inconvenientes para digerir alimentos, cicatrização lenta, apneia do sono, Alzheimer e disfunção erétil.

8. Que outros aspectos devem ser levados em consideração durante esta doença?

Viver com diabetes pode ser muito estressante e causar depressão e angústia. É por isso que também é importante cuidar da saúde emocional. É aconselhável praticar meditação para libertar a mente de preocupações, fazer yoga e outras atividades relaxantes. Se necessário, recomenda-se apoio psicológico e terapêutico.

Por outro lado, é importante que esses pacientes usem pulseira ou cartão especial que indique sua condição para alertar outras pessoas em situações de emergência.

Capítulo 44. Diabetes MODY

O diabetes em idade madura que ocorre nos jovens é conhecido como MODY por sua sigla em inglês ("Maturity Onset Diabetes of the Young"). É um tipo de condição com características do Diabetes Mellitus, cujo início geralmente ocorre na idade adulta, mas que, neste caso, surge antes dos 25 anos.

Não está relacionado à tendência observada nos últimos tempos, em que a doença aparece na população infantil como resultado da obesidade, resultado de dieta inadequada e falta de exercício físico. Em geral, pacientes com diabetes MODY não apresentam excesso de peso.

Para saber mais sobre esse tópico, consultamos o Dr. Mario Vega Carbó, especialista em endocrinologia clínica.

Doutor Mario,
1. O que caracteriza a diabetes tipo MODY?

Esse tipo é caracterizado por aparecer antes dos 25 anos, sendo principalmente hereditário (transmitido fortemente de pais para filhos), apresentando evolução lenta e progressiva e apresentando déficit na secreção de insulina.

Isso geralmente não começa com alta concentração de corpos cetônicos na urina e não está relacionado à obesidade.

2. Qual é a causa desta doença?

Geralmente é uma doença monogênica, que é o resultado de mutações em um único gene que afeta a maturação das células beta pancreáticas, produtoras de insulina.

Isso difere dos tipos 1 e 2, que geralmente são causados por vários genes, além de fatores do estilo de vida. São conhecidos pelo menos 13 genes que podem causar diabetes MODY. A maioria deles são agentes de transcrição envolvidos no desenvolvimento embrionário.

Essa condição médica aparece com mais frequência em crianças e adolescentes, que geralmente têm uma menor capacidade de produzir insulina. Em muito poucos casos, o problema é uma forte resistência a esse hormônio.

3. Como o diabetes MODY é detectado?

Em muitos casos, os pacientes com MODY são diagnosticados incorretamente com diabetes tipo 1 ou 2, o que os leva a receber tratamento inadequado. Para sua correta detecção, é essencial analisar a história familiar, a idade de início, o grau de hiperglicemia e a ausência de autoanticorpos pancreáticos.

Por outro lado, testes de glicemia e insulina, testes genéticos e vários anticorpos podem contribuir para o diagnóstico.

4. Como essa condição é tratada?

A terapia dependerá do tipo de MODY e de seus sintomas. Algumas pessoas podem controlar a doença com dieta adequada e exercício físico regular. Outros precisarão tomar medicamentos para diabetes, insulina ou algum antidiabético oral.

Embora a resposta inicial aos antidiabéticos orais seja geralmente boa, alguns subtipos de MODY são mais predispostos a exigir insulina à medida que a doença progride.

Ocasionalmente, os pacientes também devem seguir tratamentos para condições relacionadas, como cistos nos rins ou gota.

5. Que outros aspectos devem ser levados em consideração durante esta doença?

Como nos outros tipos de diabetes, o paciente deve aprender a medir os níveis glicêmicos e seguir uma dieta personalizada que ajuda a controlar a doença.

Se MODY Diabetes for confirmado, é importante detectar os membros da família em risco, para que sua capacidade seja herdada.

Capítulo 45. Diabetes LADA

Diabetes auto-imune latente em adultos, ou LADA por sua sigla em inglês ("Diabetes auto-imune latente em adultos"), é um tipo de condição de início tardio, que geralmente é diagnosticada em pessoas com mais de 30 anos.

Também conhecida como diabetes tipo 1.5, é uma desordem genética auto-imune, na qual o sistema imunológico ataca por engano o pâncreas e destrói as células que produzem insulina, assim como o tipo 1 (diabetes juvenil). Nesse caso, o progresso é feito lenta e progressivamente, o que às vezes causa confusão com o diabetes tipo 2.

Para saber mais sobre esse assunto, entrevistamos Mario Vega Carbó, endocrinologista com mais de 20 anos de experiência.

Doutor Mario,
1. Quais são as características especiais desse tipo de diabetes?

O diabetes LADA tem algumas características do tipo 1 e outras do tipo 2. Alguns especialistas até consideram uma variante do diabetes juvenil, uma vez que também é de origem auto-imune, não é hereditária e há presença de anticorpos no sangue. No entanto, varia na idade em que aparece, na qual sua progressão é muito mais lenta e na qual nenhuma cetona é vista no sangue ou na urina. Com relação ao diabetes tipo 2, ele concorda que ocorre em adultos entre 30 e 50 anos e que o paciente continua a produzir insulina inicialmente.

Pelo contrário, difere em um nível baixo de peptídeo C e em níveis aumentados de anticorpos contra ilhotas pancreáticas.

2. Quais são os sintomas da diabetes LADA?

Os sintomas são semelhantes aos do diabetes tipo 1 e 2: aumento da fome, sede e necessidade de urinar; sentindo-se cansado; visão turva; dor de cabeça; irritabilidade e alterações de humor

163

3. Como esta doença é detectada?

Em vista de seus sinais, geralmente é realizada uma análise do histórico médico do paciente, um exame físico e os níveis de glicemia, hemoglobina glicosilada e lipídios no sangue. Também são testados vários anticorpos, como célula de ilhotas (ICA), descarboxilase do ácido glutâmico (GAD) e anti-insulina (IAA).

Como geralmente aparece em adultos, muitas vezes seus sintomas são confundidos com diabetes tipo 2. Estima-se que entre 10 e 15% dos diagnósticos dessa condição sejam realmente diabetes tipo LADA.

Para confirmar que essa condição está envolvida, o paciente deve ter mais de 30 anos de idade, apresentar pelo menos um dos anticorpos correspondentes ao diabetes tipo 1 e não ter sido tratado com insulina nos primeiros seis meses após a detecção.

4. Qual é o tratamento da diabetes LADA?

Como no diabetes tipo 2, os pacientes com LADA podem inicialmente usar medicação oral, exercitar-se e seguir uma dieta balanceada para controlar a doença. No entanto, com o tempo, o pâncreas deixará de produzir insulina completamente, como no tipo 1, e a injeção do hormônio será necessária.

O processo entre um estágio e outro pode levar meses e até anos após o diagnóstico. Medicamentos para pressão alta e para baixar o colesterol podem ser prescritos.

5. Quais complicações o diabetes LADA pode trazer?

Assim como nos tipos 1 e 2, aqueles diagnosticados com LADA têm maior risco de doenças circulatórias e cardíacas; lesões nervosas, danos nos rins, olhos e pés, infecções de pele e boca e complicações na gravidez.

Capítulo 46. Outros tipos específicos de diabetes

A glicose é a principal fonte de energia do corpo. Este açúcar provém dos alimentos consumidos e a insulina é responsável por regular sua entrada nas células do corpo.

Quando os níveis de glicose no sangue são altos, é gerada uma doença metabólica crônica e irreversível, conhecida como diabetes.

Isso pode ser dividido em 4 grandes grupos: tipo 1 ou autoimune; tipo 2; Gestacional e outros tipos específicos de diabetes. No diabetes tipo 1, o pâncreas não produz insulina suficiente. No tipo 2, que é o mais comum, geralmente há uma resistência a esse hormônio e o corpo não o usa adequadamente. Quanto ao diabetes gestacional, é o que aparece durante a gravidez.

Na categoria "outros tipos específicos de diabetes", estão incluídos todos os tipos desencadeados como complicação ou sintoma de síndromes genéticas, cirurgias, medicamentos, desnutrição, infecções e outras condições de saúde.

Para saber mais sobre esse assunto, entrevistamos Mario Vega Carbó, endocrinologista com mais de 20 anos de experiência.

Doutor Mario,
1. Que porcentagem de casos desta doença corresponde a esses outros tipos específicos de diabetes?

Estima-se que esse tipo represente entre 1-2% do total de casos.

2. Quais alterações genéticas e endocrinopatias podem causar esses tipos de diabetes secundário?

Entre as síndromes genéticas que podem levar ao diabetes estão Klinefelter, Turner, Down, Prader-Willi, Laurence-Moon-Biedl e Wolfram.

Enquanto isso, as endocrinopatias incluem a síndrome de Cushing, acromegalia, doenças da tireóide ou tireoidopatias, tumores que produzem hormônios como glucagon ou somatostatina, feocromocitoma, hiperaldosteronismo primário, síndrome carcinóide, síndromes e síndrome poliglandular auto-imunes. do ovário policístico.

3. Por que essas patologias endócrinas podem levar ao diabetes?

Isso ocorre porque existem hormônios com propriedades opostas à ação da insulina, como cortisol, hormônio do crescimento, glucagon e adrenalina; e outros que inibem sua secreção, como aldosterona e somatostatina.

4. Quais doenças do pâncreas e medicamentos podem levar a outros tipos de diabetes?

Entre os primeiros estão pancreatite crônica, induzida por drogas, vírus ou litíase vesicular; carcinoma pancreático, hemocromatose; fibrose cística e pancreatectomia (remoção cirúrgica do pâncreas).

Quanto aos medicamentos, alguns deles são corticosteróides, diuréticos tiazídicos, ácido nicotínico, estrógenos, contraceptivos orais, pentamidina e medicamentos psicoativos.

5. Como esses tipos de diabetes secundário são tratados?

A terapia dependerá da causa da doença e de seus sintomas. Algumas pessoas serão capazes de controlá-lo com uma dieta adequada e exercício físico regular. Outros precisarão tomar medicamentos para diabetes. Se é uma consequência de outra condição médica, deve ser tratada. Se a causa for um medicamento, ele pode ser substituído por outro

Capítulo 47. Complicação aguda de diabetes

O diabetes é um distúrbio crônico que impede o metabolismo adequado da glicose, causando acumulação no sangue. Se não for adequadamente controlado, isso pode levar a sérios problemas no coração, olhos, rins, nervos e pés.

Além disso, algumas complicações agudas desta doença podem aparecer rapidamente e colocar em risco a vida do paciente. Entre essas situações graves estão Hipoglicemia, Hiperglicemia, Coma Hiperosmolar e Cetoacidose.

Para saber mais sobre esse assunto, entrevistamos Mario Vega Carbó, endocrinologista com mais de 20 anos de experiência.

Doutor Mario,
1. O que é hipoglicemia e que complicação aguda pode causar?

A hipoglicemia é um distúrbio no qual os níveis de açúcar no sangue estão abaixo do normal. Geralmente ocorre em pacientes que tomam medicamentos para diabetes em doses maiores que o necessário. Isso causa muita insulina e baixo nível de açúcar no sangue.

Se não for resolvida rapidamente, a hipoglicemia pode piorar rapidamente e causar convulsões epilépticas e danos cerebrais.

2. Como é tratada a hipoglicemia?

Diante de seus sintomas, a terapia procura corrigir o baixo nível de açúcar no sangue. Isso pode incluir beber sucos, comer alimentos e tomar comprimidos de glicose.

Em casos graves, pode ser necessária uma injeção de glucagon, um hormônio que aumenta rapidamente o açúcar.

167

3. O que é Hiperglicemia e que distúrbios graves podem causar?

A hiperglicemia é uma condição na qual os níveis de açúcar no sangue estão acima do normal. Quando estão muito altos por um período prolongado, podem causar dois distúrbios graves: estado hipoglicêmico hiperosmolar e cetoacidose diabética.

4. O que é o estado hipoglicêmico hiperosmolar e que complicações agudas ele pode gerar?

É um dos distúrbios metabólicos mais graves que ocorrem em pacientes com diabetes e envolve um nível muito alto de açúcar no sangue, desidratação extrema e diminuição da consciência.

Geralmente essa condição ocorre em pessoas idosas que não têm a doença controlada. Também pode ser desencadeado por infecções agudas ou pelo consumo de medicamentos como corticosteróides ou diuréticos. Se não tratada, a desidratação grave pode causar convulsões, coma e, finalmente, a morte.

5. Qual é o seu tratamento?

Em geral, a primeira coisa a ser feita é corrigir a perda de líquido, administrando uma solução fisiológica por via intravenosa. Isso melhora a pressão sanguínea, a produção de urina e a circulação.

Então, o alto nível de glicose é tratado com a administração de insulina.

6. O que é cetoacidose diabética?

Esta é outra complicação grave do diabetes que ocorre quando o corpo produz altos níveis de cetonas, ácidos presentes no sangue.

As cetonas são substâncias químicas que o corpo cria no momento em que queima gordura para usar como energia. Isso acontece quando não há insulina suficiente para usar glicose, a principal fonte de combustível para os músculos e outros tecidos.

7. Que complicações essa condição pode trazer?

A cetoacidose diabética pode causar acúmulo de líquido no cérebro, ataque cardíaco e insuficiência renal, entre outras doenças graves. Por isso, é importante que, diante dos seus sintomas, procure urgentemente atenção.

8. Como é tratada a cetoacidose diabética?

Primeiro, ele procura corrigir o alto nível de glicose no sangue com insulina e substituir fluidos e eletrólitos perdidos.

Se houver uma infecção bacteriana, lute com antibióticos. Se outra doença está causando essa condição, ela também deve ser tratada.

9. Como essas complicações agudas do diabetes podem ser prevenidas?

As pessoas com esta doença precisam fazer auto-testes de glicose no sangue para monitorar regularmente os níveis sanguíneos. É essencial que eles tomem a medicação prescrita corretamente e que não modifiquem as doses de insulina sem supervisão médica.

Por outro lado, é importante que sigam uma dieta equilibrada, se exercitem regularmente, mantenham um peso adequado e evitem álcool e tabaco.

Capítulo 48. Hipoglicemia diabética e suas complicações

A hipoglicemia é um distúrbio no qual os níveis de açúcar no sangue estão abaixo do normal. Pelo contrário, o diabetes é uma doença na qual eles são muito altos.

A insulina é responsável pela regulação da glicose no sangue no corpo e seu uso como fonte de energia nos músculos e outros tecidos.

Durante o tratamento do diabetes, substitutos ou análogos desse hormônio são geralmente aplicados para restaurar os níveis normais de açúcar.

Se uma dose muito alta for usada, isso pode fazer com que os valores caiam muito baixo, resultando em hipoglicemia diabética.

Para saber mais sobre esse assunto, entrevistamos Mario Vega Carbó, endocrinologista com mais de 20 anos de experiência.

Doutor Mario,
1. Quais são as causas da hipoglicemia?

Esse distúrbio geralmente ocorre em pacientes que tomam medicamentos para diabetes em doses maiores que o necessário. Isso causa muita insulina e baixo nível de açúcar no sangue. Outra causa pode ser um tumor no pâncreas, conhecido como Insulinoma.

Além disso, também pode aparecer quando você não come o suficiente, se pula ou atrasa as refeições, se bebe excesso de bebidas alcoólicas ou se exercita mais do que o habitual.

2. Quais são os seus principais sintomas?

O nível normal de açúcar no sangue está entre 70 e 99 mg / dL. Quando está entre 55 e 70 mg / dL, considera-se que o paciente apresenta hipoglicemia leve e pode sentir fome, suor, nervosismo e tremor.

Quando está entre 40 e 55 mg / dl, é considerado hipoglicemia moderada e pode haver tonturas, sonolência, confusão, dificuldade em falar, ansiedade e fraqueza.

Quando inferior a 40 mg / dl, é considerada hipoglicemia grave e pode apresentar pensamentos confusos, convulsões, perda de consciência e coma.

3. Qual é o seu tratamento?

A terapia procurará corrigir o baixo nível de açúcar no sangue. Isso pode incluir beber sucos, comer alimentos e tomar comprimidos de glicose. Em casos graves, pode ser necessária uma injeção de glucagon, um hormônio que aumenta rapidamente o açúcar.

Se a hipoglicemia é o resultado de um Insulinoma, o tumor pode ser removido com cirurgia, o que geralmente resolve o problema. Se houver muitos tumores, será necessário remover parte do pâncreas.

4. Que outras complicações essa doença pode causar?

Se não for resolvida rapidamente, a hipoglicemia pode piorar rapidamente e causar convulsões epilépticas e danos cerebrais. Em alguns casos, esse distúrbio pode ocorrer enquanto a pessoa dorme. Seus sintomas são transpiração excessiva, pesadelos, cansaço, irritabilidade e desorientação ao acordar.

5. Como é evitada a hipoglicemia diabética?

Para evitar esse distúrbio, recomenda-se medir regularmente os níveis de glicose e manter um horário fixo para as refeições. Siga também a terapia médica indicada para o controle do diabetes e tome os medicamentos no momento e nas doses indicadas.

Se você for praticar atividades físicas, é aconselhável beber líquidos e comer antes. Além disso, as pessoas em risco de hipoglicemia são aconselhadas a ter sempre comprimidos ou balas de glicose à mão. Além disso, eles medem seus níveis de glicose antes de dirigir ou operar qualquer máquina.

Finalmente, é importante que esses pacientes usem uma pulseira ou cartão especial que indique sua condição para alertar outras pessoas em situações de emergência. É bom alertar os familiares, amigos e colegas de trabalho sobre hipoglicemia e como agir em uma crise.

Capítulo 49. Estado Hiperosmolar Hiperglicêmico

O estado hiperglicêmico hiperosmolar é um dos distúrbios metabólicos mais graves que ocorrem em pacientes com diabetes. Implica um nível muito alto de açúcar (glicose) no sangue, desidratação extrema e diminuição da consciência. Essa condição geralmente ocorre em pessoas idosas que não têm a doença controlada. Também pode ser desencadeado por infecções agudas ou pelo consumo de medicamentos, como corticosteróides ou diuréticos. Se não tratada, a desidratação grave pode causar convulsões, coma e, finalmente, a morte.

Para falar sobre esse tópico, entrevistamos o Dr. Mario Vega Carbó, especialista em endocrinologia clínica.

Doutor Mario,
1. Quais são os sintomas de um estado hiperosmolar hiperglicêmico?

Quando o nível de açúcar no sangue aumenta, o corpo tenta remover o excesso de urina, então um de seus sinais é ter que ir ao banheiro com muita frequência. Outros sintomas incluem sede excessiva, necessidade de beber bastante líquido, boca seca e lábios rachados, febre e urina escura.
O paciente também pode se sentir fraco, com sonolência ou confusão, náusea, perda de peso, diminuição da visão, alucinações e fraqueza em um lado do corpo. Os sinais podem piorar por dias ou semanas e causar problemas com movimento, comprometimento da fala, convulsões e coma.

2. Que outros fatores podem desencadear essa condição?

Além do diabetes não controlado, o estado hiperosmolar hiperglicêmico pode ser causado por uma infecção aguda ou outras doenças coexistentes, como ataque cardíaco, derrame ou cirurgia recente. Além disso, pode ser uma consequência de beber pouco líquido, consumir muitos alimentos com carboidratos e açúcar, ou insuficiência cardíaca ou renal. Além disso,

173

certos medicamentos que diminuem o efeito da insulina no corpo ou que aumentam a perda de líquidos podem desencadear isso.

3. Como o estado hiperglicêmico hiperosmolar é detectado?

Em vista de seus sintomas, geralmente é realizada uma análise do histórico médico do paciente e medidos o nível de glicose no sangue, febre, freqüência cardíaca e pressão arterial. Também é possível que os níveis de urina, osmolaridade, uréia, sódio e creatina, radiografia de tórax, eletrocardiograma e tomografia computadorizada da cabeça sejam realizados para confirmar o diagnóstico.

4. Qual é o seu tratamento?

Em geral, a primeira coisa a ser feita é corrigir a perda de líquido, administrando uma solução fisiológica por via intravenosa. Isso melhorará a pressão sanguínea, a produção de urina e a circulação. Em seguida, o alto nível de glicose é tratado com a administração de insulina.

5. Que outras complicações o Estado Hiperglicêmico Hiperosmolar pode trazer?

Se essa condição não for tratada, pode causar um choque no qual o corpo não recebe fluxo sanguíneo suficiente, causando danos a diferentes órgãos. Além disso, pode gerar formação de coágulos, edema cerebral e um aumento no nível de ácido no sangue.

6. Como isso pode ser evitado?

O estado hiperosmolar hiperglicêmico ocorre apenas quando o diabetes não é bem controlado. É por isso que é recomendável medir o açúcar no sangue regularmente e tomar os medicamentos prescritos pelo médico. Além disso, é aconselhável beber líquidos com freqüência.

Capítulo 50. Cetoacidose diabética

A cetoacidose diabética é uma complicação grave do diabetes que ocorre quando o corpo produz altos níveis de cetonas, ácidos presentes no sangue.

As cetonas são substâncias químicas que o corpo cria no momento em que queima gordura para usar como energia. Isso acontece quando não há insulina suficiente para usar glicose, a principal fonte de combustível para os músculos e outros tecidos.

Essa complicação geralmente ocorre em pessoas com diabetes tipo 1. Quando as cetonas se acumulam no sangue, elas se tornam mais ácidas. Um nível alto pode ser tóxico e com risco de vida.

Para saber mais sobre esse tópico, entrevistamos Mario Vega Carbó, especialista em endocrinologia que trabalha como endocrinologista no escritório Vega & Vado em Manágua, Nicarágua.

Doutor Mario,
1. O que pode desencadear a cetoacidose diabética?

Em geral, essa complicação ocorre quando há um nível descontrolado de açúcar no sangue por um longo período de tempo. Também pode ser uma conseqüência de alimentos insuficientes, uma reação à insulina, uma infecção, uma lesão, uma doença grave, um trauma físico ou emocional, um ataque cardíaco, cirurgia, certos medicamentos, como corticosteróides e alguns diuréticos, e consumo álcool ou drogas em excesso, especialmente cocaína.

Em muitos casos, a cetoacidose pode ser o primeiro sintoma que aparece em pessoas com diabetes tipo 1 que não foi detectado. Nos casos em que já foi diagnosticado, pode ser acionado quando o paciente para de tomar os medicamentos ou quando é necessária uma dose mais alta.

2. Quais são os seus principais sintomas?

Pessoas com cetoacidose diabética podem ter um estado diminuído de consciência, falta de ar, boca e pele secas, vermelhidão do rosto, micção frequente, sede excessiva, dor de cabeça e dor abdominal, fadiga, hálito frutado , rigidez muscular, náusea e vômito.

3. Como essa condição é diagnosticada?

Diante de seus sintomas, um exame físico e um teste de cetona são geralmente realizados com uma amostra de sangue ou urina. Para completar o diagnóstico, também podem ser realizados gasometria arterial, radiografia de tórax, eletrocardiograma, testes metabólicos e medição da pressão arterial e dos níveis de glicose.

4. Qual é o seu tratamento?

Primeiro, procurará corrigir o alto nível de glicose no sangue com insulina e substituir fluidos e eletrólitos perdidos. Se houver uma infecção bacteriana, ela será combatida com antibióticos. Se outra doença estiver causando essa condição, ela deve ser tratada.

Se o paciente tem diabetes, ele pode ser ensinado a detectar altos níveis de açúcar e acúmulo de cetona através de glicosímetros domésticos que analisam sangue e urina.

5. Quais complicações a cetoacidose diabética pode trazer?

Essa condição pode causar acúmulo de líquido no cérebro, ataque cardíaco e insuficiência renal, entre outras doenças graves.

Por isso, é importante que, diante dos seus sintomas, procure urgentemente atenção.

Capítulo 51. Neuropatia diabética e suas complicações

Neuropatia diabética é o dano nervoso que ocorre como resultado do diabetes. Alto nível de açúcar no sangue (glicemia) e diminuição do fluxo sanguíneo podem afetar os nervos de todo o corpo, principalmente os das pernas e pés.

Estima-se que metade dos diabéticos sofram desses distúrbios. Em geral, são uma conseqüência da falta de controle da doença. Em algumas pessoas, os sintomas são leves, mas em outras podem ser muito dolorosos e causar sérios danos.

Para saber mais sobre esse assunto, entrevistamos Mario Vega Carbó, especialista em endocrinologia com mais de 20 anos de experiência.

Doutor Mario,

1. Quais são os sintomas dessa condição?

A neuropatia diabética se desenvolve lentamente e, inicialmente, a pessoa pode não ter sinais. Quando é mais avançado, os sintomas dependem dos nervos afetados. Nos pés e nas mãos, pode haver formigamento, queimação ou dor nos dedos. Também perda de sensação, que não causa bolhas, cortes ou contato com algo muito frio ou quente.

No sistema digestivo, pode haver problemas ao digerir alimentos, acidez gástrica, inconveniência para engolir, náusea, constipação, diarréia e vômito. Quando afeta o coração e os vasos sanguíneos, pode haver uma sensação de tontura e aumento da freqüência cardíaca, mesmo em repouso.

Além disso, pode haver perda de equilíbrio e coordenação; aumento da transpiração; problemas sexuais, como disfunção erétil e secura vaginal; e bexiga, com infecções do trato urinário ou retenção ou incontinência urinária.

2. Quem tem mais riscos de sofrer de neuropatia diabética?

Qualquer pessoa com diabetes pode sofrer com isso, mas quem não controla a doença, quem tem problemas renais ou excesso de peso, quem fuma e quem tem mais de 50 anos tem um risco maior de sofrer com isso.

3. Como esta doença é detectada?

Um exame físico é realizado para avaliar a força muscular, reflexos, sensibilidade ao toque e alterações na pele e cabelos. Possivelmente são realizados testes de condução nervosa e inclinação, eletromiografia e um estudo de esvaziamento gástrico para confirmar o diagnóstico.

4. Qual é o seu tratamento?

A neuropatia diabética não tem cura, mas ações podem ser tomadas para reduzir sua progressão, aliviar seus sintomas e controlar as complicações decorrentes dela. Entre outras iniciativas, é possível prescrever medicamentos para dores nos pés, pernas ou braços; para náusea, vômito ou outros problemas de digestão; e para disfunção erétil e secura vaginal.

Por outro lado, é importante tratar o diabetes comendo alimentos saudáveis, exercitando-se regularmente, perdendo peso e tomando os medicamentos ou insulina prescritos pelo médico. Além disso, verificar os níveis de açúcar no sangue e cuidar e verificar os pés com freqüência.

5. Que outras complicações essa doença pode trazer?

A neuropatia diabética pode aumentar os riscos de infecções do trato urinário e nos rins, danos nas articulações, quedas acentuadas na pressão sanguínea e úlceras nos pés que podem até atingir uma amputação. Outros problemas são sexuais e digestivos.

Por outro lado, essa condição médica pode ocultar os sintomas de uma dor no peito que alerta para uma doença ou ataque cardíaco, portanto, precauções devem ser tomadas.

Capítulo 52. O pé diabético e as possibilidades de amputação

Com o tempo, o excesso de açúcar no sangue pode danificar os nervos e causar a perda de sensação nos pés.

Isso pode causar lesões, cortes, bolhas ou feridas e que resultam em úlceras e infecções.

Por outro lado, a deterioração dos vasos sanguíneos causada pelo diabetes também pode fazer com que os pés não recebam sangue e oxigênio suficientes e dificultem a cura. Em casos graves, isso pode até levar a uma amputação.

Para aprender mais sobre o assunto, entrevistamos o Dr. Mario Vega Carbó, especialista em endocrinologia com mais de 20 anos de experiência.

Doutor Mario,
1. O que é esse distúrbio?

Pé diabético é uma condição que ocorre como resultado da manutenção de níveis de glicose acima do normal.

É caracterizada por uma diminuição na sensibilidade e na circulação sanguínea, o que pode aumentar o risco de úlceras graves.

2. Quais são os seus principais sintomas?

Alguns sinais relacionados a esse distúrbio são vermelhidão, aumento da temperatura, áreas com calos que não melhoram e lesões que não cicatrizam. É importante prestar atenção especial às unhas encravadas, bolhas, verrugas plantares, feridas abertas ou sangrando, cheiro desagradável, descoloração do pé, inchaço e úlceras que não melhoram.

3. Quem tem mais riscos de sofrer com esta doença?

Os riscos aumentam à medida que a doença progride. Estima-se que 15% dos diabéticos tenham em algum momento esses ferimentos nos pés. Níveis elevados de glicose no sangue, neuropatia periférica, má circulação sanguínea, visão prejudicada, doença renal, pressão alta, tabagismo, calos e deformidades aumentam as chances de contrair a doença.

4. Qual é o tratamento do pé diabético?

Ao menor sinal de úlcera, recomenda-se procurar atenção imediata. Uma lesão que não cicatriza e danifica tecidos e ossos pode eventualmente exigir a amputação de um dedo, pé ou parte da perna.

O tratamento geralmente busca primeiro aliviar a pressão plantar, descansando ou usando talas. Em seguida, o calo e o tecido morto são removidos, a ferida é limpa e a infecção é tratada com antibióticos. O uso de curativos de hidrogel como desbriders pode ser recomendado para facilitar a cicatrização. Por outro lado, é importante controlar e tratar diabetes, agregação plaquetária, hipertensão e dislipidemia para evitar complicações.

5. Em que casos é necessária uma amputação?

Quando a condição causa perda grave de tecido ou infecção fatal, a amputação pode ser a única opção. Nestes casos, o tecido danificado é removido por cirurgia.

6. Como esse distúrbio pode ser prevenido?

A melhor maneira de prevenir o pé diabético é controlar adequadamente a doença com uma dieta saudável, exercício físico regular, controle de açúcar no sangue e conformidade com o regime de medicação prescrito.

Por outro lado, também é aconselhável fazer um estudo neuropático e vascular para medir a sensibilidade e visitar o podólogo ou um traumatologista regularmente para inspecionar e cuidar dos pés. No caso de calos, joanetes ou verrugas, é recomendável não removê-los por conta própria e procurar um especialista.

7. Que cuidados podemos realizar em casa?

As pessoas com esta doença são aconselhadas a observar os pés todos os dias, procurando por atrito, feridas, bolhas, inchaço ou vermelhidão. As áreas que devem ser observadas com mais atenção são a ponta do dedão do pé, a parte interna do restante dos dedos, o calcanhar, a sola e a parte externa do pé. Ao cortar as unhas, devem ser feitos cortes retos, evitando deixar cantos que possam causar ferimentos.

Além disso, é importante lavar os pés diariamente, mantê-los limpos, secá-los bem, hidratar com cremes adequados e protegê-los do frio e do calor. É aconselhável usar sapatos confortáveis, meias sintéticas que não apertem e evitem andar descalços.

Capítulo 53. Retinopatia diabética e problemas oculares

A retinopatia diabética é uma complicação do diabetes que afeta a visão. Ocorre quando o açúcar elevado no sangue danifica os vasos sanguíneos da retina, o tecido sensível à luz localizado na parte posterior do olho.

Inicialmente, pode não apresentar sintomas, mas com o tempo pode causar danos graves e até cegueira. Os vasos sanguíneos podem inchar e perder líquido ou fechar e impedir que o sangue flua. A retinopatia diabética afeta os dois olhos.

Para saber mais sobre esse problema, entrevistamos o Dr. Mario Vega Carbó, especialista em endocrinologia.

Doutor Mario,
1. Quem é afetado pela retinopatia diabética?

Qualquer pessoa com diabetes tipo 1 ou tipo 2 pode sofrer deste distúrbio. Quanto mais você tem a doença e menos é controlado, maiores são as chances de contrair a doença. Gravidez, pressão alta, colesterol alto e uso de tabaco também podem aumentar os riscos. Todos os pacientes com diabetes fazem um exame oftalmológico completo pelo menos uma vez por ano.

2. Quais são os seus sintomas?

Geralmente, essa condição não oferece nenhum sinal de alerta precoce. Quando está mais avançado, o paciente pode ter visão embaçada, cores alteradas e áreas escuras ou vazias.

Os vasos sanguíneos podem pingar sangue e deixar pequenas manchas que flutuam à vista. Estes podem desaparecer sem tratamento, mas o sangramento geralmente reaparece, por isso é importante recorrer ao médico ao primeiro sintoma. Quanto mais cedo for tratado, mais chances de sucesso a terapia terá.

3. Como é detectada a retinopatia diabética?

Uma análise completa da visão inclui testes de acuidade visual, exame com dilatação das pupilas e tonometria para medir a pressão do olho, que permite detectar se há vazamento de vasos sanguíneos, inflamação ou descolamento da retina e anormalidades do nervo óptico.

Se necessário, a angiografia com fluoresceína e a tomografia de coerência óptica também podem ser realizadas para confirmar o diagnóstico.

4. Qual é o seu tratamento?

Se a retinopatia diabética for leve, os níveis de açúcar no sangue, pressão arterial e colesterol devem ser monitorados para retardar o início e a progressão da doença. Em casos mais avançados, será necessário um tratamento cirúrgico a laser, conhecido como fotocoagulação da retina. Ajuda a reduzir os vasos sanguíneos anormais e é mais eficaz se for feito antes do início do sangramento.

Se o sangramento já for grave, uma vitrectomia pode ser realizada, um procedimento cirúrgico no qual o sangue é removido do centro do olho. Se houver edema macular, que envolve inflamação e líquido acumulado na parte do olho responsável pela visão central, ele também deve ser tratado com cirurgia focal a laser.

5. Essas cirurgias são eficazes?

Sim, os tratamentos são eficazes na redução da perda de visão, principalmente quando tratados a tempo. No entanto, eles não curam a retinopatia diabética, de modo que os pacientes sempre correm o risco de novos sangramentos e podem precisar repetir as terapias em mais de uma ocasião.

6. Que outras complicações esse distúrbio pode causar?

A retinopatia diabética pode causar hemorragia vítrea, descolamento de retina, glaucoma e perda de visão.

7. Como isso pode ser evitado?

Ao cuidar bem dos níveis de açúcar no sangue, colesterol e pressão sanguínea, e realizar verificações oculares periódicas, os riscos de doenças graves são reduzidos

Capítulo 54. O Coração e o Diabetes

Pessoas com diabetes têm maiores riscos de doenças cardíacas. Isso ocorre porque o excesso de açúcar no sangue pode causar danos a muitas partes do corpo, incluindo os vasos sanguíneos. Sua obstrução pode causar um ataque cardíaco, derrame e outros problemas sérios. Estima-se que os pacientes com diabetes tenham duas vezes mais chances de sofrer de doença cardíaca coronária, insuficiência cardíaca e doença cardíaca do que aqueles que não têm.

Para aprender mais sobre o assunto, entrevistamos o Dr. Mario Vega Carbó, especialista em endocrinologia com mais de 20 anos de experiência.

Doutor Mario,
1. Qual é a relação entre diabetes e problemas cardíacos?

Diabetes é um dos principais fatores de risco cardiovascular. Pode causar níveis anormais de colesterol e triglicerídeos e contribuir para o endurecimento das artérias ou o espessamento das paredes arteriais, o que aumenta as chances de sofrer derrames, ataques cardíacos e doenças cardíacas. Quando o fluxo sanguíneo é bloqueado, o coração, os pulmões e os rins não recebem a mesma quantidade de sangue e seu funcionamento se torna anormal.

Além disso, o diabetes danifica os nervos periféricos, afetando a freqüência cardíaca e ocultando os sintomas de uma dor no peito que alerta para uma doença ou ataque. Diminui a capacidade do corpo de combater infecções ou patógenos e curar feridas.

2. Quais outros fatores aumentam o risco de doença cardíaca?

Juntamente com o diabetes, as pessoas obesas com excesso de gordura corporal na cintura, aquelas com pressão alta, níveis anormais de colesterol e triglicerídeos e uma história de familiares com doenças cardíacas têm maior probabilidade de sofrer com elas.

3. Quais são as doenças cardíacas mais frequentes relacionadas ao diabetes?

As mais comuns são doença cardíaca coronária, insuficiência cardíaca e cardiomiopatia diabética. A doença cardíaca coronária ocorre quando as artérias que fornecem sangue ao músculo cardíaco endurecem e estreitam. À medida que isso progride, menos sangue flui pelas artérias, o que pode levar a dores no peito ou um ataque cardíaco.

Enquanto isso, a insuficiência cardíaca é uma condição na qual o coração não pode bombear a quantidade de sangue que o corpo precisa. Isso faz com que os sintomas ocorram em todo o corpo.

Enquanto isso, a cardiomiopatia é uma doença do músculo cardíaco que geralmente causa um aumento no tamanho do coração ou o torna mais espesso e rígido do que o normal.

4. Quais são os sinais anteriores de um ataque cardíaco?

A pessoa pode sentir dor ou desconforto no peito; falta de ar; suando indigestão; náusea tontura cansaço ou fadiga Se a dor no peito continuar após o repouso, pode ser o sinal de um ataque cardíaco.

Em muitos casos, como o diabetes afeta os nervos periféricos, os sintomas não aparecem.

5. Como são tratados os problemas cardíacos relacionados ao diabetes?

A terapia inclui medicamentos para tratar danos no coração, para baixar os níveis de açúcar no sangue e controlar doenças, para pressão arterial e para normalizar o colesterol e triglicerídeos.

O médico também pode recomendar tomar aspirina diariamente para impedir a formação de coágulos sanguíneos nas artérias. O tratamento inclui a adoção de hábitos de vida saudáveis, como uma dieta equilibrada, a prática de exercícios regulares, o consumo de muita água, a eliminação do excesso de peso, o abandono do tabagismo e o consumo de álcool.

6. Como os danos causados pelo diabetes podem ser evitados?

A melhor maneira é controlar adequadamente a doença, com hábitos de vida saudáveis, controle de açúcar no sangue e conformidade com o regime de medicação prescrito.

Capítulo 55. Diabetes e doença renal

Nefropatia diabética é uma doença renal que ocorre ao longo do tempo em pessoas com diabetes. É uma conseqüência dos danos causados pelo excesso de glicose no sangue nos néfrons, na unidade estrutural e funcional básica do rim e nos vasos sanguíneos.

Quando isso ocorre, a tarefa de remover resíduos e fluidos adicionais do corpo é afetada. Se a nefropatia não for tratada, pode levar à insuficiência renal, uma condição com risco de vida.

A melhor maneira de prevenir esta doença é levar um estilo de vida saudável e controlar o diabetes e a pressão alta.

Para saber mais sobre esse assunto, entrevistamos Mario Vega Carbó, endocrinologista, com mais de 20 anos de experiência.

Doutor Mario,
1. Qual é a principal função dos rins?

Os rins são responsáveis pela filtragem de resíduos e excesso de líquidos na forma de urina. Eles também são responsáveis por equilibrar os sais e minerais que circulam no sangue, como cálcio, fósforo, sódio e potássio. Eles ajudam a controlar a pressão sanguínea e produzem hormônios importantes para gerar glóbulos vermelhos e manter os ossos fortes.

2. O que causa a nefropatia diabética?

Como resultado dos níveis elevados de açúcar no sangue e pressão alta, os néfrons e os vasos sanguíneos ficam danificados ao longo do tempo, afetando o funcionamento normal dos rins.

3. Quem tem mais riscos de tê-lo?

Pessoas com diabetes descontrolada, obesas, fumantes e com pressão alta, colesterol alto ou histórico familiar de problemas renais são mais propensas a sofrer com isso.

4. Quais são os sintomas da nefropatia diabética?

Geralmente, essa condição não mostra sinais até que o dano seja grave. Com o tempo, o paciente pode sentir fadiga, mal-estar, dor de cabeça, inchaço dos pés e tornozelos, aumento da necessidade de urinar, batimentos cardíacos irregulares, perda de apetite, dificuldade em respirar, dor de estômago, coceira persistente, insônia e confusão. .

5. Como esta doença é detectada?

Testes de urina geralmente são feitos para verificar os níveis de proteína. Se estiverem elevados, isso pode significar que os vasos sanguíneos dos rins estão danificados e não conseguem filtrar os nutrientes de que o corpo precisa adequadamente. Além disso, são realizados exames de sangue e pressão arterial, exames de imagem e biópsia renal para confirmar o diagnóstico.

6. Qual é o seu tratamento?

A terapia busca controlar e retardar os danos causados pela doença. Para isso, é necessário manter a pressão arterial e os níveis estabilizados de açúcar e adotar um estilo de vida saudável. Isso inclui seguir uma dieta equilibrada, praticar exercícios regulares, beber muita água, eliminar o excesso de peso, parar de fumar e evitar o consumo de álcool.

Também podem ser necessários medicamentos para diminuir o colesterol, controlar o equilíbrio de cálcio e fosfato e reduzir o nível de proteína na urina.

189

Antes de consumir qualquer novo medicamento ou vitamina, é importante notificar o médico para ver se ele pode afetar os rins. É aconselhável evitar medicamentos anti-inflamatórios não esteróides, como o ibuprofeno, e manter os níveis normalizados de vitamina D.

7. O que é insuficiência renal e como é tratada?

Quando a nefropatia diabética causa sérios danos, isso pode fazer com que os rins parem de funcionar. Se isso acontecer, os resíduos se acumulam no corpo e ocorre insuficiência renal. Seus sintomas são náusea, vômito, fraqueza, falta de ar e confusão e podem levar a convulsões e coma.

Nesse caso, é necessário um tratamento de diálise, no qual uma máquina é usada para remover os resíduos do sangue. Outra opção é realizar um transplante de rim.

8. Que outras complicações esta doença pode trazer?

A nefropatia diabética pode causar retenção de líquidos e inchaço nos braços e pernas, pressão alta e edema pulmonar.

Além disso, pode causar danos irreversíveis aos rins, doenças dos vasos sanguíneos e cardíacos, anemia, úlceras nos pés, disfunção erétil, diarréia e outros problemas.

Por outro lado, durante a gravidez, pode trazer riscos para a mãe e o feto em desenvolvimento.

Capítulo 56. Cirurgia no paciente diabético

Quando uma pessoa com diabetes precisa se submeter a uma cirurgia, seja por uma complicação da doença ou por outros motivos, é necessário tomar cuidados especiais. A doença pode aumentar os riscos de infecções pós-operatórias ou gerar uma cicatrização mais lenta, além de problemas cardíacos, de líquidos, de eletrólitos ou de rins, entre outras possibilidades.

Para preparar adequadamente a cirurgia, é necessário que a equipe médica seja devidamente informada sobre o histórico médico do paciente, para que todas as coletas possam ser realizadas.

Para falar sobre esse assunto, entrevistamos o Dr. Mario Vega Carbó, especialista em endocrinologia, ele trabalha como endocrinologista no escritório da Vega & Vado.

Doutor Mario,
1. Como um paciente com diabetes deve se preparar para a cirurgia?

Nas semanas anteriores à operação, é importante fortalecer os controles da doença. Isso inclui seguir uma dieta saudável e equilibrada, manter os valores de glicose dentro dos objetivos, tomar medicamentos em tempo hábil, evitar episódios de hipoglicemia e hiperglicemia e impedir o desenvolvimento de cetoacidose.

Além disso, o médico deve ser notificado sobre todos os medicamentos que estão sendo tomados. Se você estiver usando metformina, ela pode ser suspensa por 2 dias antes e 2 dias após a intervenção para reduzir o risco de acidose láctica.

2. O que o médico controlará antes da operação?

Antes da cirurgia, a equipe médica deve realizar um controle geral do paciente e fornecer todas as recomendações necessárias antes da intervenção. Uma verificação glicêmica será realizada para determinar se é adequado para executar a operação ou não.

Nesses casos, recomenda-se continuar a cirurgia se a hemoglobina glicosilada for menor que 7,5% ou entre 7,5 e 9%. Se for maior que 9, é aconselhável reprogramá-lo até que os resultados sejam aprimorados.

3. Que cuidados devem ser tomados durante a cirurgia?

Uma vez no hospital, recomenda-se verificar o peso do paciente e realizar um perfil glicêmico. Como a anestesia geral mascara os sintomas e sinais de hipoglicemia, é necessário o monitoramento frequente de seus níveis. Por outro lado, o aumento do estresse devido à operação pode gerar uma tendência à hiperglicemia e cetoacidose, enquanto as alterações circulatórias associadas à anestesia e cirurgia podem interferir na absorção de insulina administrada por via subcutânea.

4. Qual será o principal objetivo durante a cirurgia em relação ao diabetes?

O principal objetivo será evitar hipoglicemia, cetoacidose e hiperglicemia. Durante a operação, é aconselhável manter os controles de glicose entre 100 e 180mg / dl. Se o paciente estiver em jejum, é necessário administrar insulina para evitar cetoacidose.

5. Como a insulina é fornecida durante a operação?

Na noite anterior à cirurgia, o paciente deve comer e receber o tratamento com insulina normalmente. No dia da operação, no horário habitual em que a pessoa toma a dose, começa um gotejamento de soro glicosado com eletrólitos e uma segunda via com uma infusão de insulina.

O fato de usar dois frascos separados permite ajustar a taxa de infusão de insulina para manter o nível de glicose no sangue entre 100 e 180 mg / dl.

6. O que deve ser feito após a operação?

Após a intervenção, o paciente ou os enfermeiros devem verificar frequentemente o nível de açúcar no sangue. Eles podem ser alterados como resultado de estresse pós-cirúrgico, problemas alimentares, falta de atividade ou uso de medicamentos.

Para garantir controles, as pessoas com diabetes geralmente precisam permanecer no hospital por mais tempo do que aquelas sem essa doença.

7. Quais são os sinais para estar alerta?

Além de verificar os níveis de açúcar no sangue com frequência, você deve estar ciente dos sintomas da infecção, como febre ou incisão vermelha e quente ao toque, com mais dor ou supuração. As úlceras por pressão devem ser evitadas, para as quais é importante se mover constantemente.

Capítulo 57. Resistência à Insulina: Metformina

O diabetes mellitus tipo 2 é um distúrbio crônico que impede o metabolismo adequado da glicose, causando acumulação no sangue. Isso pode ser causado por uma resistência à insulina que eventualmente leva a um déficit na produção desse hormônio no pâncreas.

Para tratar a resistência, é necessário modificar o estilo de vida, exercitar-se regularmente e controlar o peso corporal. Adote também uma dieta balanceada, com menor consumo de gorduras saturadas. Se essas mudanças não forem suficientes, o médico pode recomendar o uso de drogas. Entre eles, o mais utilizado é a metformina.

Para falar sobre esse assunto, entrevistamos Mario Vega Carbó, endocrinologista com mais de 20 anos de experiência.

Doutor Mario,
1. Como a Metformina funciona?

Este medicamento reduz os níveis de glicose no sangue, reduzindo e atrasando a quantidade absorvida pelos alimentos no nível intestinal. Também diminui o açúcar produzido pelo fígado e promove seu armazenamento como glicogênio, além de aumentar a resposta do corpo à insulina, melhorando seu uso.

2. Como este medicamento deve ser tomado?

A metformina é comercializada em líquidos ou comprimidos. Geralmente é tomado 2 ou 3 vezes ao dia, com ou após as refeições. A dose inicial é geralmente 500 mg, a qual é ajustada com base nos níveis de glicose no sangue. Existem comprimidos de libertação prolongada que são tomados uma vez por dia, com a refeição da noite.

3. O que deve ser feito se você esquecer de tomar uma dose?

Você deve ingeri-lo assim que se lembrar. No entanto, se estiver quase na hora da próxima dose, é melhor pular e continuar com a dosagem regular.

Em nenhum caso deve ser tomada uma dose dupla para compensar a que foi esquecida.

4. Quais são os efeitos colaterais da metformina?

No início do tratamento, é possível que o paciente apresente náusea, vômito, diarréia, flatulência, constipação, dor abdominal, inchaço e perda de apetite, que desapareçam logo após. Se a diarréia persistir, consulte o seu médico para reduzir a dose ou interromper o tratamento. Quando usado por muito tempo, em alguns casos há uma redução na absorção da vitamina B12, aumentando o risco de anemia.

Em pacientes com insuficiência renal grave, pode gerar acidose láctica, uma complicação metabólica rara na qual esse ácido se acumula no sangue quando os níveis de oxigênio diminuem nas células. Alguns de seus sintomas são dificuldade respiratória, dor abdominal, cãibras musculares, cansaço extremo, astenia e hipotermia, que podem eventualmente levar ao coma.

5. Quais são os erros mais frequentes ao usar este medicamento?

Às vezes, as pessoas negligenciam a dieta e o exercício porque pensam que com a ingestão de metformina a doença já está controlada. Em outros casos, seu uso não é temporariamente suspenso em situações especiais, como cirurgia ou exames radiológicos com contrastes iodados intravenosos; a função renal do paciente não é contemplada durante o tratamento; ou a dose não é ajustada ao longo do tempo com base na evolução do diabetes.

6. Quais outros aspectos devem ser levados em consideração ao usar a metformina?

Antes de iniciar o tratamento, é importante informar o médico sobre qualquer outro medicamento, vitamina ou suplemento que esteja sendo usado, para avaliar se a combinação pode ser prejudicial.

Você também deve notificar se tiver outras condições, como problemas nos rins ou no coração; se você estiver grávida ou planejando engravidar a curto prazo, ou se estiver amamentando.

Por outro lado, o uso de contraceptivos orais pode agravar o metabolismo glicêmico e tornar a metformina menos eficaz, sendo necessário reajustar a dose.

Além disso, o uso de álcool deve ser evitado durante o uso, o que pode aumentar os riscos de acidose láctica e reduzir o açúcar no sangue.

Finalmente, este medicamento deve ser armazenado em local adequado, em temperatura ambiente e fora do alcance das crianças.

Capítulo 58. Drogas hipoglicêmicas

Além da metformina, existem outros medicamentos usados no tratamento da diabetes tipo 2, quando mudanças no estilo de vida não são suficientes. Eles são conhecidos como medicamentos hipoglicêmicos e ajudam a diminuir os níveis de glicose no sangue.

Esses antidiabéticos se distinguem por sua estrutura química e seu mecanismo de ação. Entre eles estão sulfonilureias, meglitinidas, tiazolidinedionas e inibidores da alfa-glucosidase e dipeptidilpeptidase 4.

Para falar sobre esse assunto, entrevistamos Mario Vega Carbó, endocrinologista com mais de 20 anos de experiência.

Doutor Mario,
1. Como os medicamentos hipoglicêmicos funcionam?

Esses medicamentos podem funcionar de maneiras diferentes. Alguns estimulam a secreção pancreática de insulina, enquanto outros sensibilizam os tecidos periféricos ao hormônio, alteram a absorção gastrointestinal de glicose ou aumentam a presença de açúcar na urina.

Eles geralmente são usados em combinação com a metformina ou quando não é tolerado ou contra-indicado.

2. Como as sulfonilureias ajudam no controle do diabetes?

Esses medicamentos orais, incluindo gliclazida, glimepirida, glibenclamida e glipizida, estimulam a secreção de insulina nas células beta pancreáticas (por essa ação, eles são chamados secretagogos). A longo prazo, aumentam a resposta metabólica à insulina circulante. Geralmente são tomados uma ou duas vezes ao dia, antes das refeições.

3. Quais são seus efeitos adversos?

Estes medicamentos podem causar hipoglicemia e um aumento no peso corporal. Eles não são recomendados para crianças ou mulheres grávidas, durante a amamentação ou para pacientes com diabetes tipo 1, cetoacidose diabética ou insuficiência renal e hepática avançada.

Em caso de hipoglicemia, se não for resolvida rapidamente, pode piorar rapidamente e causar convulsões epilépticas e danos cerebrais.

4. Como funcionam as tiazolidinedionas ou glitazonas?

Esses medicamentos agem aumentando a sensibilidade do músculo, gordura e fígado à insulina e diminuindo a resistência periférica a esse hormônio. Eles podem ser usados sozinhos ou em combinação com sulfonilureias ou com metformina. As tiazolidinedionas podem ser benéficas no tratamento de fígado gorduroso não alcoólico.

5. Que cuidados devem ser tomados ao tomar esses medicamentos?

Foram relatados casos de insuficiência cardíaca associados à administração de tiazolidinedionas e, portanto, não são recomendados em pacientes com doença cardíaca. No passado, alguns medicamentos causavam insuficiência hepática aguda. Embora esse problema não apareça mais, recomenda-se a verificação periódica da função hepática durante o uso.

Além disso, em muitos casos, foi observado um aumento de peso devido à retenção de líquidos e aumento da massa de tecido adiposo.

6. Como funcionam os inibidores da alfa-glucosidase?

Esses medicamentos, como acarbose e miglitol, diminuem a absorção de carboidratos do trato digestivo, reduzindo assim os níveis de açúcar após as refeições. Embora sejam menos eficazes que os outros medicamentos, eles podem ser administrados em combinação para melhorar o tratamento. Entre seus efeitos colaterais estão dispepsia, flatulência e diarréia.

7. Finalmente, como funcionam os inibidores de dipeptidil peptidase-4?

Esses medicamentos, como vildagliptina, sitagliptina, linagliptina e saxagliptina, são baseados na ação dos hormônios incretina, que ajudam a controlar a função do pâncreas. Ao inibir a enzima DDP-4, esse órgão produz mais insulina após as refeições.

Alguns de seus efeitos colaterais são congestão nasal, dor de garganta e dor de cabeça, diarréia, inflamação do pâncreas, erupções cutâneas, inchaço da face e dificuldade em respirar.

Capítulo 59. Uso de insulina para o controle do diabetes

A insulina é o hormônio produzido pelo pâncreas, responsável pela regulação do açúcar no organismo e seu uso como fonte de energia nas células.

Pessoas com diabetes têm um nível alto de glicose no sangue porque não produzem insulina suficiente ou porque o corpo não responde adequadamente a ela.

Isso pode causar sérios problemas no coração, olhos, rins, nervos e pés. Uma terapia de substituição pode ajudar esses pacientes a manter seus valores estáveis.

Para saber mais sobre esse assunto, entrevistamos Mario Vega Carbó, endocrinologista com mais de 20 anos de experiência.

Doutor Mario,
1. Quem precisa usar insulina?

Nos pacientes com diabetes tipo 1, o pâncreas não produz insulina suficiente e, portanto, deve tomar hormônio de reposição todos os dias. Naqueles com diabetes tipo 2, geralmente há resistência à insulina e o corpo não a utiliza adequadamente. Essas pessoas precisam tomá-lo quando outros tratamentos e medicamentos não conseguem controlar os níveis de açúcar no sangue.

2. Como essa terapia funciona?

Este medicamento substitui a insulina que o corpo não produz naturalmente e funciona ajudando a mover o açúcar no sangue para outros tecidos do corpo, onde é usado como fonte de energia. Além disso, também impede o fígado de produzir mais glicose.

3. Quantos tipos de insulina existem?

Existem tipos diferentes. Entre eles estão a insulina de ação rápida, que é tomada antes das refeições e começa a funcionar aos 15 minutos e dura 4 horas; a linha de base, que começa a entrar em vigor às 2 horas e dura de 12 a 18 horas; e o duradouro, que ajuda a controlar a glicose ao longo do dia.

Dependendo do caso, eles podem ser usados individualmente ou em combinação.

4. Como a insulina é administrada?

Geralmente, a terapia consiste na administração de três ou mais injeções diárias para manter um nível normal de açúcar no sangue. Estes são aplicados ao abdômen, braço, coxas ou quadris.

Outra opção é o uso de uma bomba de insulina, um dispositivo do tamanho de um telefone celular que administra o hormônio continuamente por 24 horas. Para fazer isso, um tubo conecta o reservatório a um cateter, que é inserido sob a pele do abdômen.

Também é possível usar uma caneta de insulina descartável, que é liberada sob a pele usando uma agulha; ou um inalador de pó.

O hormônio não pode ser administrado por via oral, porque os ácidos do estômago o destroem.

5. Quanta insulina é administrada?

A dose e a frequência de uso dependem de vários fatores, como o peso do paciente, a quantidade de alimento que ele consome, seu grau de atividade física, o nível de açúcar no sangue e se ele sofre ou não de outros problemas de saúde. Portanto, é importante que essas pessoas aprendam a medir a glicose e a realizar verificações periódicas. Com base nesses resultados, o tratamento será ajustado de acordo com as necessidades, para manter um intervalo adequado.

6. Quais precauções devem ser levadas em consideração durante o uso?

Antes de iniciar o tratamento, é importante informar o médico sobre qualquer outro medicamento, vitamina ou suplemento que esteja sendo usado, para que ele possa avaliar se a combinação pode ser prejudicial.

Também deve ser notificado se outras condições forem sofridas, como danos nos nervos, insuficiência cardíaca, problemas renais ou cardíacos; se você estiver grávida ou planejando engravidar a curto prazo; ou se você estiver amamentando.

Por outro lado, em certas situações, pode ser necessário ajustar a dose de insulina em uso. Por exemplo, antes e depois da cirurgia, em períodos de estresse ou viagens para outros fusos horários, ou quando você está doente, você se exercita muito, bebe álcool ou come demais.

7. Quais os efeitos colaterais que este medicamento pode causar?

Em alguns casos, os pacientes podem apresentar vermelhidão, inchaço ou irritação no local da injeção; alterações na pele; aumento de peso; e constipação

Em casos graves, pode haver dificuldade para respirar, visão turva, batimentos cardíacos irregulares, inchaço nos braços e pernas e cãibras musculares.

8. O que acontece se uma dose muito alta de insulina é usada?

A sobredosagem com insulina pode causar hipoglicemia, uma condição na qual os níveis de açúcar no sangue estão abaixo do normal. Se isso não for resolvido rapidamente, pode piorar rapidamente e causar convulsões epilépticas e danos cerebrais.

Para evitar esse distúrbio, é recomendável medir regularmente os níveis de glicose e manter um horário fixo para as refeições. Siga também a terapia médica indicada para o controle do diabetes e tome os medicamentos no momento e nas doses indicadas.

Além disso, se você for praticar atividades físicas, é aconselhável beber líquidos e comer antes, e sempre tenha comprimidos ou balas de glicose à mão.

9. Que outros aspectos devem ser levados em consideração durante o tratamento?

Ao administrar as injeções, a aplicação nos músculos, cicatrizes ou verrugas deve ser evitada e um local diferente deve ser usado para cada vez, dentro da mesma área.

Por outro lado, é importante que o paciente entenda que a insulina controla o açúcar no sangue, mas não cura o diabetes. Portanto, ele deve continuar a ser usado mesmo quando você se sentir bem.

Por fim, os medicamentos fechados devem sempre ser mantidos na geladeira, fora do alcance das crianças.

Capítulo 60. Monitoramento e autocontrole da glicose

Pessoas com diabetes devem monitorar permanentemente seus níveis de açúcar, a fim de controlar adequadamente a doença.

Além dos testes realizados em hospitais, é importante que esses pacientes aprendam a medir internamente seus próprios valores de glicose e cetona. Para isso, existem dispositivos eletrônicos conhecidos como glicosímetros, que analisam as quantidades dessas substâncias no sangue e na urina de forma simples e instantânea.

Com base nesses resultados, o tratamento do diabetes pode ser ajustado de acordo com as necessidades, a fim de controlar os sintomas e evitar sérias conseqüências.

Para saber mais sobre esse tópico, entrevistamos Mario Vega Carbó, especialista em endocrinologia, que trabalha como endocrinologista no escritório da Vega & Vado.

Doutor Mario,
1. Quem deve monitorar permanentemente seus níveis de glicose?

Esses controles são recomendados para todos os pacientes com diabetes, especialmente para aqueles que usam insulina ou tomam pílulas para tratar a doença.
Além disso, eles também são muito importantes em casos de terapias intensivas com esse hormônio e em situações de gravidez e de níveis muito baixos ou muito altos de açúcar no sangue.

2. Quais são os benefícios dessas medidas?

Esses controles são a melhor maneira de saber se o tratamento que está sendo seguido contra o diabetes é eficaz. Além disso, permitem a detecção oportuna de complicações agudas relacionadas à doença, como hipoglicemia, hiperglicemia, coma hiperosmolar e cetoacidose.

Por outro lado, manter os níveis de açúcar dentro dos limites desejados ajuda a evitar a ocorrência de problemas graves no coração, olhos, rins, nervos e pés. Essas medidas permitem estabelecer um equilíbrio entre os alimentos consumidos, os exercícios realizados e os medicamentos utilizados para tratar essa condição, além de saber como o corpo responde a cada situação.

3. Como é feito um auto-monitoramento?

Um medidor eletrônico portátil chamado glicosímetro é usado para isso. Depois de lavar as mãos, um elemento de punção é usado para picar a ponta dos dedos e obter uma gota de sangue. Ele é colocado em uma tira de teste coberta com um produto químico no dispositivo, que marca o nível de glicose na tela.

Para que o médico faça comparações e análises dos resultados, é importante realizar as medições no mesmo horário todos os dias e também registrar os alimentos ingeridos, a dose do medicamento utilizado e o exercício realizado.

4. Quais valores são considerados normais?

Os níveis de glicose recomendados dependerão de cada paciente, idade e estado de saúde. Valores entre 70 e 100 miligramas por decilitro (mg / dL) são considerados normais quando a medição em jejum é realizada; entre 80 e 130 mg / dL antes das refeições; e menos de 170 mg / dL duas horas depois deles.

5. Quantas verificações diárias são recomendadas?

A quantidade de medições dependerá de cada paciente com base nas recomendações médicas. Nos casos de pessoas que usam injeções de insulina, geralmente são recomendados 6 controles diários. Isso geralmente é feito antes das 3 refeições principais (café da manhã, almoço e jantar) e duas horas após cada uma delas, a última antes da hora de dormir.

Para aqueles que usam insulina de ação prolongada, geralmente é recomendado dois monitoramentos por dia, um pela manhã e outro à noite. Enquanto isso, pacientes com diabetes tipo 2 que não usam insulina e que tratam a doença com dieta e exercícios em geral não necessitam de medições diárias. Em situações de estresse, doença ou alteração da dose dos medicamentos, são necessários controles mais frequentes.

6. O que é glicemia pós-prandial?

É o nível de açúcar no sangue depois de comer. Geralmente, após as refeições, aumenta durante as primeiras duas horas e a produção de insulina no corpo cresce.

7. Quais valores são esperados após as refeições?

O nível de glicose não deve exceder 170 mg / dL após mais de 90 minutos após a ingestão de alimentos. Além disso, esses valores devem retornar ao normal com 3 horas de ingestão.

8. O que são monitores de glicose contínuos?

São dispositivos que medem a glicose com frequência, através de um sensor colocado sob a pele. Eles refletem os níveis de açúcar o tempo todo e têm um alarme que é ativado quando os valores são muito altos ou muito baixos. Eles geralmente são recomendados para pacientes com diabetes tipo 1 que usam insulina.

9. Quais cuidados devem ser tomados durante essas medições?

Para garantir a eficácia desses controles, é importante verificar se o glicosímetro e o restante dos elementos utilizados estão limpos e se estão em temperatura ambiente. Também é necessário garantir que as tiras de teste não fiquem vencidas ou danificadas, que o medidor esteja bem calibrado e que o tamanho da gota de sangue seja indicado.

10. Como estão os controles de glicose na urina?

Essas medidas são semelhantes ao sangue. Nesses casos, a cor na qual a tira de teste muda indica o nível de glicose. No entanto, os controles de urina não são tão precisos quanto os de sangue; portanto, não são altamente recomendados, a menos que não haja outra opção.

Esse monitoramento é usado para detectar cetonas, ácidos que aparecem quando não há insulina suficiente no corpo. A presença deles é uma indicação de que o corpo está usando gorduras como fonte de energia em vez de açúcar, algo que geralmente ocorre com mais frequência em pacientes com diabetes tipo 1.

11. O que é o teste de hemoglobina glicosilada ou HbA1c?

É um teste que mede o nível médio de glicose no sangue associado à hemoglobina, a parte dos glóbulos vermelhos que transporta oxigênio durante os últimos três meses. É utilizado para detectar diabetes ou pré-diabetes em adultos ou para monitorar a progressão da doença e os resultados de seu tratamento. Os diabéticos são recomendados para realizar este teste pelo menos duas vezes por ano.

12. Como é realizado este estudo e quais são os valores esperados?

Para esta análise, uma amostra de sangue é retirada de uma veia de um braço usando uma agulha. Os resultados são apresentados em porcentagens e geralmente são normais abaixo de 5,7%, indicam pré-diabetes entre 5,7 e 6,4% e diabetes se forem maiores que esse valor. Para pessoas que já têm a doença, é recomendável manter esse valor abaixo de 6,5%.

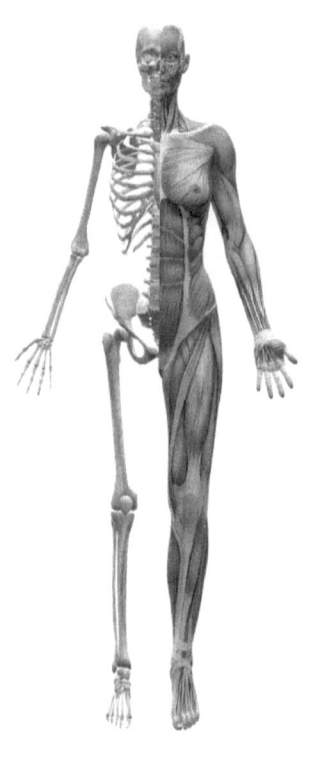

SECÇÃO II ENDOCRINOLOGIA

SECÇÃO II ENDOCRINOLOGIA

A segunda seção deste livro de entrevistas vai um pouco mais fundo em questões relacionadas à disciplina clínica de Endocrinologia. Em cada uma de suas partes e capítulos, convidamos o leitor a identificar quais são as principais glândulas do sistema endócrino, como elas funcionam e quais situações derivam de suas doenças.

Começamos conversando sobre a tireóide, uma glândula que funciona como "uma grande máquina de iniciar todos os processos metabólicos do corpo". Esclareceremos suas dúvidas sobre doenças como hipotireoidismo, hipertireoidismo, suas complicações, medicamentos para seu tratamento e falaremos sobre outras doenças menos conhecidas, como a síndrome do eutireóideo, a condições mais graves, como câncer de tireóide e métodos para diagnóstico e tratamento

Da mesma forma, a glândula tireóide participa da regulação e metabolismo do cálcio, que é a segunda parte desta seção. Você entenderá como o cálcio é usado no organismo em diferentes processos celulares, quais hormônios controlam os níveis sanguíneos e as doenças que resultam de suas alterações. Estudaremos a glândula paratireóide e os processos de regulação do hormônio da paratireóide.

A terceira parte desta segunda seção trata das glândulas supra-renais, um par de glândulas em estreita relação com os rins, que são verdadeiros reguladores endócrinos, pois seus hormônios controlam os processos relacionados ao metabolismo de carboidratos, níveis de eletrólitos (sódio, potássio) e são uma fonte de produção de hormônios sexuais (andrógenos). Discutiremos algumas patologias dadas por sua hipo ou hiperfunção, fatores que alteram essa função e seu gerenciamento.

Na quarta parte desta seção, falamos sobre o centro de controle de todos os órgãos endócrinos do corpo, a hipófise ou a hipófise. Ele está localizado no crânio, sendo responsável por liberar hormônios estimulantes da ação das demais glândulas endócrinas do corpo, além de envolver o processo de regular a secreção hormonal. Esclareceremos dúvidas sobre doenças que comprometam a função da hipófise, sintomas, diagnóstico e tratamento.

Em seguida, aprofundar seu conhecimento em *Endocrinologia.*

Parte IV Tireóide

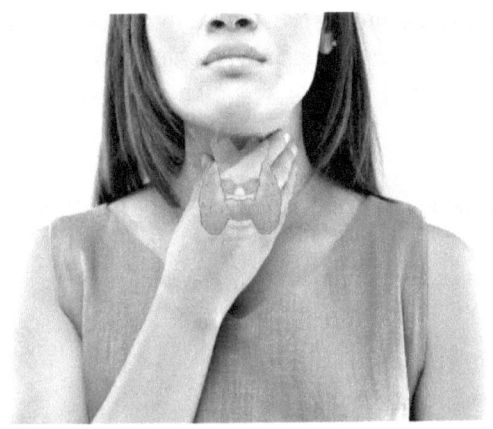

Capítulo 61. Tireóide ectópico

A tireóide ectópica é uma anomalia congênita rara, na qual a glândula não está em sua localização normal. Isso ocorre devido a um deslocamento defeituoso do órgão do orifício cego para sua posição pré-traqueal final. Na maioria dos casos, a localização mais frequente do tecido tireoidiano é na base da língua e sublingual. Esse distúrbio pode ser assintomático ou apresentar complicações diferentes, como hipotireoidismo. Sua incidência clínica é estimada em 1 caso por 200 mil pessoas, sendo mais comum em mulheres.

Para falar sobre esse tópico, entrevistamos o Dr. Mario Vega Carbó, especialista em endocrinologia, que atualmente trabalha como endocrinologista no escritório da Vega & Vado.

Doutor Mario,
1. Como a tireóide ectópica é gerada?

Essa glândula aparece como uma proliferação epitelial no assoalho da faringe e posteriormente migra até atingir sua localização pré-traqueal na sétima semana de gestação. Durante esse processo, ele permanece ligado à base da língua através de um conduíte que depois desaparece.

Quando ocorrem alterações no curso desse deslocamento, a tireóide se desenvolve em outro local. Se a descida não começar, a glândula permanecerá em sua posição original na base da língua. Se ele pode se mover, pode ser alojado na região sublingual, submandibular, pré-faríngea ou traqueal e até aparecer em áreas distantes do pescoço. Acredita-se que essa anomalia se deva à alteração na função de vários genes que regulam o desenvolvimento da tireóide.

2. Quais são os seus principais sintomas?
Em muitos casos, a tireóide ectópica é assintomática. Em outros, pode apresentar dificuldade ou incapacidade de deglutição, disfonia, problemas

de asfixia e respiração, sensação de corpo estranho na boca ou faringe, tosse e expectoração de sangue.

Em bebês, geralmente há uma diminuição da atividade e um aumento do sono, além de dificuldade na alimentação e constipação.

3. Como a tireóide ectópica é detectada?

Em vista de seus sintomas, geralmente são realizados exames físicos e palpação do pescoço, análises dos níveis hormonais, cintilografia e radiológicos para determinar com mais precisão o tamanho do tecido tireoidiano ectópico e diferenciá-lo de outras causas de massa cervical.

4. Qual é o seu tratamento?

Nos casos de tireóide lingual sem sintomas e tamanho pequeno, recomenda-se um comportamento conservador com controles regulares e testes de função tireoidiana. Se a glândula tem tamanho moderado, geralmente é realizado um tratamento baseado na supressão com T3 e T4, para que seu tamanho diminua gradualmente.

Se os sinais piorarem, houver obstrução grave, suspeita de malignidade, ulceração ou sangramento, a cirurgia pode ser necessária.

5. Que outras complicações essa doença pode trazer?

O hormônio da tireóide é essencial para o desenvolvimento e crescimento do cérebro. Nos casos em que a tireóide ectópica resulta em hipotireoidismo congênito, se o paciente não for tratado a tempo, ele pode sofrer de deficiências intelectuais e um atraso maturacional.

Quanto aos carcinomas derivados do tecido tireoidiano ectópico, eles geralmente são raros.

Capítulo 62. Bocio

O bócio é um inchaço no pescoço causado por um aumento anormal da glândula tireóide. Geralmente não é doloroso, mas pode causar tosse e dificuldade em engolir e respirar.

A causa mais comum dessa condição é a falta de iodo na dieta, embora também possa aparecer como resultado da produção excessiva ou insuficiente de certos hormônios ou nódulos da tireóide. A maioria desses pacotes não é cancerígena.

A glândula tireóide é responsável por controlar o metabolismo e sua tarefa é essencial para o crescimento e desenvolvimento normais na infância e para o funcionamento do cérebro ao longo da vida.

Para saber mais sobre esse assunto, entrevistamos Mario Vega Carbó, endocrinologista com mais de 20 anos de experiência.

Doutor Mario,
1. Quais são os sintomas do bócio?

Seu sinal mais comum é um nódulo visível na base do pescoço. Além disso, a tireóide inchada pode pressionar a traquéia e o esôfago e causar tosse, rouquidão, secura e dificuldade em engolir e respirar. No entanto, em alguns casos, o bócio não apresenta sintomas.

2. Quem tem maior probabilidade de tê-lo?

O bócio pode afetar qualquer pessoa, ser congênito ou aparecer com o tempo. Mulheres, especialmente mulheres grávidas, com mais de 40 anos e com histórico familiar de doenças auto-imunes têm maior risco de sofrer com isso.

Também pessoas com doença de Graves, hipotireoidismo ou tireoidite, aqueles que consomem certos medicamentos como o lítio, fumantes e aqueles que receberam radiação no pescoço ou no peito.

3. Como esta doença é detectada?

Para confirmar o diagnóstico, geralmente são realizados exames físicos e exames de sangue para controlar os níveis de hormônios produzidos pela tireóide e pela hipófise. Pode ser necessário um ultrassom do pescoço, uma tireóide e uma biópsia.

4. Qual é o seu tratamento?

A terapia dependerá do tamanho do bócio e de seus sintomas. Se for pequeno e não causar problemas, geralmente são necessárias verificações periódicas. Se a causa for a falta de iodo, será recomendada uma dieta rica em minerais, juntamente com suplementos de iodeto de potássio.

Se o problema for hipotireoidismo, será realizada uma reposição do hormônio tireoidiano por levotiroxina, enquanto se for hipertireoidismo, seus efeitos serão bloqueados com propiltiouracil ou metimazol.

Para inflamação da glândula, pode ser tomada aspirina ou um corticosteróide. Em casos graves, a cirurgia pode ser necessária para remover o órgão ou sua redução com a ingestão de iodo radioativo. Se isso acontecer, o paciente deve tomar pílulas de reposição hormonal por toda a vida.

5. Que outros aspectos são recomendados a considerar?

Para pessoas com bócio, é aconselhável comer alimentos ricos em iodo, como peixe, camarão e marisco. Evite também alguns vegetais, como couve-flor, couve, brócolis e couve, que dificultam a operação desse mineral. Em muitos países, o iodo é adicionado ao sal.

Capítulo 63. Ultra-som ou ultra-som da tireóide

O ultra-som ou ultra-som da tireóide é um exame de imagem realizado para observar em detalhes essa glândula, responsável pela produção de hormônios que controlam o metabolismo, o equilíbrio cardiovascular, o consumo de energia e o crescimento.

Este é um estudo que utiliza ondas sonoras de alta frequência que permitem ver órgãos e estruturas internas do corpo em tempo real. Ao contrário dos raios X, este teste não expõe à radiação.Entre outras possibilidades, o ultrassom da tireóide permite ver se a glândula está aumentada ou inchada, ou se possui nódulos e até câncer. Além disso, permite guiar a agulha em caso de biópsia.

Para saber mais sobre esse teste, consultamos o Dr. Mario Vega Carbó, especialista em endocrinologia responsável pelo escritório Vega & Vado.

Doutor Mario,
1. Quando é necessário realizar um ultra-som da tireóide?

Se o paciente apresentar sintomas de funcionamento anormal da glândula ou se houver um inchaço ou crescimento estranho, o médico poderá verificar sua estrutura e tamanho e confirmar se há nódulos.

2. Como é a preparação para o exame?

Para realizar um ultrassom, nenhuma preparação ou jejum anteriores são necessários. O paciente deve usar roupas confortáveis e folgadas, tirar colares e correntes e deitar em uma maca.

3. Como é realizado o ultrassom?

Um gel condutor à base de água é aplicado ao paciente, o que permite a adaptação do transdutor de ultrassom. Este é um pequeno dispositivo portátil, conectado a um computador por meio de um cabo. O transdutor desliza sobre a pele para enviar ondas acústicas de alta frequência e obter imagens em tempo real em um monitor. Normalmente, o exame dura entre 15 e 30 minutos e é totalmente indolor.

4. O que pode ser visto no estudo?

O ultrassom permite observar a forma e a estrutura interna da tireóide e verificar se está aumentada ou com volume menor; verifique se há nódulos e quais são seus tamanhos, localização e características para determinar se são benignos ou malignos.

No caso do Doppler, um tipo de ultrassom que também mostra fluxo sanguíneo, pode-se observar vascularização da glândula, o que auxilia no diagnóstico de tireoidite ou doença de Graves-Basedow.

Os resultados obtidos no estudo são fundamentais para determinar as etapas a seguir no tratamento.

5. Que outros usos esse teste tem?

O ultra-som também permite detectar tumores nas glândulas paratireóides, localizadas atrás da tireóide e muito importantes para regular os níveis de cálcio no organismo. Além disso, é muito útil realizar controles após intervenções cirúrgicas na área, avaliar a função das cordas vocais e observar linfonodos e outros tumores e cistos que podem aparecer no pescoço.

Por outro lado, também é usado como um guia para realizar uma biópsia de tireóide por aspiração. Nesse caso, o ultrassom permite que a agulha seja direcionada ao cisto ou hematoma, a fim de remover uma pequena quantidade de tecido, drená-lo, analisar seu conteúdo ou infiltrar-se em um medicamento. Este procedimento permite diferenciar com maior certeza se a lesão da tireóide é benigna ou maligna.

Capítulo 64. Biópsia por agulha fina para o estudo de nódulos da tireóide

A maioria dos nódulos que aparecem na tireóide, 90 - 95%, é de natureza benigna. No entanto, existem vários tipos de câncer que podem afetá-lo. Quando é necessário obter uma amostra de suas células para detectar ou descartar qualquer doença, é possível realizar uma biópsia da água.

Durante esse procedimento, ele é inserido na glândula para remover líquidos e tecidos, que são enviados ao laboratório para análise.

Para aprender mais sobre esse assunto, entrevistamos Mario Vega Carbó, especialista em endocrinologia com mais de 20 anos de experiência.

Doutor Mario,
1. Como é feito este estudo?

Esta biópsia é muito simples e pode ser realizada com ou sem anestesia. Depois que a amostra é removida, a pressão é aplicada na área para interromper qualquer sangramento e depois coberta com um curativo.

Nos casos em que não é possível sentir a área, um ultra-som ou scanner é usado para guiar a agulha para o cisto ou hematoma. Normalmente, o exame dura 15 a 30 minutos.

2. Como o ultrassom funciona?

Um gel condutor à base de água é aplicado ao paciente, o que permite a adaptação do transdutor de ultrassom. Este é um pequeno dispositivo portátil, conectado a um computador por meio de um cabo. O transdutor desliza sobre a pele para enviar ondas acústicas de alta frequência e obter imagens em tempo real em um monitor.

3. Como está a preparação para este exame?

Este tipo de estudo não requer muita preparação prévia. Você só deve informar o médico sobre todos os medicamentos que estiver tomando, se sofrer de algum tipo de alergia ou doença ou se estiver grávida. No caso de tomar remédios anticoagulantes, como a aspirina e o ibuprofeno é possível que o paciente os suspenda temporariamente por alguns dias antes da intervenção.

4. Quais são os benefícios deste procedimento?

A biópsia por agulha fina nos permite diferenciar com maior certeza se a lesão da tireóide é benigna ou maligna. É um exame menos invasivo que o cirúrgico, quase não deixa cicatriz e não envolve exposição a radiação ionizante.

5. Que anormalidades podem ser encontradas na biópsia?

Os resultados podem mostrar algum tipo de doença da tireóide, como bócio ou tireoidite, tumores benignos ou câncer.

6. Quais são os efeitos colaterais?

Em alguns casos, você pode sentir um leve desconforto no pescoço ou um pequeno hematoma que desaparece em um dia ou dois. Geralmente, o paciente pode retomar suas atividades sem problemas após o procedimento e o curativo colocado é removido em poucas horas.

7. A biópsia por agulha fina tem algum risco?

O procedimento é muito seguro e os riscos são muito baixos. Em alguns poucos casos, o paciente pode ter sangramento no local do exame, infecção ou dano a qualquer uma das estruturas adjacentes à tireóide.

Capítulo 65. Câncer de tireóide

O câncer de tireóide é aquele que ocorre na glândula tireóide, responsável pela produção de hormônios que influenciam o metabolismo, o crescimento e a maioria das funções do corpo, como freqüência cardíaca e pressão arterial.

Localizado no pescoço, logo abaixo da noz de Adão, esse órgão tem a forma de uma borboleta, com dois lóbulos unidos por uma área central. A maioria dos nódulos que aparecem nele, entre 90 e 95%, é de natureza benigna. No entanto, existem vários tipos de câncer que podem afetá-lo. O mais comum e menos perigoso é o Carcinoma Papilar, que geralmente ocorre em mulheres em idade reprodutiva e se espalha lentamente. Outros são o carcinoma anaplásico, o mais prejudicial, mas raro; Tumor folicular, que provavelmente reaparecerá; e Carcinoma Medular, que afeta células não tireoidianas encontradas na glândula e tende a ocorrer em famílias.

Para aprender mais sobre esse assunto, entrevistamos Mario Vega Carbó, especialista em endocrinologia com mais de 20 anos de experiência.

Doutor Mario,
1. Quais são os sintomas do câncer de tireóide?

Seus sinais podem variar de acordo com o tipo de câncer, mas geralmente apresentam nódulo ou inchaço no pescoço, tosse, dificuldade em engolir, aumento da glândula tireóide, alterações na voz com aumento da rouquidão, dor de garganta, problemas respiratórios e linfonodos inchados.

2. Quem tem maior probabilidade de tê-lo?

O câncer de tireóide pode aparecer em qualquer idade, embora seja mais comum em adultos e mulheres. As pessoas que receberam radiação na área do pescoço ou da cabeça e as que têm histórico familiar têm maior probabilidade de tê-lo.

3. Como é produzido?

O câncer de tireóide se origina quando as células localizadas sofrem alterações genéticas que lhes permitem crescer e se multiplicar rapidamente. Além disso, essa mutação faz com que eles percam a capacidade de morrer, como faria as células normais. Seu acúmulo na glândula forma um tumor, que pode invadir tecidos próximos e se espalhar por todo o corpo.

4. Como o câncer de tireóide é detectado?

Diante de seus sintomas, geralmente é feito um exame físico para procurar nódulos na glândula e gânglios linfáticos inchados no pescoço. Para confirmar o diagnóstico, são realizados estudos de calcitonina no sangue, laringoscopia, biópsia e ultrassom da tireóide, tomografia computadorizada do pescoço e testes da função tireoidiana.

5. Qual é o seu tratamento?

A terapia depende do tipo de câncer de tireóide. Geralmente é realizada uma cirurgia na qual toda a glândula é removida. Se eles se espalharem, também pode ser necessário remover os linfonodos do pescoço. Após o tratamento, o paciente deve tomar pílulas de hormônio da tireóide ao longo de sua vida.

Esse processo pode ser acompanhado por radioterapia externa ou com iodo, que vem na forma de cápsulas ou líquido para consumo. Pode causar efeitos colaterais como náusea, boca e olhos secos, fadiga e alterações no paladar e no olfato..

Si el cáncer no responde ni a la cirugía ni a la radioterapia, se puede probar con quimioterapia o con una terapia dirigida, con sustancias que atacan a las células cancerígenas sin dañar a las normales.

6. Qual é a previsão?

O tratamento da maioria dos tipos de câncer de tireóide geralmente é eficaz se for diagnosticado em tempo hábil.

7. Que outras complicações esta doença pode trazer?

Essa condição pode causar lesões na laringe, danos nas cordas vocais e rouquidão após a cirurgia, baixos níveis de cálcio devido à remoção acidental das glândulas paratireóides e disseminação do câncer no pulmão, ossos ou outras partes do corpo.

8. Que outros aspectos são recomendados a serem considerados para enfrentar esta doença?

Devido ao estresse e à preocupação que esta doença pode causar, recomenda-se apoio psicológico e participação em grupos terapêuticos com pessoas que sofrem da mesma doença..

Capítulo 66. Cirurgia da tireóide e suas complicações

A cirurgia da tireóide é a operação endócrina mais comum. É feito para tratar diferentes problemas das glândulas, como câncer, bócio ou hipertireoidismo.

Se apenas uma parte for removida durante a cirurgia, é possível que a tireóide continue funcionando normalmente. Por outro lado, se a remoção for total, o paciente deve tomar medicamentos de reposição hormonal por toda a vida.

A tireoidectomia é geralmente um procedimento seguro. No entanto, como em qualquer cirurgia, podem surgir complicações.

Para saber mais sobre esse tópico, consultamos o Dr. Mario Vega Carbó, especialista em endocrinologia, que atualmente trabalha no escritório da Vega & Vado.

Doutor Mario,
1. Quais são os motivos mais frequentes para cirurgia da tireóide?

O câncer é a causa mais comum de tireoidectomia. Também bócio, um inchaço no pescoço causado por um aumento anormal da glândula e pode causar dificuldades respiratórias ou deglutição. Outras razões possíveis são o hipertireoidismo, uma doença na qual a tireóide produz excesso de hormônio da tiroxina; e o aparecimento de certos nódulos suspeitos que apresentam risco de serem malignos.

2. O que é essa intervenção?

Existem várias maneiras de realizar uma tireoidectomia. No método convencional, é feito um corte no centro do pescoço para ter acesso direto à glândula. No transoral, essa incisão é evitada fazendo-a dentro da boca. No endoscópico, são feitos pequenos cortes no pescoço, através dos quais uma pequena câmera de vídeo é inserida, que orienta o médico durante a intervenção. Outra opção é realizar a cirurgia da axila.

3. Que complicações podem ocorrer durante a operação?

A tireóide é altamente vascularizada, o que pode causar sangramento e risco de infecção. Além disso, o sangramento pode causar obstrução das vias aéreas.

Por outro lado, durante a cirurgia, pode ocorrer lesão involuntária das glândulas paratireóides, localizadas atrás da tireóide. Isso pode levar ao hipoparatireoidismo, um distúrbio no qual é produzido pouco hormônio da paratireóide, responsável por controlar o uso e a eliminação de cálcio, fosfato e vitamina D do organismo.

Por sua vez, após uma tireoidectomia, algumas pessoas têm dor no pescoço ou voz rouca ou fraca, como resultado de uma lesão nos nervos das cordas vocais e da laringe.

Finalmente, em casos graves de hipertireoidismo não tratado, pode ocorrer um agravamento repentino de seus sintomas e causar o que é conhecido como tempestade na tireóide.

4. Por que as alterações de voz podem ocorrer após a operação?

Quando uma tireoidectomia é realizada, há riscos de danos ao nervo laríngeo recorrente, que passa pela parte interna e posterior da glândula. Portanto, alguns pacientes podem apresentar rouquidão ou voz fraca. Esses sintomas são temporários e devem-se ao tubo para manter a ventilação pulmonar inserida na traquéia durante a operação ou a uma irritação nos nervos causados pela cirurgia.

Geralmente em 2 ou 3 semanas esses sinais desaparecem, sem a necessidade de tratamento. Em alguns casos, uma intubação traumática, alongamento excessivo do nervo ou corte acidental pode causar uma alteração definitiva da voz e da respiração.

5. Que dano pode causar cirurgia de pele?

Os efeitos sobre a pele são os da incisão que precisa ser feita para praticar a intervenção. Quando um corte é feito no pescoço, é inevitável que após a operação uma cicatriz permaneça.

Nas primeiras semanas da ferida, pode haver alguma tensão, dor e até dormência ao seu redor. Esses sinais são normais e transitórios. Por outro lado, infecções e hematomas na pele são muito improváveis.

6. O que é tempestade na tireóide?

A tempestade tireoidiana é o aumento agudo dos sintomas do hipertireoidismo, que põe em risco o funcionamento dos órgãos e a vida do paciente. É uma crise rara que pode ser desencadeada por uma infecção ou cirurgia, causando febre alta, diarréia, taquicardia, choque e morte.

Geralmente ocorre em pacientes nos quais a hiperatividade da tireoide é mal controlada ou mesmo não diagnosticada.

Capítulo 67. Hipotireoidismo ou tireóide hipoativa

O hipotireoidismo é uma doença na qual a tireóide não produz hormônio tireoidiano suficiente. Essa glândula é uma das mais importantes do corpo e sua atividade influencia o metabolismo e a maioria das funções corporais, como freqüência cardíaca e pressão arterial.

A existência de níveis usuais desse hormônio no corpo é essencial para o crescimento e desenvolvimento normais na infância e para o funcionamento do cérebro ao longo da vida. Se não for tratado corretamente, o hipotireoidismo pode causar inúmeros problemas de saúde, como obesidade, dor nas articulações, infertilidade ou doença cardíaca.

Para falar sobre esse tópico, entrevistamos o Dr. Mario Vega Carbó, especialista em endocrinologia, que trabalha como endocrinologista no escritório da Vega & Vado.

Doutor Mario,
1. Qual é a causa do hipotireoidismo?

A causa mais comum é a doença de Hashimoto ou tireoidite crônica. É causada por uma reação do sistema imunológico, na qual os anticorpos direcionados contra a tireóide levam à inflamação da glândula. Não se sabe ao certo por que isso ocorre, mas acredita-se que esteja relacionado a um vírus, uma bactéria ou uma falha genética. O dano crônico causado por essa condição geralmente causa uma diminuição nos níveis de hormônio da tireóide no sangue.

Além disso, o hipotireoidismo também pode ser causado por infecções virais ou respiratórias, gravidez, certos medicamentos, como lítio, alguns tipos de quimioterapia, doenças congênitas e síndrome de Sheehan.

Outras razões são tratamentos com iodo radioativo ou medicamentos contra hipertireoidismo, radioterapia ou tumor ou cirurgia da tireóide ou da hipófise.

2. Quem tem mais riscos de tê-lo?

O hipotireoidismo pode ocorrer em qualquer pessoa de qualquer idade. No entanto, é mais comum em mulheres de meia idade e acima de 60 anos. Aqueles que têm doenças autoimunes ou familiares com histórico de problemas de tireoide, aqueles que tratam contra o hipertireoidismo e aqueles expostos a altos níveis de radiação têm maior probabilidade de sofrer com isso. Também mulheres que estavam grávidas ou deram à luz nos últimos 6 meses.

3. Quais são os seus principais sintomas?

A doença geralmente se desenvolve lentamente e inicialmente não mostra sinais. Com o tempo, o paciente pode ter constipação, dificuldade de concentração, pele seca e pálida, inchaço na frente da garganta, fadiga, cabelos e unhas quebradiços, menstruação irregular, aumento da sensibilidade ao frio, aumento de sensibilidade, ganho de peso, depressão, dor nas articulações e fraqueza muscular.

Se não tratada, em casos mais graves, pode haver uma diminuição do paladar e do olfato, rouquidão, espessamento da pele, batimentos cardíacos lentos e inchaço do rosto, mãos e pés.

4. Como esta doença é detectada?

Quando seus sintomas ocorrem, geralmente são realizados um exame físico e vários estudos para medir os níveis de hormônio tireoidiano, hormônio estimulador da tireóide, colesterol e glicose e um teste de anticorpos. Outros testes especializados da glândula também podem ser necessários.

5. Qual é o seu tratamento?

A terapia envolve a reposição do hormônio tireoidiano que falta no corpo com a levotiroxina, que geralmente deve ser tomada para a vida toda. Este medicamento oral restaura níveis adequados do hormônio e reverte os sinais e sintomas da doença. Controles periódicos são essenciais durante o tratamento, uma vez que na dose apropriada esse medicamento não apresenta efeitos colaterais. Se ingerido mais do que o necessário, o paciente pode ter pulso acelerado, tremor, perda de peso, cansaço e hiperatividade.

6. Que outras complicações o hipotireoidismo pode trazer?

Se não for tratado adequadamente, pode causar infecções, bócio, problemas cardíacos, neuropatia periférica, depressão, libido reduzida, infertilidade e aborto. Também mixedema, a forma mais grave de hipotireoidismo, que causa uma emergência médica que deve ser tratada no hospital. Seus sintomas são baixa temperatura, respiração diminuída, pressão arterial baixa e glicose no sangue, letargia e perda de consciência.

Por outro lado, os bebês de mulheres com hipotireoidismo não tratado podem nascer com defeitos congênitos.

Capítulo 68. Medicamentos para hipotireoidismo: levotiroxina e liotironina

O hipotireoidismo é uma doença na qual a tireóide não produz hormônio tireoidiano suficiente. Os níveis usuais são essenciais para o crescimento e desenvolvimento normais na infância e para o funcionamento do cérebro ao longo da vida.

O tratamento para essa condição médica consiste em reabastecer o hormônio que está faltando no corpo, para o qual são utilizados levotiroxina e liotironina, que geralmente devem ser tomadas por toda a vida.

Para saber mais sobre esse assunto, entrevistamos Mario Vega Carbó, endocrinologista com mais de 20 anos de experiência.

Doutor Mario,
1. Como a levotiroxina e a litotironina funcionam?

Esses medicamentos substituem o hormônio da tireóide que o corpo normalmente produz. Eles vêm em comprimidos e cápsulas e, em geral, são tomados uma vez ao dia, com o estômago vazio, meia hora antes do café da manhã. Geralmente é iniciado com uma dose baixa, que está aumentando gradualmente.

No caso de bebês, eles devem ser triturados e administrados misturados com água ou leite materno, usando um conta-gotas ou seringa.

2. Como eles diferem um do outro?

Normalmente, no tratamento do hipotireoidismo, apenas a levotiroxina é usada. No entanto, em alguns casos em que os sintomas persistem, a terapia combinada com litiotilina pode ser mais eficaz. A liothyronine tem um início de ação mais rápido e uma meia-vida mais curta em relação à levotiroxina.

3. O que deve ser feito se você esquecer de tomar uma dose desses medicamentos?

Você deve ingeri-lo assim que se lembrar. No entanto, se estiver quase na hora da próxima dose, é melhor pular e continuar com a dosagem regular. Em nenhum caso deve ser tomada uma dose dupla para compensar a que foi esquecida.

4. Quais são os efeitos colaterais desses medicamentos?

Quando são administrados na dose apropriada, geralmente não apresentam efeitos colaterais; portanto, controles periódicos são importantes para ajustar a dose. Às vezes, os pacientes podem ganhar ou perder peso, sentir dor de cabeça ou sofrer de vômitos, diarréia, alterações no apetite e no ciclo menstrual, febre, sensibilidade ao calor e cãibras nas pernas.

Em casos mais graves, pode haver dificuldade em respirar, erupção cutânea, vermelhidão e inchaço das mãos, pés, tornozelos ou pernas.

5. O que acontece se uma dose maior que a adequada é dada?

Se ingerido mais do que o necessário, o paciente pode ter pulso acelerado, dor no peito, irritabilidade, falta de ar, cansaço, hiperatividade e perda de consciência. Quando tomado em grandes quantidades com anfetaminas e metanfetaminas, pode causar sérios problemas com risco de vida.

6. Que outros aspectos devem ser levados em consideração durante o uso?

Antes de iniciar o tratamento, é importante informar o médico sobre qualquer outro medicamento, vitamina ou suplemento que esteja sendo usado, para avaliar se a combinação pode ser prejudicial.

Você também deve notificar se tiver outras condições, como problemas nos rins ou no coração; se estiver grávida ou planejando engravidar a curto prazo, ou se estiver amamentando. A levotiroxina e a liotironina não deve ser usada em tratamentos para obesidade ou para causar perda de peso.

Por outro lado, alguns alimentos e bebidas, especialmente aqueles que contêm soja e fibras alimentares, podem interferir na absorção desses medicamentos. É importante que o paciente entenda que esses medicamentos controlam o hipotireoidismo, mas não o curam. Portanto, eles devem continuar a ser usados mesmo quando o paciente se sentir bem.

Finalmente, esses medicamentos devem ser armazenados em local adequado, em temperatura ambiente e fora do alcance das crianças.

Capítulo 69. Coma Mixedematoso

O coma mixedematoso é uma complicação grave do hipotireoidismo que coloca em risco a vida do paciente. É um distúrbio raro em que a falta de produção de hormônio tireoidiano é mal controlada ou mesmo não diagnosticada.

Entre seus principais sintomas estão intensa intolerância ao frio e sonolência, seguidos de profunda letargia e perda de consciência. Coma mixedematoso deve ser tratado com urgência.

Para falar sobre esse tópico, entrevistamos o Dr. Mario Vega Carbó, especialista em endocrinologia que trabalha como endocrinologista no escritório da Vega & Vado.

Doutor Mario,
1. O que causa o coma mixedematoso?

Essa condição ocorre em pacientes com hipotireoidismo mal controlado por anos. Quando esta doença não é tratada, pode ocorrer uma situação de estresse severo, trauma, ataque cardíaco, cirurgia, infecção, exposição ao frio, fratura de quadril, sangramento gastrointestinal ou uso de anestésicos, sedativos ou narcóticos. gerar um agravamento repentino dos seus sintomas e causar uma crise.

2. Quem tem mais riscos de sofrer isso?

Esse distúrbio é mais comum em mulheres idosas e ocorre com mais frequência nos meses de inverno, uma vez que a exposição ao frio é um fator precipitante.

3. Quais são os seus principais sintomas?

Seus sinais mais comuns incluem intolerância severa ao frio, insuficiência respiratória, hipotermia, constipação, fadiga, dor nas articulações,

232

frequência cardíaca lenta, pele seca, alopecia, voz rouca e inchaço da face, mãos e pés.

Por outro lado, o estado mental geralmente progride da alteração da consciência para a desorientação, letargia profunda e, finalmente, coma, que podem ser acompanhadas de convulsões.

4. Como o Coma Mixedematoso é detectado?

Sinais como redução involuntária da temperatura corporal são levados em consideração no diagnóstico; o baixo nível de glicemia e sódio e o aumento da creatina fosfoquinase e do hormônio estimulador da tireóide; a ausência de oxigênio suficiente nos tecidos para manter as funções corporais; ritmo cardíaco lento e alterações no estado de consciência. A urina e o sistema respiratório também são testados para infecções.

5. Qual é o seu tratamento?

A terapia deve ser precoce e multidisciplinar. Incluirá o aquecimento gradual do paciente, a correção das alterações da glicemia, o monitoramento da função cardiovascular e a ventilação mecânica e a hidratação adequada. Além disso, o hipotireoidismo será controlado com altas doses de levotiroxina, por via oral ou intravenosa, e glicocorticóides e antibióticos de amplo espectro serão administrados para combater infecções. Além disso, serão tratados hipotensão arterial, distúrbios hidroeletrolíticos e desencadeadores de crises.

6. Quais são os resultados esperados?

A evolução dependerá da idade, doenças associadas e, fundamentalmente, do controle da hipotermia. Em todos os casos, o diagnóstico precoce é vital, pois o atraso no tratamento piora o prognóstico.

Capítulo 70. Tireoidite crônica e hipotireoidismo de Hashimoto

Tireoidite crônica ou doença de Hashimoto é um distúrbio causado por uma reação do sistema imunológico contra a glândula tireóide. Causa uma diminuição da função da tireóide, o que resulta em hipotireoidismo.

Esta condição médica afeta principalmente mulheres de meia idade, embora também possa ocorrer em homens e meninos. A doença de Hashimoto se desenvolve lentamente e pode levar muito tempo para ser detectada. Seu tratamento de reposição hormonal geralmente dá bons resultados.

Para falar sobre esse assunto, entrevistamos o Dr. Mario Vega Carbó, especialista em endocrinologia responsável pelo escritório Vega & Vado em Manágua, Nicarágua.

Doutor Mario,
1. O que causa tireoidite crônica?

A doença de Hashimoto é causada por uma reação do sistema imunológico, na qual anticorpos direcionados contra a tireóide levam à inflamação da glândula. Não se sabe ao certo por que isso ocorre, mas acredita-se que esteja relacionado a um vírus, uma bactéria ou uma falha genética.

O dano crônico causado por essa condição geralmente causa uma diminuição nos níveis de hormônio da tireóide no sangue. Em alguns casos, a doença pode estar relacionada a outros distúrbios endócrinos, como insuficiência adrenal e diabetes tipo 1.

2. Quem tem mais riscos de tê-lo?

A tireoidite crônica pode ocorrer em qualquer pessoa de qualquer idade. No entanto, é mais comum em mulheres de meia idade. Aqueles que sofrem de doenças imunológicas ou familiares com histórico de problemas de tireóide e aqueles expostos a altos níveis de radiação são mais propensos a sofrer com isso.

3. Quais são os seus principais sintomas?

O paciente geralmente apresenta prisão de ventre, dificuldade de concentração, pele pálida e seca, inchaço na frente da garganta, fadiga, queda de cabelo, unhas quebradiças, menstruação irregular, maior sensibilidade ao frio, maior tamanho e peso da língua , depressão, dor nas articulações e fraqueza muscular.

4. Como esta doença é detectada?

Quando seus sintomas ocorrem, geralmente são realizados um exame físico e vários estudos para medir os níveis de hormônio tireoidiano, hormônio estimulador da tireóide, colesterol e glicose e um teste de anticorpos. Outros testes especializados da glândula também podem ser necessários.

5. Qual é o seu tratamento?

Se você tem hipotireoidismo, ele é tratado com levotiroxina, uma pílula que contém hormônio da tireóide. Nesta terapia, é necessário realizar controles periódicos para ajustar a dose e o medicamento provavelmente deve ser tomado por toda a vida. Se não houver deficiência hormonal e a tireóide estiver funcionando normalmente, apenas sua evolução deve ser monitorada.

6. O que acontece se uma dose mais alta de hormônios é administrada à dose apropriada?

Se ingerido mais do que o necessário, o paciente pode ter pulso acelerado, perda de peso, cansaço e hiperatividade. É por isso que as verificações periódicas são essenciais para sua administração correta, uma vez que na dose adequada ela não apresenta efeitos colaterais.

7. Que outras complicações a tireoidite crônica pode trazer?

A doença de Hashimoto pode ocorrer junto com outros distúrbios autoimunes, como insuficiência adrenal e diabetes tipo 1. Se não tratada, também pode causar bócio, problemas cardíacos, depressão, libido reduzida e mixedema. Além disso, em casos raros, você pode desenvolver linfoma ou câncer de tireóide. Por outro lado, bebês de mulheres com hipotireoidismo não tratado podem nascer com defeitos congênitos

Capítulo 71. Tireoidite subaguda e infecções virais

Tireoidite subaguda é uma inflamação da glândula tireóide que geralmente ocorre após uma infecção viral. É uma doença rara que ocorre logo após sofrer um quadro infeccioso do trato respiratório superior, como caxumba (caxumba), gripe ou resfriado comum. Seus sintomas incluem febre e dor no pescoço.

Nas primeiras semanas, cerca de metade dos pacientes registra uma produção excessiva do hormônio tireoidiano (hipertireoidismo) que é posteriormente normalizada. Esta doença ataca principalmente mulheres de meia idade e geralmente desaparece dentro de alguns meses.

Para saber mais sobre esse assunto, entrevistamos Mario Vega Carbó, endocrinologista com mais de 20 anos de experiência.

Doutor Mario,
1. Quais são os sintomas da tireoidite subaguda?

Geralmente, o paciente tem febre e dor na parte da frente do pescoço, embora esse desconforto possa se espalhar para a mandíbula e as orelhas. É por isso que muitas vezes seus sinais são confundidos com um problema dentário, faringite ou otite. Nesses casos, a glândula geralmente aumenta de tamanho assimetricamente e fica inchada e sensível ao toque. Além disso, a dor pode aumentar quando ingerida ou quando a cabeça é virada. Outros sintomas frequentes são rouquidão, fadiga e uma sensação de fraqueza.

No início da doença, também existem sinais associados ao hipertireoidismo, como ansiedade, nervosismo, dificuldade de concentração, diarréia, vômito, aumento do apetite, sudorese, palpitações, perda de cabelo e peso e problemas de sono.

2. Como esta doença é detectada?

Quando seus sintomas ocorrem, um exame físico e diferentes estudos geralmente são feitos para medir os níveis de hormônio da tireóide. Para confirmar o diagnóstico, podem ser necessários testes especializados com ultra-som e cintilografia, incluindo captação radioativa de iodo e biópsia por aspiração por agulha fina.

3. Qual é o seu tratamento?

A terapia procurará reduzir a dor e a inflamação e tratar o hipertireoidismo, se ocorrer. O desconforto causado pela tireoidite subaguda pode ser resolvido com medicamentos anti-inflamatórios não esteróides, como o ibuprofeno, ou corticosteróides, como a prednisona.

Além disso, para resolver os sintomas do hipertireoidismo, os betabloqueadores também podem ser prescritos, o que ajuda a melhorar distúrbios do ritmo cardíaco, tremores e ansiedade.

Se a tireóide se tornar hipoativa durante a fase de recuperação, pode ser necessária a reposição hormonal da tireóide.

4. O que você pode esperar dessa terapia?

O tratamento é eficaz e a tireoidite subaguda geralmente cura espontaneamente em poucos meses. No entanto, em alguns casos, a doença pode reaparecer e, com o tempo, pode causar hipotireoidismo permanente.

Capítulo 72. Síndrome Eutireóideo Doente

A Síndrome do Eutireóideo Doente é um distúrbio no qual os resultados dos testes da tireóide são anormais, embora a glândula funcione corretamente. Isso geralmente ocorre quando o paciente tem outra doença grave, desnutrida ou submetida a cirurgia, o que faz com que alguns hormônios não atuem regularmente. A tireóide é uma das glândulas mais importantes do corpo e sua atividade influencia o metabolismo e a maioria das funções do corpo, como freqüência cardíaca e pressão arterial.

Para falar sobre esse assunto, entrevistamos o Dr. Mario Vega Carbó, especialista em endocrinologia que atualmente é responsável pelo escritório Vega & Vado.

Doutor Mario,
1. O que é a síndrome do doente eutireóideo?
É uma patologia pouco conhecida que aparece em pacientes hospitalizados, nos quais os valores séricos dos hormônios tireoidianos são alterados, sem que haja uma doença na glândula, mas outra doença sistêmica.

2. Quais doenças podem causar essas alterações?

Certos distúrbios gastrointestinais, pulmonares, cardiovasculares, inflamatórios e metabólicos podem causar Síndrome do Eutireóideo. Além disso, insuficiência renal crônica, infarto agudo do miocárdio, desnutrição grave, jejum, queimaduras, trauma grave, cetoacidose diabética, anorexia nervosa, intervenção cirúrgica, cirrose, sepse, câncer ou transplante da medula óssea

3. Por que as alterações nos resultados dos exames de tireoide?

As variações podem ser devidas a alterações na produção de hormônios tireoidianos, no eixo hipotálamo-hipófise-tireóide ou no metabolismo periférico dos hormônios. Também pode ocorrer por uma combinação desses três fatores.

4. Quais são os resultados alterados mais frequentes que aparecem nos exames?

As variações que geralmente aparecem são baixos níveis de triiodotironina (T3), aumento do T3 inverso e redução da tiroxina (T4). Além disso, o hormônio estimulador da tireóide (THS) e o T4 livre também podem ser afetados.

5. Como essa síndrome é detectada?

Contra seus sintomas, o objetivo é definir se o paciente apresenta hipotireoidismo ou síndrome de eutireoidismo. Para isso, um exame físico e diferentes estudos são realizados para medir os níveis hormonais. O teste mais seguro é o do hormônio estimulador da tireóide, que no hipotireoidismo é muito alto, enquanto na síndrome geralmente é baixo, normal ou ligeiramente elevado.

Da mesma forma, os níveis séricos de cortisol tendem a aumentar na síndrome e são baixos ou normais no hipotireoidismo. Alguns medicamentos que afetam os hormônios da tireóide, como meios de contraste ricos em iodo, amiodarona, dopamina e corticosteróides, podem dificultar a interpretação dos resultados.

6. Qual é o seu tratamento?

Como não é um problema na glândula tireóide, não é necessário tratamento específico ou reposição hormonal. A terapia será focada na doença subjacente e, quando for resolvida, os resultados laboratoriais voltarão ao normal..

Capítulo 73. Hipertireoidismo ou tireóide hiperativa

O hipertireoidismo é uma condição na qual a tireóide produz muito hormônio da tireóide. Essa glândula é uma das mais importantes do corpo e sua atividade influencia o metabolismo, o crescimento e a maioria das funções do corpo, como freqüência cardíaca e pressão arterial.

O motivo mais comum para secreção excessiva de tireóide é a doença de Graves, uma condição na qual o sistema imunológico produz anticorpos que o atacam e danificam. Outras causas podem ser uma inflamação da glândula devido a infecções virais, alguns medicamentos ou tireoidite pós-parto; um adenoma hiperativo; tumores; a ingestão de grandes quantidades de hormônio tireoidiano sintético; e consumo exagerado de iodo. O hipertireoidismo pode acelerar o metabolismo do corpo, o que causa perda involuntária de peso, arritmia e taquicardia.

Para falar sobre esse tópico, entrevistamos o Dr. Mario Vega Carbó, especialista em endocrinologia, com mais de 20 anos de experiência.

Doutor Mario,
1. Quais são os sintomas mais comuns do hipertireoidismo?

Seus sinais mais comuns são ansiedade, nervosismo, fadiga, dificuldade de concentração, diarréia, cabelos finos e frágeis, tremor das mãos, intolerância ao calor, aumento do apetite, sudorese, irregularidades menstruais, palpitações, problemas de sono e perda de peso. Outros sintomas incluem inchaço ou crescimento anormal da tireóide, desenvolvimento dos seios nos homens, pressão alta, irritação nos olhos, náusea, vômito, pele quente e vermelhidão, alterações nas unhas, depressão e erupções cutâneas.

2. Como esta doença é detectada?

Quando seus sintomas ocorrem, um exame físico e diferentes estudos geralmente são feitos para medir os níveis de hormônios da tireóide,

241

colesterol e glicose. Testes especializados da glândula, com ultra-som e cintilografia ou captação de iodo radioativo também podem ser necessários.

3. Quem tem maior probabilidade de tê-lo?

Essa condição é mais comum em mulheres, em pessoas com outros problemas de tireóide e naquelas com mais de 60 anos. Também ocorre com mais frequência naqueles que têm histórico familiar da doença de Graves.

4. Qual é o seu tratamento?

A terapia dependerá da causa do hipertireoidismo e da gravidade de seus sintomas. Geralmente é tratado com medicamentos antitireoidianos, como propiltiouracil ou metimazol, que diminuem ou bloqueiam os efeitos do hormônio. Ambos os medicamentos causam sérios danos ao fígado, portanto devem ser tomados com cautela e cuidados médicos.

Em casos mais graves, a cirurgia pode ser necessária para remover a glândula ou reduzi-la com a ingestão de iodo radioativo. Se isso acontecer, o paciente deve tomar pílulas de reposição hormonal por toda a vida. Os medicamentos podem ser prescritos para aliviar os sintomas do hipertireoidismo, como os betabloqueadores, que ajudam a melhorar os distúrbios do ritmo cardíaco, tremores e ansiedade.

5. O que você pode esperar dessa terapia?

Os pacientes geralmente respondem bem e melhoram com o tratamento. Algumas de suas causas podem até desaparecer sem qualquer terapia. No entanto, o hipertireoidismo causado pela doença de Graves pode piorar com o tempo e afetar a qualidade de vida do paciente.

6. Que outras complicações essa condição pode trazer?
O estresse ou a infecção podem causar um agravamento repentino dos sintomas do hipertireoidismo e gerar febre, uma alteração na consciência

e fortes dores abdominais, o que requer atenção médica urgente. Esta condição médica pode causar problemas cardíacos e osteoporose.

Em alguns casos raros, também pode afetar os olhos e inchar e secar. Além disso, a cirurgia para afastá-lo da tireóide pode causar lesões na laringe, danos às cordas vocais, rouquidão e baixos níveis de cálcio devido a danos ou remoção acidental das glândulas paratireóides.

7. Que outras recomendações esses pacientes devem considerar?

Pessoas com hipertireoidismo devem controlar a ingestão de iodo, que pode estar presente em alimentos, suplementos vitamínicos e xaropes para a tosse, pois seu consumo pode piorar os sintomas. Também é recomendável evitar o tabaco, o que está associado ao desenvolvimento de problemas oculares em pacientes com doença de Graves.

Por outro lado, exercitar-se regularmente pode ajudá-los a manter a densidade óssea e o sistema cardiovascular, e a prática de técnicas de relaxamento alivia o estresse, que é um importante fator de risco nessa condição.

Capítulo 74. Orbitopatia da tireóide

Orbitopatia da tireóide é uma doença de origem autoimune que afeta o funcionamento da glândula tireóide e dos órgãos relacionados à visão, juntos ou isoladamente. Esses pacientes geralmente apresentam hipertireoidismo e uma série de alterações que acometem as pálpebras, a órbita e os músculos que movem os olhos, causando inchaço. Isso faz com que saiam da cavidade e causem a aparência de olhos esbugalhados.

Por outro lado, a orbitopatia da tireoide também pode causar estrabismo, irritação, problemas para fechar os olhos, lacrimejamento, sensação de areia, visão dupla e danos aos nervos ópticos.

Para saber mais sobre esse assunto, entrevistamos Mario Vega Carbó, endocrinologista, com mais de 20 anos de experiência.

Doutor Mario,
1. O que causa a orbitopatia da tireóide?

Geralmente essa condição é causada por uma reação do sistema imunológico, que gera anticorpos que atacam e danificam a tireóide. Isso faz com que a glândula produz hormônios em excesso, levando ao hipertireoidismo. Por outro lado, esses mesmos anticorpos podem afetar os órgãos relacionados à visão, causando seu inchaço.

2. Quem é afetado por essa condição?

A orbitopatia tireoidiana é mais comum em mulheres fumantes entre 40 e 60 anos e geralmente afeta os dois olhos.

3. Quais são os seus principais sintomas?

Essa condição geralmente ocorre meses ou anos após a doença da tireóide. No entanto, raramente pode precedê-lo. Seus sinais iniciais são pressão ao redor do globo ocular, irritação, estrabismo, lacrimejamento, dificuldade em fechar os olhos e sensação de areia.

Por outro lado, se os músculos ou tecidos estiverem muito inchados, eles podem comprimir o nervo óptico e causar perda de visão. Com o tempo, o paciente pode ter sequelas como olhos esbugalhados, bolsas palpebrais e visão dupla.

4. Como é tratada a orbitopatia da tireóide?

A terapia depende da gravidade da doença e dos sintomas apresentados. Em casos leves, a administração de lágrimas artificiais, compressas frias e o uso de óculos de sol são geralmente suficientes para aliviar seus sinais.

Durante a fase ativa da condição, corticosteróides podem ser prescritos por via intravenosa ou radioterapia pode ser usada. Se a condição for grave e houver riscos para a visão, é realizado um procedimento cirúrgico que remove parte dos ossos ao redor do globo ocular, para descomprimir a órbita. Se causar problemas estéticos graves, pode ser realizada reabilitação ou cirurgia palpebral.

5. Quais são os resultados esperados desta terapia?

Em geral, os tratamentos cirúrgicos são geralmente seguros e eficazes. Em alguns casos, podem ocorrer inflamação, sangramento e infecções tratadas com antibióticos.

Capítulo 75. Tempestade na tireóide ou crise tireotóxica

A tempestade tireoidiana é conhecida como o aumento agudo dos sintomas do hipertireoidismo, que põe em risco o funcionamento dos órgãos e a vida do paciente. É uma crise rara, mas com alta taxa de mortalidade, por isso deve ser controlada com urgência. Esse agravamento repentino geralmente é desencadeado por uma situação de estresse, infecção, cirurgia ou trabalho de parto e pode causar febre alta, diarréia, taquicardia, choque e morte. Geralmente ocorre em pacientes nos quais a hiperatividade da tireoide é mal controlada ou mesmo não diagnosticada.

Para falar sobre esse tópico, entrevistamos o Dr. Mario Vega Carbó, especialista em endocrinologia, que trabalha como endocrinologista no escritório da Vega & Vado.

Doutor Mario,
1. Quando ocorre uma tempestade na tireóide?

O hipertireoidismo é uma condição na qual a tireóide produz muito hormônio da tireóide. Essa glândula é uma das mais importantes do corpo e sua atividade influencia o metabolismo, o crescimento e a maioria das funções do corpo, como freqüência cardíaca e pressão arterial.

Quando esta doença não é tratada, uma situação grave de estresse, como trauma, ataque cardíaco, cirurgia, trabalho ou infecção, pode causar uma súbita piora dos seus sintomas e causar uma crise. Em alguns casos, isso também pode ser causado pelo suprimento inadequado de iodo ou hormônio da tireóide, em tratamentos para a doença de Graves ou obesidade.

2. Quais são os seus principais sintomas?

Os sinais mais comuns são agitação, nível reduzido de consciência, confusão, delírio, diarréia, febre, aceleração do ritmo cardíaco, hipertensão, aparência amarela dos olhos e pele, inquietação, tremor, sudorese, náusea, vômito e dor abdominal.

3. Como é detectada uma tempestade na tireóide?

Não há testes diagnósticos específicos para essa condição, portanto sua detecção é baseada em observações clínicas relacionadas a seus sintomas. Para isso, são medidos a pressão arterial, a frequência cardíaca e os níveis de hormônio tireoidiano; funções renais e cardíacas são verificadas e infecções são procuradas. Ultra-som da tireóide e outros estudos também podem ser realizados.

4. Qual é o seu tratamento?

O tratamento da tempestade tireoidiana envolve a redução da febre e o suprimento de oxigênio e fluidos em caso de dificuldade em respirar e desidratar. Ele procura reduzir os níveis de hormônio tireoidiano no sangue, fornecendo altas doses de iodo ou com medicamentos antitireoidianos, como o metimazol ou o propiltiouracil. Além disso, a aplicação de betabloqueadores intravenosos pode ser necessária para diminuir a freqüência cardíaca, pressão arterial, tremor e ansiedade. Em caso de infecção, antibióticos também são administrados.

5. Que complicações esse distúrbio pode trazer?

A insuficiência cardíaca e o edema pulmonar podem se desenvolver rapidamente, causar choque e levar à morte.

6. Como a tempestade da tireóide é evitada?

A melhor maneira de evitá-lo é tratando e controlando o hipertireoidismo. O exercício regular pode ajudar a manter a densidade óssea e o sistema cardiovascular, e a prática de técnicas de relaxamento alivia o estresse, que é um importante fator de risco nessa condição.

Capítulo 76. Tratamientos para el Hipertiroidismo: radioyodo y antitiroideos

O hipertireoidismo é uma condição na qual a tireóide produz muito hormônio da tireóide. Geralmente, essa condição é tratada com medicamentos antitireoidianos, como propiltiouracil ou metimazol, que diminuem ou bloqueiam seus efeitos.

Em casos mais graves, a cirurgia pode ser necessária para remover a glândula ou reduzi-la com a ingestão de iodo radioativo. Se isso acontecer, o paciente deve tomar pílulas de reposição hormonal por toda a vida.

Para saber mais sobre esse assunto, entrevistamos Mario Vega Carbó, endocrinologista com mais de 20 anos de experiência.

Doutor Mario,
1. Como os medicamentos antitireoidianos funcionam?

Essas drogas inibem a síntese, liberação, conversão periférica e efeitos nos órgãos dos hormônios da tireóide. O propiltiouracil e o metimazol vêm em comprimidos e são tomados 3 vezes ao dia, a cada 8 horas, com alimentos.

2. Quais efeitos colaterais eles têm?

Em alguns casos, pode haver erupções cutâneas, coceira, perda de cabelo anormal, vômito, dor nas articulações, sonolência, tontura e uma diminuição no número de leucócitos e plaquetas.

Em situações mais graves, pode haver dor de cabeça, febre, sangramento, dor abdominal e amarelecimento dos olhos ou da pele. O propiltiouracil pode causar sérios danos ao fígado. Portanto, é recomendado apenas para uso em pacientes que não podem receber outros tratamentos, como cirurgia ou iodo radioativo.

Por sua vez, o metimazol não deve ser usado durante a gravidez ou durante o período de amamentação, pois pode causar defeitos congênitos. Nesses casos, o propiltiouracil pode ser usado durante os primeiros meses de concepção.

3. O que deve ser feito se você esquecer de tomar uma dose desses medicamentos?

Você deve ingeri-lo assim que se lembrar. No entanto, se estiver quase na hora da próxima dose, é melhor pular e continuar com a dosagem regular. Em nenhum caso deve ser tomada uma dose dupla para compensar a que foi esquecida.

4. Que outros aspectos devem ser levados em consideração durante o uso de medicamentos antitireoidianos?

Antes de iniciar o tratamento, é importante informar o médico sobre qualquer outro medicamento, vitamina ou suplemento que esteja sendo usado, para avaliar se a combinação pode ser prejudicial. Você deve notificar se tiver outras condições, como problemas renais ou cardíacos, ou qualquer doença que afete o sangue; se estiver grávida ou planejando engravidar a curto prazo, ou se estiver amamentando.

Finalmente, esses medicamentos devem ser armazenados em local adequado, em temperatura ambiente e fora do alcance das crianças.

5. Para que é usada a terapia radioativa com iodo?

O iodo radioativo é administrado como pílula ou líquido para reduzir ou matar as células da tireóide, a fim de controlar algumas doenças. No caso do hipertireoidismo, esse tratamento mata as células hiperativas ou diminui o tamanho da glândula, o que interrompe a produção hormonal.

Para o câncer, após a cirurgia para remover a tireóide, o iodo destrói as células cancerígenas restantes e as que se espalharam em outras partes do corpo. Após essas terapias, os pacientes podem precisar tomar pílulas de reposição hormonal por toda a vida.

6. Quais são os efeitos colaterais dessa terapia?

Além da possibilidade de hipotireoidismo, se o uso for abusado, o paciente é exposto a um nível muito baixo de radiação que pode ser prejudicial. É por isso que não é recomendado para mulheres grávidas ou que estão amamentando.

Em alguns casos, os pacientes podem ter baixa contagem de espermatozóides e infertilidade por até 2 anos em homens e períodos irregulares por até um ano em mulheres.

Por outro lado, após o tratamento, pode haver inchaço e sensibilidade no pescoço e nas glândulas salivares, boca e olhos secos, gastrite e alterações no paladar. Além disso, doses muito altas podem diminuir a produção de saliva ou ferir o cólon ou a medula óssea.

7. Quais cuidados devem ser tomados após este tratamento?

O paciente deve evitar um possível contato com outras pessoas, especialmente crianças e mulheres grávidas, por pelo menos quatro dias. Isso inclui dormir em uma cama separada. Por pelo menos 6 meses, você também deve evitar conceber ou engravidar.

Por outro lado, toda vez que você vai ao banheiro, recomenda-se descarregar duas ou mais vezes para escorrer a água. Também é aconselhável tomar banho e lavar as mãos com freqüência, usar talheres descartáveis ou lavá-los separadamente dos outros e não cozinhar alimentos para os outros.

Capítulo 77. Iodo radioativo após tireoidite

A tireoidite pós-radioativa por iodo é uma inflamação na tireóide que aparece após o tratamento com iodo radioativo, geralmente para combater casos de hipertireoidismo.

A tireóide é uma das glândulas mais importantes do corpo e sua atividade influencia o metabolismo, o crescimento e a maioria das funções do corpo, como freqüência cardíaca e pressão arterial. Quando, por algum motivo, produz excesso de hormônios, deve ser tratado. Uma das terapias utilizadas é a redução da glândula através da ingestão de iodo radioativo.

Em alguns casos, os efeitos da radiação leve podem causar uma inflamação na tireóide, conhecida como tireoidite por iodo pós-radioativo.

Para saber mais sobre esse assunto, entrevistamos Mario Vega Carbó, endocrinologista com mais de 20 anos de experiência.

Doutor Mario,
1. Em que casos esse distúrbio ocorre?

A tireoidite pós-radioativa por iodo é um fenômeno raro que ocorre em menos de 1% dos pacientes aos quais esse tratamento é aplicado. Geralmente, seus sintomas aparecem duas semanas após a sua realização e são caracterizados por um aumento no tamanho da glândula, dor no pescoço e febre.

2. Quem corre mais risco de sofrer?

Essa condição é mais comum em mulheres e há mais riscos quando a dose de iodo radioativo administrada é consideravelmente superior a 15 mCi.

3. Qual é o seu tratamento?

Se a tireoidite é leve, não requer tratamento. Se for moderado, a dor e a inflamação podem ser resolvidas com medicamentos anti-inflamatórios não esteróides, como o ibuprofeno. Em casos graves, é tratado com esteróides.

Ocasionalmente, como resultado dessa doença, os pacientes registram uma produção excessiva de hormônio da tireóide, que é normalizada. Os betabloqueadores podem ser prescritos para tratar os sintomas do hipertireoidismo.

Por outro lado, se a tireóide se tornar hipoativa durante a fase de recuperação, podem ser necessários hormônios tireoidianos de substituição.

4. O que você pode esperar dessa terapia?

O tratamento geralmente é eficaz e a tireoidite geralmente desaparece logo após.

5. Que outros aspectos devem ser levados em consideração?

Nos pacientes que recebem tratamento com iodo radioativo, a possibilidade de tireotoxicose após a aplicação deve sempre ser analisada. Isso pode causar problemas cardíacos, como fibrilação atrial, taquicardia supraventricular e arritmias ventriculares.

Capítulo 78. Medicina nuclear para tireóide

A Medicina Nuclear é uma especialidade da medicina usada para o diagnóstico e tratamento de doenças. Ele usa uma droga transportadora e um isótopo radioativo que é aplicado dentro do corpo, geralmente por via intravenosa ou oral. A partir daí, eles emitem sinais, detectados por uma câmera especial, conhecida como câmera gama.

Este dispositivo é responsável por armazenar informações digitalmente, que são processadas em imagens. Ao contrário dos obtidos em radiologia, eles mostram como os órgãos e tecidos explorados funcionam e revelam alterações nos níveis moleculares. Geralmente, os exames de Medicina Nuclear não são invasivos e carecem de efeitos colaterais graves.

Para saber mais sobre esse assunto, entrevistamos o Dr. Mario Vega Carbó, especialista em endocrinologia, responsável pelo escritório Vega & Vado.

Doutor Mario,
1. Em quais casos a Medicina Nuclear é usada no tratamento da tireóide?

Geralmente, essa especialidade é usada para realizar uma cintilografia, na qual a anatomia da glândula é analisada e avaliada, e restos cirúrgicos, tecido ectópico da tireóide, cistos ou nódulos são procurados.

Nos casos de doença grave, o tratamento com iodo radioativo também é usado para destruir células hiperativas ou cancerígenas.

2. Qual é a preparação para esses estudos?

Geralmente, o paciente é solicitado a não comer depois da meia-noite do dia anterior ao exame. Além disso, se você estiver tomando algum medicamento para a tireóide, pare pelo menos três dias antes do teste. A pessoa deve informar se está tomando algum medicamento que contenha iodo ou se está com diarréia, pois pode interferir nos resultados.

Por sua vez, antes de iniciar o estudo, jóias, dentaduras e outros metais devem ser removidos.

3. Como é realizada a cintilografia da tireóide?

Para este procedimento, é administrada uma pílula contendo uma pequena quantidade de iodo radioativo. Depois, esperam entre 4 e 6 horas para que esse produto químico se acumule na tireóide e a primeira varredura é realizada. Para fazer isso, a câmera é colocada no pescoço, para tirar fotos da glândula de diferentes ângulos. Durante esse processo, o paciente deve permanecer completamente imóvel.

Após 24 horas, outra medição pode ser necessária. Mais tarde, o iodo radioativo é expelido do corpo pela urina.

4. Que resultados esse teste oferece?

Entre outras possibilidades, o exame permite verificar se há nódulos, bócio ou câncer de tireóide e encontrar a causa do hipertireoidismo. Se a glândula for aumentada ou deslocada para o lado, pode ser um sinal de tumor.

Se você acumulou muito iodo, pode ser devido a uma tireóide hiperativa. Em vez disso, ele fez pouco, pode haver inflamação. Se os nódulos estiverem escuros, significa que eles absorveram muito iodo, que são muito ativos e a possível causa da produção excessiva de hormônios.

5. Qual é o tratamento com iodo radioativo?

Esta terapia de Medicina Nuclear permite tratar o hipertireoidismo e o câncer de tireóide. Envolve a ingestão de uma pequena dose de iodo radioativo, através de cápsulas ou líquido, que se acumula na glândula e destrói suas células.

O hipertireoidismo ocorre quando a tireóide produz um excesso de hormônios. O iodo radioativo trata essa condição matando células hiperativas ou diminuindo o tamanho da glândula, o que interrompe a produção. No caso do câncer, após a cirurgia para remover a tireóide, o iodo destrói as células cancerígenas restantes e as que se espalharam em outras partes do corpo. Após essas terapias, os pacientes podem precisar tomar pílulas de reposição hormonal por toda a vida.

6. Quais são os efeitos colaterais da Medicina Nuclear?

Essa técnica não é invasiva, exceto para injeções intravenosas, geralmente é indolor e não apresenta efeitos colaterais importantes. No entanto, se seu uso for abusado, o paciente é exposto a um nível muito baixo de radiação que pode ser prejudicial. É por isso que não é recomendado para mulheres grávidas ou que estão amamentando.

Em alguns casos, os pacientes também podem sentir inchaço e sensibilidade no pescoço e nas glândulas salivares, boca e olhos secos e alterações no paladar.

7. Quais cuidados devem ser tomados após este tratamento?

O paciente deve evitar possíveis contatos com outras pessoas, especialmente crianças e mulheres grávidas, por pelo menos quatro dias. Isso inclui dormir em uma cama separada. Por outro lado, toda vez que você vai ao banheiro, recomenda-se descarregar duas ou mais vezes para escorrer a água. Também é aconselhável banhar e lavar as mãos com freqüência, usar talheres descartáveis ou lavá-los separadamente dos outros e não cozinhar alimentos para os outros. Por pelo menos 6 meses, você também deve evitar conceber ou engravidar.

Parte V. Metabolismo do cálcio

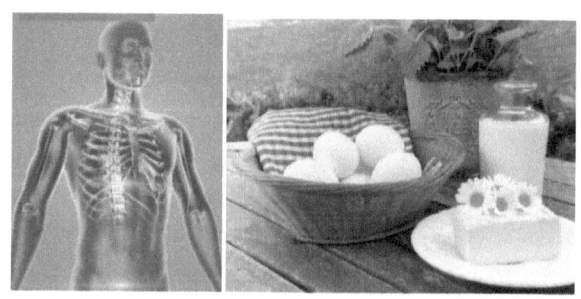

Capítulo 79. Hipocalcemia

A hipocalcemia é um distúrbio no qual os níveis de cálcio no sangue são baixos. Este mineral desempenha um papel estrutural importante no corpo fazendo parte dos dentes e ossos e contribuindo para o seu desenvolvimento e manutenção.

Além disso, participa de coagulação sanguínea, transmissão de impulsos nervosos, contração e relaxamento muscular, estimulação da secreção hormonal e freqüência cardíaca, entre outras tarefas. Um déficit prolongado dos níveis de cálcio pode levar a malformação óssea ou torná-los quebradiços e com tendência a fraturar.

Para saber mais sobre esse tópico, entrevistamos Mario Vega Carbó, especialista em endocrinologia, que trabalha como endocrinologista no escritório da Vega & Vado.

Doutor Mario,
1. O que causa hipocalcemia?

A hipocalcemia pode ser causada por diferentes fatores, como dieta pobre em cálcio, doenças do sangue ou deficiência de vitamina D e magnésio, essenciais para a fixação no sistema ósseo. Outras causas possíveis são alcoolismo; insuficiência renal crônica; problemas no hormônio da paratireóide e intestino; certos medicamentos como diuréticos; quimioterapia; inflamação do pâncreas; a síndrome dos ossos famintos e o consumo de café ou chá.

2. Quais são os seus principais sintomas?

Alguns sinais frequentes são espasmos musculares, especialmente nas mãos, pés e face; as cãibras; as contraturas; a sensação de formigamento; dormência e problemas de artrite nos dedos.

257

Além disso, o paciente pode apresentar cansaço excessivo, sudorese, palpitações, contrações irregulares, falta de ar, irritabilidade, vômito, febre, náusea, diarréia, ataques de ansiedade e depressão.

3. Como esse distúrbio é detectado?

Contra seus sintomas, geralmente é realizado um hemograma para controlar os níveis de cálcio no sangue. Quando os valores estão abaixo de 8,5 mg / dl, considera-se que o paciente apresenta hipocalcemia. Além disso, os níveis de albumina, creatinina, magnésio e fósforo também são controlados. Por outro lado, para concluir o diagnóstico, um eletrocardiograma, radiografias e ultra-som podem ser necessários.

4. Qual é o seu tratamento?

A terapia depende do que causa hipocalcemia. No entanto, como primeiro passo, geralmente se busca adicionar mais cálcio, magnésio, fósforo e vitamina D à dieta. Alimentos ricos em cálcio incluem produtos lácteos, como leite, queijo e iogurte; vegetais de folhas verdes, como brócolis; peixe com osso mole, como sardinha em lata e salmão; Cereais; amêndoas; Castanha do Brasil e sucos de frutas.

Se necessário, podem ser prescritos suplementos ou infusões de cálcio ou vitamina D. Em casos graves, o mineral pode ser administrado por via intravenosa. Se a hipocalcemia é uma consequência de outra doença, ela deve ser tratada.

5. Que outras recomendações podem ser dadas a esses pacientes?

As pessoas com hipocalcemia são aconselhadas a manter hábitos de vida saudáveis, como dieta equilibrada e exercícios diários, com controle para evitar inchaços e quedas. É aconselhável manter um peso corporal adequado e evitar o consumo de tabaco e álcool em excesso.

Capítulo 80. Crise hipocalcêmica

A hipocalcemia é um distúrbio no qual os níveis de cálcio no sangue estão abaixo de 8,5 mg / dl. Alguns sinais freqüentes dessa condição são espasmos musculares, especialmente nas mãos, pés e face; as cãibras; as contraturas; a sensação de formigamento; dormência e problemas de artrite nos dedos.

Além disso, o paciente pode apresentar cansaço excessivo, sudorese, palpitações, contrações irregulares, falta de ar, irritabilidade, vômito, febre, náusea, diarréia, ataques de ansiedade e depressão.

Em muitos casos, a hipocalcemia pode gerar uma situação grave que requer medidas terapêuticas urgentes.

Para saber mais sobre esse tópico, entrevistamos Mario Vega Carbó, especialista em endocrinologia, responsável pelo escritório Vega & Vado.

Doutor Mario,
1. Quais são os sintomas de uma crise hipocalcêmica?

Em casos graves, o paciente pode apresentar espasmos musculares, laringoespasmo, insuficiência renal, hipotensão, insuficiência cardíaca, arritmias e desmaios, convulsões e diminuição do estado de consciência.

As crises hipercalcêmicas, em geral, são causadas por grandes tumores nas glândulas paratireóides, que produzem concentrações plasmáticas mais altas de cálcio e hormônio da paratireóide. Eles também podem ser causados por insuficiência renal, inflamação do pâncreas, administração de fosfatos ou excesso de dano tecidual.

2. Como essas crises são tratadas?

Hipocalcemia grave, abaixo de 7 mg / dL, requer tratamento imediato com cálcio e vitamina D por via intravenosa. Normalmente, 100-200 mg de cálcio elementar são aplicados na forma de gluconato de cálcio, seguidos por uma infusão contínua de 0,5-1,5 mg / kg / h. A perfusão deve ser lenta para evitar complicações cardiovasculares.

Outra opção é usar cloreto de cálcio, embora seja usado menos que o gluconato, porque é mais irritante localmente. Essa terapia deve ser mantida até que o paciente possa receber cálcio por via oral.

Quanto aos substitutos da vitamina D, o calcitriol, um medicamento que atua em poucas horas, pode ser usado.

3. Quais são as contra-indicações do gluconato de cálcio?

Este medicamento não deve ser utilizado em casos de doença renal grave ou em pacientes submetidos à digitalização. Entre outros efeitos colaterais, o gluconato de cálcio pode causar prurido, ondas de calor, vertigem e necrose tecidual.

Por outro lado, quando aplicado muito rapidamente ou em doses muito altas, pode causar hipercalcemia. Isso aumenta os riscos de hipotensão, bradicardia, arritmia, síncope e parada cardíaca.

4. Que outros aspectos devem ser levados em consideração durante uma crise hipocalcêmica?

Nesses casos, convulsões e espasmos da laringe também devem ser evitados e o ritmo cardíaco controlado. É comum que pacientes com hipocalcemia também tenham hipomagnesemia, principalmente se forem alcoólatras ou sofrem de desnutrição ou má absorção graves.

Portanto, durante uma crise, também é importante tratar baixos níveis de magnésio no sangue, pois isso causa resistência ao hormônio da paratireóide e reduz sua secreção. A dose habitual é de 2 g de sulfato de magnésio a 10%, seguida de uma infusão de 1 g / 100 ml / h.

Finalmente, se houver também hiperfosfatemia, um aumento no conteúdo de fosfato inorgânico no sangue, seus valores serão corrigidos por hemodiálise na insuficiência renal terminal ou pela administração de antiácidos fixadores de fosfato.

Capítulo 81. Suplementação: cálcio, vitamina D e magnésio

Cálcio, vitamina D e magnésio são indispensáveis para o corpo humano. Eles ajudam a formar dentes e ossos e contribuem para o seu desenvolvimento e manutenção. Além disso, participam de coagulação sanguínea, transmissão de impulsos nervosos, contração e relaxamento muscular, estimulação da secreção hormonal e freqüência cardíaca, entre outras tarefas. Um déficit prolongado dessas substâncias pode levar a malformação óssea ou torná-las quebradiças e propensas a fraturas.

Para saber mais sobre esse assunto, entrevistamos o médico cubano Mario Vega Carbó, especialista em endocrinologia clínica.

Doutor Mario,
1. O que é hipocalcemia e quais são suas causas?

A hipocalcemia é um distúrbio no qual os níveis de cálcio no sangue são baixos. Pode ser devido a diferentes fatores, como dieta pobre em minerais, distúrbios sanguíneos ou déficits de vitamina D e magnésio, essenciais para a fixação no sistema ósseo.

Outras razões possíveis são alcoolismo; insuficiência renal crônica; problemas no hormônio da paratireóide e intestino; certos medicamentos como diuréticos; quimioterapia; inflamação do pâncreas; a síndrome dos ossos famintos e o consumo de café ou chá. Em média, os adultos devem consumir entre 1.000 e 1.200 mg de cálcio por dia.

2. Qual é o seu tratamento?

A terapia dependerá do que causa hipocalcemia. No entanto, como primeiro passo, geralmente se busca adicionar mais cálcio, magnésio, fósforo e vitamina D à dieta.

Alimentos ricos em cálcio incluem produtos lácteos, como leite, queijo e iogurte; vegetais de folhas verdes, como brócolis; peixe com osso mole, como sardinha em lata e salmão; Cereais; amêndoas; Castanha do Brasil e sucos de frutas.

Se necessário, podem ser prescritos suplementos ou infusões de cálcio ou vitamina D. Em casos graves, o mineral pode ser administrado por via intravenosa.

3. Quem deve avaliar a ingestão de suplementos de cálcio?

As pessoas que seguem uma dieta vegana, aquelas que consomem grandes quantidades de proteína ou sódio, aquelas que recebem tratamento prolongado com corticosteróides e aquelas que têm intolerância à lactose, osteoporose ou alguma doença digestiva ou intestinal que diminui a absorção de cálcio podem precisa consumir suplementos deste mineral.

4. Como os suplementos de cálcio são tomados?

São vendidos em comprimidos, cápsulas, líquidos ou em pó e geralmente são melhor absorvidos se ingeridos em pequenas doses (menos de 500 mg) distribuídas nas refeições.

No entanto, é importante ter em mente que esses suplementos podem mudar a maneira como o corpo absorve certos medicamentos, como os usados para controlar a pressão arterial, hormônios sintéticos da tireóide, antibióticos e pílulas de ferro. Dependendo dos medicamentos utilizados, o médico recomendará se é melhor tomá-los com ou entre as refeições.

5. Esses suplementos apresentam algum risco ou efeitos colaterais?

Geralmente eles são muito bem tolerados. Em raras ocasiões, o paciente pode apresentar flatulência, constipação e inchaço. Se ingeridos em grandes quantidades, podem causar hipercalcemia e gerar um risco aumentado de fraturas ósseas, pressão alta, problemas cardíacos, pedras nos rins ou uma doença renal grave.

263

Por outro lado, embora os estudos sejam inconclusivos, pode haver uma relação entre esses suplementos e o aumento da probabilidade de câncer de próstata.

6. Qual é o papel da vitamina D?

Esta substância é essencial para a formação normal de ossos e dentes, para a absorção de cálcio e fósforo no nível intestinal e para o funcionamento do sistema nervoso, muscular e imunológico.

Quando a quantidade adequada de vitamina D não é recebida ou quando o corpo tem problemas para usá-la, isso pode causar perda de densidade óssea, osteoporose, osteomalácia e raquitismo.

7. Como é obtida a vitamina D?

Essa substância pode ser obtida de duas maneiras: pela exposição à luz solar ou pela ingestão de alimentos que a contenham, como leite, ovos, peixe gordo, cereais, carnes, pão e suco de laranja.

8. Por que algumas pessoas têm problemas para absorver essa substância?

Isso pode ser uma conseqüência de diferentes condições, como a doença celíaca; doenças intestinais, cardíacas ou imunológicas; alguns tipos de câncer; problemas renais; artrite reumatóide; e tuberculose.

Além disso, cirurgias que removem o estômago ou intestino podem causar problemas na absorção da vitamina D.

9. Quem pode precisar de suplementos de vitamina D?

Pessoas com pele escura, aqueles que vivem em áreas geográficas com pouca exposição à luz solar, aqueles que permanecem em ambientes fechados e aqueles que usam protetor solar muito poderoso podem precisar consumir suplementos desta substância. Também aqueles que têm intolerância à lactose, aqueles que não comem ou bebem laticínios, vegetarianos e aqueles que consomem certos medicamentos anticonvulsivantes e anti-retrovirais.

O mesmo vale para quem sofre de câncer, insuficiência renal e doenças hepáticas

10. Comer muita vitamina D pode ser prejudicial?

Sim, o excesso desta substância também pode ser prejudicial e danificar os rins e aumentar os níveis de cálcio no sangue. Isso pode causar problemas no ritmo cardíaco, náusea, vômito, falta de apetite, constipação e perda de peso. Normalmente, o excesso de vitamina D é devido ao consumo exagerado de suplementos desta substância.

11. Qual é a função do magnésio?

Este mineral está envolvido na manutenção de dentes, coração e ossos saudáveis, participa no metabolismo energético e na ativação de enzimas que liberam glicose, auxilia na produção de energia e proteína e atua na transmissão nervosa, entre outras funções importantes da organismo

12. Em quais alimentos ele está presente?

Pode ser obtido de vegetais, verduras, nozes, legumes, cereais, milho branco, frutas como bananas ou damascos, produtos à base de soja, chocolate, peixe, marisco, grãos integrais e leite, entre outros alimentos.

13. Quem pode ter um déficit de magnésio?

Embora não seja usual, alcoólatras, pessoas recém-operadas, pessoas com diabetes e pessoas que sofreram queimaduras ou remoção de grande parte do intestino podem ter um déficit significativo de magnésio. Seus sintomas mais comuns são excitabilidade excessiva, fraqueza muscular e sonolência.

De qualquer forma, o uso de suplementos deste mineral é recomendado apenas para casos muito especiais e é sempre melhor obtê-lo naturalmente.

14. Quais efeitos colaterais os suplementos de magnésio podem causar?

O corpo geralmente remove o excesso de magnésio. No entanto, seu uso indiscriminado pode causar diarréia, distúrbios nervosos e contração muscular e insuficiência renal.

Capítulo 82. Raquitismo e falta de vitamina D

O raquitismo é um distúrbio infantil, que causa amolecimento e fraqueza nos ossos das crianças. Isso geralmente ocorre devido à falta prolongada de vitamina D, responsável por promover níveis adequados de cálcio e fósforo no organismo. Isso geralmente causa crescimento atrofiado, pernas arqueadas, pulsos e tornozelos espessados e dor na coluna, pelve e pernas. Seu tratamento consiste na adição de suplementos de vitamina D ou cálcio à dieta, medicamentos e, em alguns casos, cirurgia corretiva.

Para saber mais sobre esse tópico, entrevistamos Mario Vega Carbó, especialista em endocrinologia, que trabalha como endocrinologista no escritório da Vega & Vado.

Doutor Mario,
1. Qual é a causa do raquitismo?

A vitamina D é essencial para a formação normal de ossos e dentes e para a absorção de cálcio e fósforo no nível intestinal. Quando a quantidade adequada desta substância não é recebida ou quando o corpo tem problemas para usá-la, isso pode causar raquitismo.

2. Como é obtida a vitamina D?

Essa substância pode ser obtida de duas maneiras: pela exposição à luz solar ou pela ingestão de alimentos que a contenham, como leite, ovos, peixe gordo, cereais, carnes, pão e suco de laranja.

3. Por que algumas pessoas têm problemas para absorver essa substância?

Isso pode ser uma conseqüência de diferentes condições, como a doença celíaca; doenças intestinais, cardíacas ou imunológicas; alguns tipos de câncer; problemas renais; artrite reumatóide; e tuberculose.

4. Quem tem maior probabilidade de sofrer raquitismo?

Pessoas com pele escura, bebês prematuros e filhos de mães com deficiência de vitamina D durante a gravidez correm maior risco de sofrer. Também crianças que vivem em áreas geográficas com pouca exposição à luz solar, aquelas que permanecem em ambientes fechados e aquelas que consomem certos medicamentos anticonvulsivantes e anti-retrovirais.

Por outro lado, crianças com intolerância à lactose, bebês alimentados exclusivamente com leite materno e aqueles com histórico familiar também têm maior probabilidade de desenvolvê-lo.

5. Que complicações essa doença pode trazer?

Se não tratado, o raquitismo pode causar problemas de crescimento, curvatura anormal da coluna vertebral, deformidades esqueléticas, anormalidades dentárias e convulsões. Também pode gerar cãibras, dor, fraturas ósseas sem causa e uma diminuição no tônus muscular.

6. Como é detectado o raquitismo?

Para confirmar seus sintomas, geralmente são realizados exames físicos e sanguíneos, radiografias ósseas e gasometria arterial, entre outros estudos.

7. Qual é o seu tratamento?

A terapia para raquitismo visa remediar as causas que a causam e aliviar seus sintomas. Na maioria dos casos, a adição de cálcio, fósforo e vitamina D à dieta resolve o problema. Crianças com distúrbios gastrointestinais ou outras doenças podem precisar de suplementos de prescrição.

Por outro lado, algumas deformidades esqueléticas podem exigir cirurgia corretiva, enquanto outras podem ser resolvidas com o uso de dispositivos ortopédicos.

8. Comer muita vitamina D pode ser prejudicial?

Sim, o excesso desta substância também pode ser prejudicial e danificar os rins e aumentar os níveis de cálcio no sangue. Isso pode causar problemas no ritmo cardíaco, náusea, vômito, falta de apetite, constipação e perda de peso. Normalmente, o excesso de vitamina D é devido ao consumo exagerado de suplementos desta substância.

Capítulo 82. Raquitismo e falta de vitamina D

A densitometria óssea é um estudo médico que mede a densidade dos ossos de uma pessoa. Geralmente é usado para o diagnóstico de Osteoporose, para avaliar as chances de sofrer fraturas e para analisar se um tratamento para esta doença está sendo eficaz.

Este é um teste indolor que permite estimar quantos gramas de cálcio e outros minerais ósseos existem no osso. O teste geralmente dura entre 10 e 30 minutos e expõe o paciente a uma quantidade muito pequena de radiação.

Para saber mais sobre este estudo, consultamos o Dr. Mario Vega Carbó, especialista em endocrinologia, responsável pelo escritório Vega & Vado.

Doutor Mario,
1. O que é densitometria óssea?

Este é um teste também conhecido como absorciometria por raios X de dupla energia (DXA), que mede a densidade óssea dos ossos. Para fazer isso, ele usa uma dose muito pequena de radiação ionizante para produzir imagens do interior do corpo. O estudo é simples, rápido e não invasivo.

2. Em quais casos este estudo é usado?

A densitometria óssea é recomendada para pacientes que perderam altura, fraturaram um osso, usaram medicamentos esteróides por muito tempo, receberam um transplante de órgão ou medula óssea ou sofreram uma diminuição nos níveis hormonais. Também naqueles com dor nos membros dorsal e inferior, postura curvada ou qualquer sinal relacionado à osteoporose.

Além disso, é recomendado para mulheres na pós-menopausa que não ingerem estrogênio e para pessoas com histórico de tabagismo, artrite reumatóide, diabetes tipo 1, doença hepática ou renal, hipertireoidismo ou hiperparatireoidismo.

3. Como é a preparação para uma densitometria óssea?

Esses exames não requerem nenhuma preparação especial e você não precisa estar em jejum. Apenas é recomendável usar roupas soltas e confortáveis e evitar tomar suplementos de cálcio por pelo menos 24 horas antes de realizar o estudo.

Em caso de gravidez, se você realizou um teste recente de bário ou recebeu uma injeção de material de contraste para uma tomografia computadorizada ou radioisotopia, informe o médico.

Antes de iniciar, o paciente deve remover todos os objetos de metal dos bolsos, como chaves, carteiras ou moedas, além de jóias, dentaduras e lentes de metal.

4. Em que parte do corpo são realizados os testes?

Os testes de densidade óssea geralmente são realizados nos ossos com maior probabilidade de quebrar devido à osteoporose. São as vértebras lombares localizadas na parte inferior da coluna vertebral, o fêmur próximo à articulação do quadril e os ossos do antebraço.

5. Que resultados são esperados?

A densitometria óssea permite estimar quantos gramas de cálcio e outros minerais ósseos existem nos ossos. Quanto maior o teor de minerais, maior a densidade e a resistência, e menores as chances de sofrer fraturas.

O estudo oferece dois números como resultado: o T-score, que compara a densidade óssea com a média de um adulto jovem e saudável do mesmo sexo, e o Z-score, que é feito com outras pessoas da mesma faixa etária, tamanho e sexo.

Embora esse teste permita saber se existe uma baixa densidade óssea, ele não fornece informações sobre qual é a causa, portanto, nesses casos, serão necessários exames mais completos.

6. A exposição à radiação durante a densitometria óssea é perigosa?

Não. A exposição é muito baixa, ainda menos do que a emitida durante uma radiografia de tórax.

7. Densitometria e Cintilografia são iguais?

Não, os estudos são diferentes. A cintilografia óssea requer uma injeção anterior e geralmente é usada para detectar fraturas, câncer, infecções e outras anormalidades ósseas.

Capítulo 84. Osteoporose e fraqueza óssea

A osteoporose é uma doença que afina e enfraquece os ossos, tornando-os quebradiços e quebrando facilmente. Essa diminuição da densidade de massa óssea afeta especialmente o quadril, coluna vertebral e punho. Enquanto alguém pode sofrer, é mais comum em mulheres, a partir dos 50 anos.

Alcoolismo, certos medicamentos, insuficiência renal e doenças inflamatórias, reumáticas, hepáticas e endócrinas podem causar osteoporose. Em alguns casos, a perda óssea e os ossos finos são hereditários.

Para saber mais sobre esse tópico, consultamos o Dr. Mario Vega Carbó, especialista em endocrinologia com mais de 20 anos de experiência clínica.

Doutor Mario,
1. Quando ocorre a osteoporose?

Ossos são tecidos vivos que se quebram e se renovam constantemente. A osteoporose ocorre quando a formação de novos ossos não é suficiente para substituir o que foi removido.

2. Como essa condição é detectada?

A osteoporose é uma doença silenciosa, ou seja, não apresenta sintomas até que o dano seja significativo e uma fratura ocorra, por exemplo. Quando avançado, pode causar dores nas costas e nos membros inferiores, perda de altura, postura curvada e ossos frágeis. Para controlar a saúde do tecido ósseo, é recomendável realizar um teste de densidade mineral para ver e analisar em que estado está e para evitar complicações.

3. Quais aspectos aumentam o risco de fraturas?

A possibilidade de fraturar aumenta se não for consumido cálcio e vitamina D suficientes ou se não forem absorvidos corretamente pelo organismo. Os riscos também aumentam com o passar dos anos e com o consumo de álcool, tabagismo, falta de exercício e peso corporal, desnutrição, certos medicamentos como prednisona e cortisona e distúrbios alimentares.

4. Qual é a relação desta condição médica com hormônios?

A osteoporose é geralmente mais frequente em pessoas com níveis hormonais mais altos ou mais baixos que o normal. Por exemplo, a diminuição do estrogênio nas mulheres na menopausa e da testosterona nos homens ao longo dos anos aumenta o risco de sofrer com isso.

O mesmo vale para problemas hormonais relacionados às glândulas tireóide, hipófise, paratireóide e adrenal.

5. Que outras doenças podem influenciar o desenvolvimento da osteoporose?

Condições como doença celíaca, lúpus, câncer, mieloma múltiplo, artrite reumatóide e doenças intestinais, renais, hepáticas, endócrinas, reumáticas e inflamatórias podem aumentar o risco de sofrer com isso.

6. Qual é o tratamento?

Como primeiro passo no tratamento da osteoporose, é recomendável manter hábitos de vida saudáveis, como uma dieta balanceada, rica em cálcio e exercícios diários, com controle para evitar colisões e quedas. Além disso, é recomendável evitar tabaco e consumo excessivo de álcool.

Por outro lado, algumas pessoas podem precisar de suplementos de cálcio, vitamina D e medicamentos para fortalecer os ossos. Entre os últimos estão os bisfosfonatos, moduladores de estrogênio e receptores de estrogênio, que impedem a perda óssea. Por outro lado, a teriparatida estimula a formação de novos tecidos.

Se houver um problema endócrino, hepático ou outro que cause osteoporose, ele também deve ser tratado. A terapia de reposição hormonal pode ser necessária se os níveis forem muito altos ou baixos.

7. O que pode ser feito para manter os ossos saudáveis?

Como eu disse, o ideal é comer uma dieta rica em cálcio e vitamina D, exercitar-se diariamente, manter um peso corporal adequado e não fumar. Em pessoas idosas, é importante evitar quedas, que são a principal causa de fraturas.

As fraturas de quadril e coluna vertebral são especialmente importantes, pois requerem intervenção cirúrgica, internação hospitalar e afetam a qualidade de vida do paciente.

Capítulo 85. Hipoparatireoidismo, cálcio e vitamina D

O hipoparatireoidismo é um distúrbio no qual as glândulas paratireóides produzem pouco hormônio da paratireóide, responsável por controlar o uso e a eliminação de cálcio, fosfato e vitamina D do organismo. Quando isso ocorre, os níveis de cálcio no sangue caem e os níveis de fósforo aumentam.

Em crianças, essa condição médica pode causar crescimento deficiente, dentes anormais e desenvolvimento mental lento. Nos adultos, malformação óssea e tendência à fratura.

Para saber mais sobre esse assunto, entrevistamos Mario Vega Carbó, especialista em endocrinologia clínica.

Doutor Mario,
1. O que causa o hipoparatireoidismo?

Isso geralmente ocorre devido a uma lesão involuntária nas glândulas paratireóides durante a cirurgia da tireóide ou do pescoço. Além disso, também pode ser causado por tratamento com radiação, nível muito baixo de magnésio no sangue ou reação autoimune.

Por outro lado, em alguns casos, os bebês nascem diretamente sem as glândulas paratireóides. Isso é conhecido como Síndrome de Di George e é um distúrbio cromossômico que causa desenvolvimento deficiente em vários sistemas do corpo.

2. Quais são os seus principais sintomas?

Esse distúrbio geralmente se desenvolve lentamente e, em muitos casos, não apresenta sinais ou é muito leve. À medida que a condição progride, pode haver dor abdominal, unhas quebradiças, cataratas, depósitos de cálcio em alguns tecidos, cabelos e pele secos, cãibras e espasmos musculares, sensação de formigamento ou queimação, fadiga e menstruação dolorosa. Também prejudicou a função renal, arritmias e desmaios, depressão, ansiedade, convulsões e diminuição do estado de consciência.

3. Como esta doença é detectada?

Diante de seus sintomas, são realizados exames físicos, de urina e de sangue para verificar os níveis de hormônio da paratireóide, cálcio, fósforo e magnésio. Por outro lado, para concluir o diagnóstico, um eletrocardiograma pode ser necessário para verificar a frequência cardíaca e uma tomografia computadorizada para verificar se há depósitos de cálcio no cérebro.

4. Qual é o seu tratamento?

A terapia procurará reduzir os sinais de hipoparatireoidismo e restaurar o equilíbrio de cálcio e minerais no corpo. Em geral, será necessária a administração de suplementos de cálcio e vitamina D, que em muitos casos deverão ser tomados para a vida toda. Para isso, controles periódicos devem ser realizados para regular a dose. Além disso, recomenda-se uma dieta rica em cálcio e pobre em fósforo.

Entre os alimentos com cálcio estão os laticínios, como leite, queijo e iogurte; vegetais de folhas verdes, como brócolis; peixe com osso mole, como sardinha em lata e salmão; amêndoas; Castanha do Brasil e sucos de frutas. Por sua vez, bebidas gasosas, carnes, queijos duros e grãos integrais devem ser evitados. Em casos graves, cálcio e vitamina D podem ser administrados por via intravenosa. Convulsões, espasmos da laringe também devem ser evitados e o ritmo cardíaco será controlado.

5. Que outras complicações esta doença pode trazer?

Se não for tratado a tempo, o hipoparatireoidismo pode causar um crescimento ruim em crianças, dentes anormais, cataratas e calcificações cerebrais irreversíveis. Além disso, o tratamento excessivo com cálcio e vitamina D pode levar à hipercalcemia e insuficiência renal.

Por outro lado, essa condição aumenta os riscos de doença de Addison, anemia perniciosa e doença de Parkinson.

Capítulo 86. Hiperparatireoidismo: causas, sintomas e consequências

O hiperparatireoidismo é um distúrbio no qual as glândulas paratireóides produzem muito hormônio da paratireóide, responsável por controlar o uso e a eliminação de cálcio, fosfato e vitamina D do organismo. Esta doença é mais comum em pessoas com mais de 60 anos, mas também pode se manifestar em adultos jovens. Sua aparência na infância é muito incomum e as mulheres são mais propensas a sofrer do que os homens.

Na maioria dos casos, não se sabe qual é a causa subjacente que a causa. No entanto, sabe-se que o recebimento de radiação ionizante na cabeça, o uso crônico de lítio e algumas síndromes genéticas aumentam o risco de sofrer com isso. Da mesma forma, a insuficiência renal ou de cálcio na dieta, condições que dificultam a quebra do fosfato, problemas na absorção de nutrientes dos alimentos e distúrbios da vitamina D também podem gerá-lo.

Para saber mais sobre esse assunto, entrevistamos o médico cubano Mario Vega Carbó, especialista em endocrinologia clínica.

Doutor Mario,
1. O que são as glândulas paratireóides?

São quatro glândulas do tamanho de um grão de arroz e são encontradas no pescoço. Sua principal função é produzir hormônio da paratireóide, que juntamente com a vitamina D são responsáveis por controlar a quantidade de cálcio no organismo, especialmente nos ossos e no sangue. O cálcio e o fósforo que circulam por todo o corpo ajudam na transmissão de sinais nas células nervosas, participam da contração muscular e afetam vários sistemas. Portanto, sua regulamentação é muito importante.

2. Quais são as causas do hiperparatireoidismo?

A produção excessiva de hormônio da paratireóide pode ser devida ao crescimento de algumas das glândulas paratireóides e, em menor grau, a um tumor cancerígeno nelas. O hiperparatireoidismo também pode resultar de uma grave deficiência de cálcio ou vitamina D ou insuficiência renal crônica.

3. Quais são os principais sintomas desta doença?

Geralmente, seus sintomas estão relacionados a danos nos órgãos ou tecidos causados por um nível elevado de cálcio no sangue ou pela perda nos ossos. Isso pode incluir dor óssea ou abdominal, depressão, falta de memória, fadiga e fraqueza física, ossos frágeis que se fraturam facilmente (osteoporose), pedras nos rins, náusea, vômito, perda de apetite, urina excessiva e micção frequente.

4. Como o hiperparatireoidismo é confirmado?

No caso de apresentar seus sinais, são realizados exames de sangue para verificar os níveis de hormônio da paratireóide, cálcio e fósforo; e urina para confirmar o diagnóstico. Além disso, por meio de radiografias e um estudo da densidade mineral óssea, o estado dos ossos pode ser estabelecido e possíveis fraturas encontradas.

Por outro lado, através de testes nos rins e no trato urinário, é possível saber se há depósitos de cálcio ou uma obstrução, e também é necessário analisar o pescoço em busca de tumores ou alterações nas glândulas paratireóides.

5. Qual é o tratamento do hiperparatireoidismo?

A terapia dependerá da causa que está causando essa doença. Se os níveis de cálcio estiverem muito altos, pode ser necessária uma cirurgia para remover a glândula paratireóide que produz o excesso de hormônio. Se o problema estiver no rim, o paciente pode precisar de diálise ou transplante.

Por outro lado, alguns medicamentos, como o cálcio mimético, imitam o cálcio que circula no sangue e podem fazer com que as glândulas paratireóides liberem menos hormônio. Em casos mais leves, algumas mudanças de hábito podem ajudar a melhorar o distúrbio, como exercitar-se mais, seguir uma dieta adequada, não fumar e beber mais líquido para evitar pedras nos rins.

Por outro lado, mulheres que atingiram a menopausa e mostram sinais de osteoporose, podem precisar de um tratamento de reposição hormonal com a aplicação de estrógenos, para ajudar na retenção de cálcio nos ossos.

6. Quais transtornos essa doença pode trazer?

Se não controlado, o hiperparatireoidismo pode causar um risco aumentado de fraturas ósseas, pressão alta, doenças cardíacas, pedras nos rins ou uma doença renal grave. Por outro lado, a cirurgia das glândulas paratireóides pode danificar os nervos que controlam as cordas vocais.

Capítulo 87. Cirurgia da paratireóide

Paratireóides são quatro glândulas localizadas ao redor da tireóide, que secretam hormônio da paratireóide. Essa substância é responsável, juntamente com a vitamina D, por equilibrar cálcio, magnésio e fósforo no organismo, mantendo um equilíbrio de seus níveis no sangue e nos ossos.

Esses minerais que circulam pelo corpo ajudam na transmissão de sinais nas células nervosas, participam da contração muscular e afetam vários sistemas. Portanto, sua regulamentação é muito importante. Paratireoidectomia ou cirurgia da paratireóide são feitas para remover a glândula ou um tumor.

Para saber mais sobre esse assunto, entrevistamos o médico cubano Mario Vega Carbó, especialista em endocrinologia clínica.

Doutor Mario,
1. Em quais casos a cirurgia da tireóide é realizada?

Essa intervenção geralmente é realizada em casos de hiperparatireoidismo, um distúrbio no qual as paratireóides produzem muito hormônio da paratireóide. Quando essa condição é devida ao crescimento de uma das glândulas ou a um tumor cancerígeno, geralmente é realizada uma cirurgia de excisão.

2. O que é esse procedimento?

Existem várias maneiras de realizar uma paratireoidectomia. Na cirurgia tradicional, uma pequena quantidade de marcador radioativo é injetada, de modo que as glândulas afetadas se destacam. Em seguida, usando uma sonda, eles são localizados e um corte é feito no pescoço, pelo qual a remoção é realizada.

Na cirurgia assistida por vídeo, dois pequenos shorts são feitos no pescoço, um para apresentar a câmera que permite ver a área e o outro para os instrumentos com os quais as glândulas afetadas são removidas.

Enquanto isso, a intervenção endoscópica é semelhante. Nesse caso, são feitos pequenos cortes na frente do pescoço e outro na parte superior do esterno, através da qual o endoscópio é inserido, um tubo fino com luz e uma câmera no final. Isso reduz cicatrizes visíveis, dor e tempo de recuperação. Em raras situações em que as quatro glândulas precisam ser removidas, parte de uma delas pode ser transplantada para o antebraço para garantir que o nível de cálcio permaneça saudável.

3. Como está a preparação para esta cirurgia?

Antes da operação, é importante informar o médico sobre todos os medicamentos que estão sendo tomados, se houver algum tipo de alergia ou doença ou se estiver grávida. Por outro lado, como as paratireóides são muito pequenas, é possível que antes da cirurgia seja necessário realizar uma tomografia computadorizada ou ultrassonografia para que o cirurgião possa encontrar as glândulas com mais facilidade.

No caso de tomar remédios anticoagulantes, como aspirina e ibuprofeno, o paciente pode ter que suspendê-los temporariamente antes da intervenção.

4. Que complicações podem ocorrer durante a paratireoidectomia?

Durante a cirurgia, pode ocorrer lesão involuntária da glândula tireóide ou a necessidade de remover parte dela. Isso pode levar ao hipotireoidismo, um distúrbio no qual é produzido pouco hormônio da tireóide. Por outro lado, a operação também pode causar hipoparatireoidismo e diminuir os níveis de cálcio no sangue e aumentar os níveis de fósforo. Isso geralmente é tratado com suplementos de cálcio.

Por sua vez, após uma paratireoidectomia, algumas pessoas têm dor no pescoço ou voz rouca ou fraca, como resultado de uma lesão nos nervos das cordas vocais e da laringe. Além disso, como em qualquer cirurgia, pode haver reações anormais a medicamentos, problemas respiratórios, coágulos sanguíneos ou infecções.

5. Que cuidados o paciente deve seguir após a intervenção?

Após a cirurgia, a área onde a incisão foi feita deve ser mantida limpa e seca. Durante as primeiras semanas, pode haver inchaço e vermelhidão, que desaparecerão gradualmente. Além disso, o paciente pode precisar beber líquidos e ingerir alimentos macios por um dia.

Por outro lado, o cálcio no sangue pode estar abaixo do normal e pode ser necessário tomar comprimidos por um tempo. Os sintomas de hipocalcemia podem incluir formigamento nos lábios e na ponta dos dedos. Após a intervenção, serão necessárias verificações periódicas para medir os níveis dos diferentes minerais no organismo para detectar deficiências.

6. Como estão as cicatrizes após a operação?

Pequenas incisões laterais podem ser fechadas com cirurgia plástica e permanecem praticamente invisíveis em alguns meses. As cicatrizes centrais são mais visíveis, mas também podem passar quase despercebidas um ano após a operação.

Capítulo 88. Hipercalcemia e excesso de cálcio

A hipercalcemia é uma condição na qual os níveis de cálcio no sangue estão acima do normal. Entre outros distúrbios, isso pode enfraquecer os ossos, formar pedras nos rins e interferir no funcionamento do coração e do cérebro.

Geralmente, essa condição médica ocorre quando as glândulas paratireóides produzem muito hormônio da paratireóide, responsável por controlar o uso e a eliminação de cálcio, fosfato e vitamina D do corpo. Isso é conhecido como hiperparatireoidismo. Embora possa ocorrer em pessoas de qualquer sexo e idade, a hipercalcemia é mais comum em mulheres acima de 50 anos.

Para saber mais sobre esse assunto, entrevistamos o médico cubano Mario Vega Carbó, especialista em endocrinologia com mais de 20 anos de experiência.

Doutor Mario,
1. O que são paratireóides e o que causa hiperparatireoidismo?

Paratireóides são quatro glândulas encontradas no pescoço. Sua principal função é produzir o hormônio da paratireóide, que juntamente com a vitamina D são responsáveis por controlar a quantidade de cálcio no organismo, especialmente nos ossos e no sangue.

A produção excessiva desse hormônio pode ser devida ao crescimento de algumas das glândulas paratireóides e, em menor grau, a um pequeno tumor não cancerígeno nelas. Também pode ser uma conseqüência de uma grave deficiência de cálcio ou vitamina D ou insuficiência renal crônica.

2. Além do hiperparatireoidismo, o que pode causar hipercalcemia?

Isso também pode ser devido à desidratação grave; certos tipos de câncer, como câncer de mama e pulmão; excesso de vitamina D e cálcio na dieta;

e permanecer prostrado por muitos dias. Por outro lado, hipertireoidismo; problemas renais; certos medicamentos, como lítio e diuréticos; algumas doenças infecciosas e inflamatórias, como tuberculose e sarcoidose; e alguns fatores hereditários também podem causar isso.

3. Quais são os seus principais sintomas?

Se a hipercalcemia é leve, geralmente não há sinais. Em casos mais graves, pode haver dor óssea ou abdominal, depressão, falta de memória, desorientação, fadiga e fraqueza física, espasmos, ossos frágeis que se fraturam facilmente (osteoporose), pedras nos rins, náusea, vômito, constipação, perda de apetite , micção excessiva e micção frequente. Além disso, raramente pode causar palpitações e desmaios.

4. Como esta doença é detectada?

No caso de apresentar seus sinais, são realizados exames de sangue para verificar os níveis de hormônio da paratireóide, cálcio e vitamina D; e urina para confirmar o diagnóstico. Além disso, por meio de radiografias e um estudo da densidade mineral óssea, o estado dos ossos pode ser estabelecido e possíveis fraturas encontradas.

Por outro lado, através de testes nos rins e no trato urinário, é possível saber se há depósitos de cálcio ou uma obstrução, e também é necessário analisar o pescoço em busca de tumores ou alterações nas glândulas paratireóides.

5. Qual é o tratamento da hipercalcemia?

A terapia depende da causa que está causando esse distúrbio. Se níveis elevados de cálcio forem causados por hiperparatireoidismo, pode ser necessária cirurgia para remover a glândula paratireóide. Se o problema estiver nos rins, o paciente pode precisar de diálise ou transplante.

Por outro lado, alguns medicamentos, como o cálcio mimético, imitam o cálcio que circula no sangue e podem fazer com que as glândulas paratireóides liberem menos hormônio. Além disso, calcitonina, bisfosfonatos e prednisona também podem ajudar a controlar a hipercalcemia.

Por outro lado, mulheres que atingiram a menopausa e mostram sinais de osteoporose, podem precisar de um tratamento de reposição hormonal com a aplicação de estrógenos, para melhorar a retenção de cálcio nos ossos.

6. Que outras complicações podem causar hipercalcemia?

Se desmarcado, esse distúrbio pode causar um risco aumentado de fraturas ósseas, pressão alta, problemas cardíacos, pedras nos rins ou uma doença renal grave. Também pancreatite, úlcera péptica, cistos ósseos, desidratação, osteoporose, depressão, demência e dificuldade de concentração e pensamento.

Capítulo 89. Litíase renal: causas, consequências e tratamento das famosas "pedras" nos rins

A litíase renal, também conhecida como "pedras" nos rins, é uma condição causada pela presença de pedras no trato urinário. É uma das doenças mais dolorosas que existe e estima-se que afete cerca de 15% dos homens e 8% das mulheres.

Seus sintomas mais frequentes são dor intensa na região lombar, sangue ou eliminação de areia na urina, sudorese, náusea e vômito.

No entanto, em muitos casos, ele não apresenta sinais específicos e geralmente é detectado por acaso em radiografias ou exames de ultrassom que são realizados por outros motivos.

Para saber mais sobre essa condição médica, conversamos com Mario Vega Carbó, especialista em endocrinologia que atualmente trabalha como endocrinologista no escritório da Vega & Vado.

Doutor Mario,
1. Como as "pedras" são formadas nos rins?

A litíase renal se origina quando a urina tem uma alta concentração de sais minerais que não são diluídos corretamente. Os cálculos mais freqüentes, entre 75 e 80 por cento, são formados por oxalato de cálcio, enquanto os 20 a 25 por cento restantes correspondem a ácido úrico, fosfato de magnésio amônio e cistina.

2. Que consequências esses cálculos têm? Eles podem causar a morte?

Seus efeitos variam de acordo com o tamanho e o movimento que eles têm dentro dos dutos. Muitas vezes as pedras são muito pequenas e são expulsas naturalmente, sem causar dor ou produzir qualquer efeito. Outros, por outro lado, são muito dolorosos e devem ser tratados com soro para evitar que a urina se acumule e cause uma infecção.

É difícil para a litíase levar à morte, mas houve casos de pacientes em diálise que sofreram complicações graves na função renal como resultado disso.

3. Quem sofre desta doença e com que frequência?

A incidência máxima ocorre entre 15 e 44 anos e ocorre mais em homens do que em mulheres, embora a diferença seja pequena. Há também um importante componente genético que aumenta a probabilidade de os filhos de pessoas que sofreram essa doença sofrerem com ela.

Por outro lado, os pacientes que tiveram pedras nos rins tendem a recair ao longo de suas vidas, provavelmente ao longo dos anos.

4. O que pode ser feito para prevenir a litíase renal?

O mais importante é sempre manter o corpo bem hidratado. Nesse sentido, é aconselhável beber pelo menos 2,5 litros de água por dia. Por outro lado, também é recomendável levar uma vida saudável e praticar esportes, já que a obesidade e o sedentarismo aumentam a possibilidade de gerar pedras.

Quanto à dieta, é importante evitar sal e sódio, açúcares, álcool e excesso de carne e proteínas animais.

5. O que acontece quando as pedras não são expulsas naturalmente?

Nos últimos anos, houve avanços significativos nos tratamentos e hoje é possível remover as pedras usando técnicas cada vez menos invasivas, como litotripsia e cirurgia endoscópica. No primeiro caso, é um procedimento que usa ondas de choque para quebrar as pedras em pequenos pedaços, que são expelidos pela urina.

Quanto à extração endoscópica, o cálculo é dividido mecanicamente ou através de laser e, em seguida, seus restos são removidos.

6. Que recomendações você daria a um paciente que sofria de litíase renal?

Eu aconselho você a não interromper a medicação ou os cuidados preventivos, como hidratação constante, vida saudável, boa nutrição, exercício, porque, como mencionei anteriormente, os estudos mostram que a maioria dos pacientes que tiveram esse problema se regenera Pedras ao longo do tempo.

Capítulo 90. Doença de Paget Ósseo

A Doença de Paget, também conhecida como Osteíte Deformadora, é uma condição que interfere no processo de renovação gradual do tecido ósseo. Com o tempo, isso faz com que os ossos se tornem quebradiços e deformados. Geralmente afeta a pelve, crânio, coluna vertebral, braços, clavículas e pernas.

É a segunda condição óssea mais comum, atrás da osteoporose, e o risco de contrair essa doença aumenta com a idade. Entre outras complicações, pode causar fraturas, perda auditiva e compressão dos nervos da coluna vertebral.

Para saber mais sobre esse assunto, entrevistamos Mario Vega Carbó, endocrinologista com mais de 20 anos de experiência.

Doutor Mario,
1. O que causa a doença óssea de Paget?

Embora sua origem exata seja desconhecida, acredita-se que possa estar relacionada a uma infecção viral, como sarampo ou rubéola. Por outro lado, existe também um componente genético, uma vez que é muito comum que vários membros da mesma família sofram e ambientais, porque é mais frequente na Europa e Oceania.

2. Quais são os seus sintomas?

Na maioria dos casos, esta doença não apresenta sinais e é geralmente detectada quando é feita uma radiografia ou são realizadas análises ao sangue por outra causa. Algumas pessoas podem sentir dor óssea, rigidez articular, perda auditiva, diminuição da altura, formigamento e ossos frágeis que se fraturam facilmente. Além disso, em casos graves, pode haver um arqueamento das pernas, um aumento da cabeça e outras deformações.

3. Quem tem maior probabilidade de tê-lo?

Pessoas com mais de 40 anos, homens, aqueles que vivem na Europa e Oceania e aqueles que têm histórico familiar com esta doença têm mais riscos.

4. Qual é o seu tratamento?

Em alguns casos em que a doença não apresenta sintomas, não é necessário tratamento. Pelo contrário, se houver dor, alterações ou deformidades ósseas visíveis, será necessário. Certos medicamentos, como os bisfosfonatos e o hormônio calcitonina, ajudam a prevenir a formação e quebra óssea. Por outro lado, paracetamol e anti-inflamatórios não esteróides servem para aliviar a dor. Além disso, algumas deformidades, articulações danificadas e fraturas podem exigir cirurgia ortopédica. Em geral, os resultados da terapia são positivos.

5. Que complicações essa doença pode trazer?

Pessoas que sofrem deste distúrbio têm um risco maior de sofrer de problemas neurológicos, cardiovasculares e ortopédicos. O crescimento ósseo anormal pode afetar certos nervos, como o auditivo, quando a condição ocorre no crânio. As complicações também podem incluir osteoartrite, fissuras, fraturas, hipercalcemia e insuficiência cardíaca, paraplegia e estreitamento da coluna vertebral. Em alguns casos, pode levar ao câncer ósseo, conhecido como osteossarcoma.

6. Que outras recomendações devem ser levadas em consideração?

As pessoas com doença de Paget são aconselhadas a seguir uma dieta rica em cálcio e vitamina D, exercitar-se diariamente, manter um peso corporal adequado e não fumar. Em pessoas idosas, é importante evitar quedas, que são a principal causa de fraturas. Em alguns casos, pode ser necessário usar uma bengala ou um andador.

Capítulo 91. Osteomalácia e amolecimento ósseo

Osteomalácia é um distúrbio que causa amolecimento acentuado dos ossos. Isso geralmente ocorre devido à falta prolongada de vitamina D, responsável por promover níveis adequados de cálcio e fósforo no organismo. Isso pode causar pernas arqueadas durante o crescimento, dor óssea e mais chances de fraturas ósseas, especialmente as costelas, coluna e pernas. Nas crianças, essa condição é chamada de raquitismo.

Para saber mais sobre esse tópico, entrevistamos Mario Vega Carbó, especialista em endocrinologia, nutrição e medicina de família, que trabalha como endocrinologista no Centro Médico de Santa Fe e no escritório da Vega & Vado.

Doutor Mario,
1. Qual é a causa da osteomalácia?

A vitamina D é essencial para a formação normal de ossos e dentes e para a absorção de cálcio e fósforo no nível intestinal.

Quando a quantidade adequada desta substância não é recebida ou quando o corpo tem problemas para usá-la, isso pode causar osteomalácia.

Por exemplo, cirurgias que removem o estômago ou intestino podem causar problemas para absorver a vitamina D, doença celíaca, alguns problemas renais e hepáticos, artrite reumatóide, tuberculose e certos medicamentos para tratar convulsões.

2. Como é obtida a vitamina D?

Esta substância pode ser obtida de duas maneiras: pela exposição à luz solar ou pela ingestão de alimentos que a contenham, como leite, ovos, peixe gordo, cereais, carnes, pão, iogurte e suco de laranja.

3. Quem tem maior probabilidade de sofrer de osteomalácia?

Pessoas com pele escura, aqueles que vivem em áreas geográficas com pouca exposição à luz solar, aqueles que permanecem em ambientes fechados e aqueles que usam filtro solar muito poderoso têm maior risco de sofrer. Também aqueles que têm intolerância à lactose, aqueles que não comem ou bebem laticínios, vegetarianos e aqueles que consomem certos medicamentos anticonvulsivantes e anti-retrovirais. O mesmo vale para quem sofre de câncer, insuficiência renal e doenças hepáticas.

4. Quais são os seus principais sintomas?

Pessoas com osteomalácia geralmente sofrem fraturas sem uma determinada causa, fraqueza muscular, formigamento nos braços e pernas e cãibras nas mãos e nos pés. Também dores nos ossos, especialmente nas costas, pelve, quadris, pernas e costelas.

5. Como é detectada a osteomalácia?

Para confirmar seus sintomas, geralmente são realizados exames físicos e sanguíneos para verificar os níveis de vitamina D, creatinina, cálcio, fosfato, eletrólitos, fosfatase alcalina e hormônio da paratireóide. Os raios X também podem ser necessários para detectar possíveis fraturas e perda óssea, e uma biópsia para verificar se há amolecimento dos ossos.

6. Qual é o seu tratamento?

A terapia terá como objetivo remediar as causas que a causam e aliviar seus sintomas. Geralmente, procurará adicionar cálcio, fósforo e vitamina D à dieta e, se necessário, serão administrados suplementos orais. Por outro lado, doenças renais ou hepáticas que afetam o metabolismo devem ser tratadas.

Parte VI Glândulas supra-renais

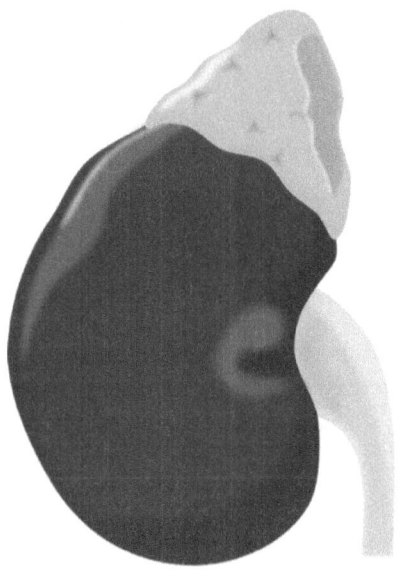

Capítulo 92. Lipotimias e desmaios

A lipotimia é conhecida como perda repentina de consciência devido a uma diminuição no fluxo sanguíneo cerebral. Isso inclui síncope, convulsões e algumas crises epilépticas.

Durante a síncope ocorre um desmaio temporário, com recuperação espontânea e sem sequelas subsequentes. Embora possa ser alarmante, geralmente não tem grandes consequências. Em muitos casos, não há sinais premonitórios e a perda de consciência é repentina. Em outros, pode haver náusea, sensação de desmaio, visão turva, pele pálida e frio.

Para saber mais sobre esse assunto, entrevistamos Mario Vega Carbó, endocrinologista com mais de 20 anos de experiência.

Doutor Mario,
1. O que causa uma lipotimia?

É causada por uma diminuição no fluxo sanguíneo do cérebro. Isso pode ser causado por fadiga; fadiga falta de comida; uma súbita impressão, alegria ou emoção; a ansiedade; o medo; a febre; desidratação ou excesso de calor.

Outras causas possíveis são coleta de sangue, pressão arterial baixa, dor intensa, falta de ar, fobias e uso de álcool ou drogas. Em casos mais abruptos, pode ser uma consequência de um problema cardíaco, como arritmias.

2. Quais são os seus principais sintomas?

Em alguns casos, não há sinais anteriores. Em outros, pode haver uma sensação de fraqueza, palidez, sudorese fria, visão turva, pulso fraco, respiração superficial, náusea e queda repentina.

Nas crises epilépticas, elas podem ser precedidas por dormência e agitação anormais de algumas partes do corpo, alucinações visuais e mudanças de comportamento.

3. Que complicações uma lipotimia pode trazer?

O desmaio em si geralmente não tem consequências. Os inconvenientes podem surgir na área em que ocorrem, por exemplo, devido ao golpe no chão ou a outros objetos, ou porque ocorrem enquanto a pessoa está dirigindo ou subindo uma escada.

4. O que fazer para desmaiar?

Antes de uma lipotimia, é importante colocar a pessoa em um local fresco, com as pernas para cima, para facilitar o retorno do sangue ao cérebro. Você também deve soltar a roupa, pedir que ele tosse várias vezes e respire fundo, respirando pelo nariz e expelindo pela boca.

Quando você se recuperar, levante-se devagar, se possível com a ajuda de outra pessoa, e verifique se tem algum inchaço ou ferimento.

Se a pessoa não recuperar a consciência, ela deve ser colocada em um local ventilado e ao lado, para evitar afogamentos em caso de vômito. Se estiver frio, um cobertor pode ser colocado sobre ele para que não esfrie. Se o desmaio durar mais de cinco minutos, é aconselhável pedir ajuda médica.

5. A lipotimia pode ser evitada?

Para que isso não ocorra, é importante manter-se sempre bem hidratado, principalmente em dias quentes. Evite também locais fechados e emoções fortes.

6. Que outros cuidados devem ser levados em consideração?

Gestantes e maiores de 50 anos devem prestar atenção especial ao desmaio, pois pode ser um sintoma de um problema mais sério. No caso de uma pessoa com diabetes, a causa pode ser uma queda repentina de glicose, portanto, você deve dar um pouco de refrigerante açucarado ou uma colher de mel ou açúcar.

Se houver convulsões, pode ser uma convulsão epiléptica, um distúrbio no qual a atividade das células nervosas no cérebro é interrompida. Na frente dela, a pessoa deve ser colocada no chão com um travesseiro na cabeça para evitar ser atingida. Você também deve tirar os óculos, afrouxar as roupas e afastar quaisquer elementos pontiagudos ou com os quais possa colidir. Em nenhum caso você precisa colocar objetos na boca ou segurá-lo com força para evitar seus movimentos. Quando a crise passa, é preciso deixá-la de lado para se recuperar.

Capítulo 93. Doença de Addison e insuficiência adrenal

A doença de Addison é uma condição que ocorre quando as glândulas supra-renais não produzem hormônios suficientes. É um distúrbio raro que pode afetar qualquer pessoa de qualquer idade e, se não for tratado, pode levar à morte. Geralmente, sua causa é um problema com o sistema imunológico.

As glândulas supra-renais estão localizadas acima dos rins e são responsáveis pela produção de hormônios, como cortisol e aldosterona, essenciais para a vida. Entre outras funções essenciais, elas permitem o crescimento normal e regulam o metabolismo, os níveis de energia, a pressão arterial e a resposta ao estresse.

Para saber mais sobre esse tópico, entrevistamos Mario Vega Carbó, especialista em endocrinologia que atualmente trabalha como endocrinologista na Clínica Vega & Vado.

Doutor Mario,
1. O que causa essa condição médica?

A doença de Addison geralmente ocorre devido a um problema no sistema imunológico, que ataca por engano seus próprios tecidos e danifica as glândulas supra-renais.

Quando isso ocorre, é chamado de Insuficiência Adrenal Primária. Outras causas possíveis são algumas infecções como tuberculose ou HIV, câncer ou hemorragia nas glândulas.

Por outro lado, a glândula pituitária produz um hormônio chamado adrenocorticotrofina, que estimula o córtex adrenal a gerar seus hormônios. Quando sofre um tumor, inflamação ou cirurgia, deixa de produzir hormônios, que também acabam afetando o trabalho das glândulas supra-renais. Isso é conhecido como Insuficiência Adrenal Secundária.

2. Quem tem mais riscos de sofrer da doença de Addison?

Pessoas com certas doenças, como tireoidite crônica, hipertireoidismo, doença de Graves, dermatite herpetiforme, hipoparatireoidismo, hipopituitarismo, miastenia gravis, anemia perniciosa, disfunção testicular, diabetes tipo 1, vitiligo e defeitos genéticos têm maior probabilidade de sofrer com isso.

3. Quais são os seus principais sintomas?

A doença geralmente progride lentamente para que inicialmente não haja sinais. À medida que progride, em casos de Insuficiência Adrenal Primária, pode haver diarréia crônica, náusea, vômito, escurecimento em algumas áreas da pele, desidratação, dor abdominal e muscular, tonturas em pé, pressão arterial baixa, fraqueza, fadiga extrema , desejo por sal, irritabilidade, depressão, desmaio e perda de peso com apetite reduzido.

Os sinais de Insuficiência Adrenal Secundária são semelhantes, embora sejam mais propensos a ter baixo nível de açúcar no sangue e a não ter hiperpigmentação, desidratação grave e pressão arterial baixa.

4. Como esta doença é detectada?

Para fazer um diagnóstico, é necessário realizar exames físicos e analisar o histórico médico e os medicamentos que o paciente está tomando. Estudos de sangue, saliva e urina geralmente são feitos para medir os níveis hormonais e anticorpos relacionados à doença, e exames de imagem para diagnóstico de anormalidades na glândula pituitária e adrenal. Testes de estimulação com hormônio adrenocorticotrofina e hipoglicemia induzida por insulina também podem ser necessários.

5. Qual é o seu tratamento?

A terapia geralmente envolve a reposição de hormônios que não estão sendo produzidos, com corticosteróides (hidrocortisona, prednisona, acetato de fludrocortisona) e mineralocorticóides. Geralmente esses medicamentos devem ser tomados para a vida toda.

Além disso, o paciente deve ser submetido a verificações regulares para ajustar a dose e, em casos de infecção, lesão, cirurgia ou estresse, pode ser necessário aumentar a dose.

6. Que outras complicações a doença de Addison pode trazer?

Pessoas com doença de Addison correm o risco de sofrer uma crise adrenal, como resultado de níveis muito baixos de cortisol no sangue. Isso causa diarréia, vômito, desidratação e uma queda de açúcar no corpo que requer atenção imediata.

Além disso, as pessoas com essa condição médica geralmente sofrem de doenças autoimunes associadas, como diabetes, tireoidite crônica, hipoparatireoidismo, insuficiência testicular, anemia perniciosa e hipertireoidismo.

7. Que outros aspectos devem ser levados em consideração durante esta doença?

É importante que esses pacientes usem uma pulseira ou cartão especial que indique sua condição para alertar outras pessoas em situações de emergência. Lá você deve indicar o medicamento e a dose que eles usam.

Também é recomendável que eles usem drogas extras no local de trabalho, mala ou bolsa de viagem, pois não tomar o medicamento nem por um único dia pode ser perigoso. Além disso, eles são aconselhados a realizar exames regulares e levar um kit com uma injeção emergencial de hidrocortisona. Deve ser aplicado imediatamente em casos de crise adrenal.

Capítulo 94. A Crise Adrenal ou Insuficiência Adrenal Aguda

A crise adrenal é um déficit agudo dos hormônios produzidos pelas glândulas supra-renais, que produz uma situação crítica que requer tratamento urgente. Geralmente ocorre quando há insuficiência de cortisol, o hormônio responsável por ajustar os níveis de energia, pressão arterial, função vascular, concentrações de glicose, sistema imunológico e resposta ao estresse, entre outros aspectos essenciais para a saúde do corpo.

Pessoas com doença de Addison, hiperplasia adrenal congênita e outros distúrbios das glândulas tireóides podem sofrer uma crise desse tipo se não forem tratadas adequadamente, se parar de tomar os medicamentos abruptamente ou se enfrentarem situações estressantes. Quando isso ocorre, a pressão arterial e os níveis de açúcar no sangue caem, enquanto os níveis de potássio aumentam e podem até causar a morte.

Para saber mais sobre esse assunto, entrevistamos Mario Vega Carbó, especialista em endocrinologia com mais de 20 anos de experiência.

Doutor Mario,

1. Como ocorre uma crise adrenal?

Esta situação ocorre quando há uma redução acentuada nos níveis de hormônios produzidos pelas glândulas supra-renais no corpo. Isso geralmente ocorre quando pessoas com doença de Addison, hiperplasia adrenal congênita e outros distúrbios semelhantes interrompem subitamente a terapia de reposição hormonal com corticosteróides.

Também pode ser o resultado de hemorragia bilateral maciça ou danos súbitos nas glândulas supra-renais ou quando as doenças mencionadas acima não são bem tratadas. Nesses casos, uma infecção, desidratação, trauma, situação de estresse ou cirurgia podem desencadear a crise.

2. Quais são os seus principais sintomas?

Pessoas com Insuficiência Adrenal Aguda geralmente apresentam febre, taquicardia, desidratação, pressão arterial extremamente baixa, dificuldade respiratória, queda de açúcar, dor abdominal, diarréia, náusea, vômito, perda de apetite, tontura, fadiga, fraqueza grave, confusão e redução de nível de consciência Os sintomas se manifestam rápida e progressivamente e requerem atenção imediata.

3. Qual é o seu tratamento?

A terapia deve ser administrada rapidamente e consiste em reabastecer o volume de líquido no sangue e administrar hidrocortisona por via intravenosa para estabilizar o paciente. Alterações de íons, como sódio e potássio, e pressão arterial também devem ser corrigidas. Uma vez resolvida a emergência, as causas que causaram a crise devem ser tratadas.

4. Quais distúrbios podem causar uma crise adrenal?

Se não for tratado rapidamente, pode causar um choque no qual o corpo não recebe fluxo sanguíneo suficiente e causar a morte.

5. Que outros aspectos devem ser levados em consideração durante uma Insuficiência Adrenal Aguda?

É importante que os pacientes com problemas adrenais usem uma pulseira ou cartão especial que indique sua condição, para alertar outras pessoas em situações de emergência. Lá você deve indicar o medicamento e a dose que eles usam. Além disso, eles são aconselhados a realizar check-ups regulares e levar um kit com uma injeção emergencial de hidrocortisona. Deve ser aplicado imediatamente em casos de crise adrenal.

Em casos de doença, antes de enfrentar a cirurgia ou se eles estão muito estressados, geralmente recomenda-se aos pacientes com doença de Addison que aumentem temporariamente a dose do medicamento glicocorticóide.

Capítulo 95. Substituição de cortisol: glicocorticóides

O cortisol é um hormônio esteróide produzido pelas glândulas supra-renais, que cumpre funções essenciais no organismo. Entre outras tarefas, ajusta os níveis de energia e é responsável por aumentar o nível de açúcar no sangue; o metabolismo de gorduras, proteínas e carboidratos; e a resposta ao estresse.

Várias formas sintéticas de cortisol, conhecidas como corticosteróides ou glicocorticóides, são usadas para tratar uma ampla variedade de doenças diferentes.

Para saber mais sobre esse assunto, entrevistamos o médico cubano Mario Vega Carbó, especialista em endocrinologia clínica.

Doutor Mario,
1. O que são glicocorticóides e para que são usados?

Os glicocorticóides são medicamentos que imitam os efeitos dos hormônios que o corpo produz naturalmente nas glândulas supra-renais e são caracterizados por seu poder anti-inflamatório, antialérgico e imunossupressor. Na endocrinologia, eles são usados para substituir a deficiência de cortisol em terapias de reposição hormonal, para tratar a doença de Addison e outros casos de insuficiência adrenal.

Devido ao seu amplo escopo, eles também são usados para o controle de várias doenças, como artrite, asma, lúpus, esclerose múltipla, alergias e outras doenças da pele e alguns tipos de câncer. Além disso, eles também são usados para impedir a rejeição de órgãos em receptores de transplante.

No entanto, por serem medicamentos muito potentes que podem causar efeitos colaterais graves, geralmente são indicados por curtos períodos de tempo.

2. Quais são os glicocorticóides mais usados?

Entre eles estão a beclometasona, budesonida, cortisona, deflazacort, dexametasona, hidrocortisona, metilprednisolona, prednisona, prednisolona e triamcinolona. Devido à sua ação curta, baixo custo e baixa incidência de efeitos adversos, a prednisona é o glicocorticóide mais prescrito. No entanto, nos casos de insuficiência adrenal, é preferível o acetato de cortisona ou hidrocortisona, usando prednisona somente quando estes não estão disponíveis.

Por outro lado, para crises adrenais perioperatórias e agudas, o uso de hidrocortisona injetável é recomendado de acordo com a necessidade do paciente.

3. Como esses medicamentos são administrados?

Eles vêm em diferentes apresentações. Existem comprimidos, cápsulas e xaropes que são ingeridos por via oral e geralmente são usados para tratar inflamações e dores associadas a doenças crônicas, como artrite reumatóide e lúpus.

Nos casos de reposição do hormônio cortisol, no tratamento da doença de Addison e outras insuficiências adrenais, geralmente é administrado um comprimido às 7 ou 8 da manhã e meio comprimido às 5 da tarde. No entanto, alguns pacientes podem exigir doses ou frequências mais altas, dependendo da pressão arterial e dos níveis de potássio, que devem estar em faixas normais.

Por outro lado, também existem inaladores e sprays nasais, usados para asma e alergias nasais, além de cremes e pomadas tópicos que ajudam a curar doenças de pele.

Enquanto isso, as injeções de glicocorticóides são usadas para tratar dores musculares e articulares, e em casos de crises perioperatórias e adrenais, como mencionei anteriormente.

4. Quais efeitos colaterais esses medicamentos podem causar?

Os glicocorticóides orais, afetando todo o corpo e não apenas a área para a qual são tomados, são os que podem causar mais efeitos colaterais. Estes podem incluir retenção de líquidos, hipertensão, alterações de humor, glaucoma, problemas de memória e comportamento, confusão, ganho de peso, cataratas, hiperglicemia, osteoporose, aumento do risco de infecções, náusea, fraqueza muscular, crises psicóticas, pele fina e cicatrização mais lenta da ferida.

Por outro lado, em crianças, pode causar problemas de crescimento.

Enquanto isso, a inalação pode causar rouquidão e infecção por fungos na boca, enquanto os tópicos podem gerar pele fina, lesões de pele vermelha e acne.

Por sua vez, os injetáveis podem causar hiperglicemia, vermelhidão facial, insônia, dor intensa e afinamento e perda de cor da pele perto do local da injeção.

5. Como você pode limitar esses efeitos colaterais?

O fornecimento de uma dose única, mesmo alta, geralmente não gera problemas tóxicos. Por outro lado, tratamentos com menos de uma semana geralmente não causam danos.

Em tratamentos prolongados de mais de duas semanas, para reduzir os efeitos colaterais, é possível testar concentrações mais baixas ou doses intermitentes e outras apresentações, em vez das orais. Nesses casos, também é recomendável tomar suplementos de cálcio e vitamina D para evitar osteoporose Um

Por otro lado, a la hora de interrumpir su suministro, este se debe realizar en forma gradual y no de golpe ya que puede causar una insuficiencia suprarrenal grave.

6. O que são mineralocorticóides?

Mineralocorticóides são outros hormônios secretados pelas glândulas supra-renais. O mais importante é a aldosterona, que ajuda a manter a quantidade certa de sódio no organismo, regulando sua eliminação pela urina, pelas glândulas sudoríparas e pelo intestino.

Além disso, participa na secreção de potássio e no aumento da pressão arterial.

7. Para que são utilizados os mineralocorticóides sintéticos?

Esses medicamentos, como a fludrocortisona, são utilizados no tratamento da reposição hormonal nos casos de insuficiência adrenal ou na síndrome adrenal congênita. Eles ajudam a controlar a quantidade de sódio e fluidos no corpo, impedindo que grandes quantidades sejam perdidas na urina. Além disso, eles também são usados para aumentar a pressão sanguínea.

8. Como é administrada a fludrocortisona?

Este medicamento é um comprimido para ser tomado por via oral.

9. Quais efeitos colaterais podem causar?

Seu uso pode causar dor de estômago, vômito, dor de cabeça, tontura, insônia, agitação, ansiedade, acne, aumento do crescimento capilar e irregularidades menstruais.

Em casos graves, pode haver erupções cutâneas, problemas de visão e inchaço da face, pernas ou tornozelos. Também pode causar depressão e aumento de pensamentos suicidas.

10. Que outros aspectos devem ser levados em consideração ao usar esses medicamentos?

Nos casos de insuficiência adrenal, é importante que esses pacientes usem pulseira ou cartão de identificação que indique sua condição para alertar outras pessoas em situações de emergência. Lá você deve indicar o medicamento e a dose que eles usam.

Também é recomendável que eles usem drogas extras no local de trabalho, mala ou bolsa de viagem, pois não tomar o medicamento nem por um único dia pode ser perigoso. Além disso, eles são aconselhados a realizar exames regulares para evitar uma crise.

Capítulo 96. Síndrome poliglandular auto-imune

As síndromes poliglandulares autoimunes são uma série de distúrbios nos quais ocorrem duas ou mais doenças do sistema endócrino, associadas a outras patologias de etiologia autoimune.

As doenças endócrinas mais comuns que aparecem nesses grupos são: Diabetes Mellitus, Insuficiência Adrenal, Hipertireoidismo, Hipotireoidismo, Hipoparatireoidismo, Alopecia, Vitiligo e doenças reumáticas. Enquanto isso, condições auto-imunes são geralmente de natureza cutânea.

A associação entre os diferentes distúrbios mostra padrões recorrentes. Isso permitiu que as Síndromes Poliglandulares Auto-Imunes fossem classificadas nos tipos I, II e III.

Para saber mais sobre esse assunto, entrevistamos Mario Vega Carbó, endocrinologista com mais de 20 anos de experiência.

Doutor Mario,
1. O que é a Síndrome Poliglandular Autoimune Tipo I?

Esse distúrbio geralmente aparece na infância e geralmente apresenta hipoparatireoidismo junto com candidíase mucocutânea na boca. Esta infecção fúngica é geralmente crônica e resistente à terapia convencional. Perto da adolescência, a insuficiência renal é adicionada ao diagnóstico.

Essa síndrome é hereditária e é causada pela mutação de um único gene autoimune localizado no cromossomo 21. Entre outros sintomas, pode causar anormalidades nos dentes, diarréia crônica e problemas nos ossos, articulações, pele, unhas, unhas. ovários, testículos, olhos e outros órgãos internos.

Outras doenças endócrinas que podem se manifestar são hipogonadismo e hipotireoidismo. Raramente também diabetes. Por outro lado, mais da metade das mulheres com menos de 30 anos com esta doença também desenvolvem Insuficiência Ovariana Primária.

2. Como é a síndrome poliglandular autoimune tipo II?

Começa na idade adulta e é caracterizada pela presença de insuficiência adrenal juntamente com uma doença auto-imune da tireóide. Também pode aparecer diabetes tipo 1. Não se sabe ao certo o que a causa, mas acredita-se que esteja relacionada a uma combinação de fatores genéticos e ambientais.

Essa síndrome é mais comum em mulheres do que em homens. Outros problemas endócrinos, como Hipogonadismo Primário, Miastenia Gravis e Doença Celíaca, também podem ser adicionados.

3. O que é a Síndrome Poliglandular Autoimune Tipo III?

Esse tipo é caracterizado por uma tireoidite autoimune combinada com outra condição, que pode ser diabetes tipo 1, anemia perniciosa, vitiligo, miastenia gravis ou alopecia, entre outras possibilidades.

Geralmente afeta as mulheres durante a meia-idade. Sua causa é desconhecida, mas estima-se que seja causada por uma doença auto-imune derivada de fatores ambientais e genéticos. Em muitos casos, mais de um membro da mesma família sofre com isso.

4. Como essas síndromes são tratadas?

A terapia para síndromes poliglandulares autoimunes baseia-se no tratamento de cada uma das condições endócrinas que aparecem. Geralmente, a reposição hormonal é a base do tratamento.

No tipo I, os medicamentos também são usados para tratar a candidíase. Nesta infecção, as recidivas no trato digestivo devem ser monitoradas, pois podem causar câncer no epitélio.

Capítulo 97. Vitiligo Perda da cor da pele

O vitiligo é uma doença degenerativa da pele, caracterizada pela despigmentação das áreas da pele. Essa perda de cor gera manchas brancas de diferentes tamanhos e formas, que podem afetar qualquer parte do corpo. Não é contagioso e suas consequências são principalmente estéticas, pois a textura da pele não muda.

Embora tenha um forte componente herdado, geralmente aparece associado a outras doenças autoimunes, como doença celíaca, diabetes, artrite reumatóide ou anemia perniciosa. Cerca de 2% da população sofre de Vitiligo, que muitas vezes tem um impacto psicológico e social no paciente.

Para saber mais sobre esse assunto, entrevistamos o médico cubano Mario Vega Carbó, especialista em endocrinologia clínica.

Doutor Mario,
1. O que causa o vitiligo?

Essa condição aparece quando as células responsáveis pela pigmentação, conhecidas como melanócitos, morrem ou suspendem a produção de melanina. Embora a causa exata seja desconhecida, acredita-se que isso ocorra devido a um problema imunológico, onde as células desse sistema destroem os melanócitos por engano.

Isso também pode acontecer como resultado de queimaduras solares, estresse ou exposição a produtos químicos industriais.

2. Quem tem maior probabilidade de tê-lo?

O vitiligo pode aparecer em qualquer idade e há uma maior propensão em pessoas com histórico familiar. Afeta homens e mulheres igualmente.

Por outro lado, pessoas que sofrem alterações hormonais (gravidez, menopausa, estresse) ou que sofrem de diabetes, doença de Addison ou tireóide e anemia perniciosa também têm maior probabilidade de sofrer com isso.

3. Quais são os seus sintomas?

O vitiligo é caracterizado pelo aparecimento de áreas de uma cor diferente no corpo. As pessoas de pele escura geralmente têm manchas rosadas, enquanto as de pele clara são brancas. Essas manchas geralmente aparecem no rosto, mãos, pés, joelhos e cotovelos. Eles também podem ocorrer nas costas, tronco, genitais, braços e pernas, embora com menos frequência.

Em alguns casos, afeta o interior da boca e nariz, olhos e cabelos, que ficam brancos ou cinza no couro cabeludo, cílios, sobrancelhas ou barba prematuramente.

4. Qual é o seu tratamento?

O vitiligo é difícil de tratar e leva tempo para mostrar resultados concretos. O uso de fototerapia e lasers pode ajudar a repigmentar a pele. Por outro lado, certos medicamentos com corticosteróides, cremes ou pomadas imunossupressoras ou medicamentos tópicos como o metoxaleno podem favorecer a produção de melanina.

Em alguns casos, um enxerto de pele pode ser realizado a partir de uma área que não é afetada por outra. Além disso, remédios naturais, como óleo de prímula, ginkgo biloba e aloe vera, podem melhorar a aparência do Vitiligo.

Para situações extremas em que a doença se espalhou para a maior parte do corpo, pode ser realizada a despigmentação das áreas não afetadas. Essa remoção de cor será permanente e a pessoa será extremamente sensível à luz solar.

5. O que você pode esperar dessa terapia?

Em muitos casos, o tratamento consegue restaurar a cor da pele afetada. No entanto, não impede a perda contínua de pigmentação ou impede completamente a sua propagação para outras partes do corpo. Por outro lado, certas maquiagens especiais podem ocultar seus sintomas.

6. Que outros aspectos devem considerar aqueles que sofrem desta doença?

A pele despigmentada não possui proteção natural e é mais exposta aos efeitos dos raios UV. Para evitar queimaduras graves, é recomendável usar protetor solar ou protetor solar com um fator acima de 30, chapéus e roupas de abas largas que cubram todo o corpo. Também é importante evitar o estresse, que em muitos casos aumenta os sintomas do vitiligo e tatuagens não relacionadas ao tratamento.

7. Que outras complicações essa doença pode causar?

Pessoas com vitiligo são mais propensas a sofrer queimaduras solares e câncer de pele e problemas nos olhos e ouvidos. Por outro lado, aqueles que sofrem dessa facção tendem a sofrer de falta de auto-estima, vergonha e depressão devido à mudança na aparência, por isso é aconselhável acompanhar o tratamento com apoio psicológico e familiar.

Capítulo 98. Hipertensão secundária. Doenças que causam isso

A hipertensão secundária é a pressão alta causada por outras doenças, como as que afetam os rins, artérias, coração e sistema endócrino. Difere da escola primária, que é a mais comum, e está relacionada a questões herdadas, má alimentação, falta de exercício e obesidade.

A pressão sanguínea é a força exercida pelo sangue que circula contra as paredes das artérias. Quando aumenta, ocorre hipertensão, que é uma condição sofrida por um terço da população adulta. Se não tratada, pode causar sérias complicações, como ataque cardíaco, derrame e acidente vascular cerebral e danos visuais.

Para saber mais sobre esse assunto, entrevistamos Mario Vega Carbó, endocrinologista com mais de 20 anos de experiência.

Doutor Mario,
1. Quais são os sintomas da pressão alta?

Geralmente essa condição não apresenta sintomas e é detectada através de medições. Em casos muito graves, pode haver dor de cabeça e dor no peito, náusea, vômito, sangramento nasal, sudorese, visão turva e confusão.

2. O que causa a hipertensão secundária?

Existem muitas condições que podem causar isso, especialmente aquelas relacionadas aos rins, artérias, coração e sistema endócrino. Os mais comuns são diabetes, cistos nos rins, síndrome de Cushing, tumores nas glândulas supra-renais, problemas de tireóide, hiperparatireoidismo, estreitamento da aorta e apneia do sono.

Além disso, a hipertensão secundária pode aparecer devido à obesidade, gravidez ou ao consumo de vários medicamentos, suplementos e drogas ilegais.

315

3. Quem tem maior probabilidade de tê-lo?

Os idosos, os obesos, os que sofrem de estresse, os que bebem demais em álcool, os fumantes e os que têm histórico familiar têm maior probabilidade de sofrer de pressão alta

4. Quais outros distúrbios podem causar hipertensão secundária?

Se deixada desmarcada, pode causar endurecimento e espessamento das artérias e causar ataque cardíaco ou derrame. Também pode gerar aneurisma, distúrbios metabólicos, insuficiência cardíaca ou vasos sanguíneos enfraquecidos, espessados ou quebrados nos rins ou olhos.

5. Como é diagnosticado?

A única maneira de detectá-lo é através da sua medição. Muitas pessoas podem tê-lo por anos sem saber. Quando o paciente não é obeso, ele não tem histórico familiar e a pressão alta aparece repentinamente, possivelmente uma hipertensão secundária.

Nesse caso, são realizados exames de sangue e urina, ultrassonografia renal, eletrocardiograma e outros estudos para detectar a condição que está causando o problema.

6. Qual é o tratamento da Hipertensão Secundária?

Antes de tudo, a doença que a causa deve ser tratada. Uma vez resolvido ou controlado, a Hipertensão Secundária pode normalizar-se. Por outro lado, existem medicamentos específicos para manter a pressão arterial baixa, como diuréticos tiazídicos, bloqueadores beta e inibidores da enzima de conversão da angiotensina. Geralmente, uma combinação de drogas é usada para o tratamento.

7. Que outras recomendações são fornecidas para esses casos?

Como na Hipertensão Primária, levar uma vida saudável, se exercitar, beber bastante líquido e comer bem pode ajudar no tratamento.

Nos alimentos, recomenda-se uma dieta rica em frutas, legumes, grãos integrais e laticínios, e evite sal, gorduras saturadas e gorduras totais. O potássio, presente nas batatas, espinafre e banana, ajuda a controlar a pressão. Também é aconselhável manter um peso saudável, corrigir deficiências vitamínicas, evitar álcool e parar de fumar.

Finalmente, para controlar o estresse, você pode praticar técnicas de relaxamento muscular, como ioga ou meditação.

Capítulo 99. Incidentaloma Adrenal Benigno e Maligno

Um incidentaloma adrenal é um tumor inesperado que aparece em uma ou ambas as glândulas supra-renais. É uma condição cada vez mais comum, que pode ser benigna ou maligna (cancerosa).

As glândulas supra-renais estão localizadas acima dos rins e são responsáveis pela produção de hormônios, como cortisol e aldosterona, essenciais para a vida. Entre outras funções essenciais, elas permitem o crescimento normal e regulam o metabolismo, os níveis de energia, a pressão arterial e a resposta ao estresse.

O incidentaloma adrenal pode se manifestar em qualquer idade, embora seja mais comum em crianças menores de 5 anos e adultos acima de 50 anos. Por outro lado, pessoas diabéticas, obesas e hipertensas são mais propensas a sofrer com isso.

Para saber mais sobre esse assunto, entrevistamos Mario Vega Carbó, endocrinologista com mais de 20 anos de experiência.

Doutor Mario,
1. Por que essa condição está "crescendo"?

Atualmente, o número de incidentes descobertos casualmente durante ultrassonografia, tomografia computadorizada, ressonância magnética e cintilografia aumentou. Isso se deve, por um lado, ao maior desenvolvimento e resolução alcançados pelos exames de imagem e também ao envelhecimento progressivo da população, o que faz com que as patologias aumentem.

2. O que causa um incidentaloma adrenal?

Alguns fazem com que as glândulas supra-renais produzam muito hormônio e gerem o que é chamado de tumor funcional ativo. Isso pode ser causado por várias condições, como síndrome de Cushing, hiperaldosteronismo, hiperplasia adrenal congênita ou feocromocitoma.

Por outro lado, quando o indicentaloma não causa produção hormonal excessiva, é chamado de tumor não funcional. Nestes casos, pode ser um adenoma, um câncer ou um cisto dentro ou fora das glândulas.

3. Como é diagnosticado?

Como eu disse, esses tipos de tumores geralmente são detectados por acaso durante um teste de imagem para investigar outro distúrbio. Uma vez encontrados, eles geralmente analisam o histórico médico do paciente e realizam exames físicos e exames de sangue e urina para medir os níveis hormonais e identificar suas causas.

4. Quais são os seus sintomas?

Os sintomas variam dependendo se o tumor é funcional ou não. Se houver excesso de hormônios, o paciente pode ter perda de peso, obesidade no corpo médio e superior, estrias roxas, pele fina e frágil, acne, fraqueza muscular, pressão alta e aumento de açúcar no sangue.

Por outro lado, nas mulheres, pode gerar hirsutismo (desenvolvimento excessivo dos pêlos do corpo) e períodos menstruais irregulares ou inexistentes, e nos homens, diminuição da libido e fertilidade e difusão erétil. Além disso, os pacientes podem sofrer de depressão, ansiedade, irritabilidade, sudorese e distúrbios do sono.

5. Qual é o tratamento para o incidentaloma adrenal?

Cerca de 85% desses tumores não são funcionais e podem não requerer tratamento. Somente seu cheque periódico. Em alguns casos, radioterapia, quimioterapia ou cirurgia serão necessárias para remover o tumor ou uma ou ambas as glândulas supra-renais. Também tratamento para normalizar os níveis hormonais.

O câncer nas glândulas supra-renais é muito raro e seu tratamento pode ser usado para retardar sua progressão. Embora seja geralmente muito agressivo, se detectado precocemente, existe a possibilidade de cura.

6. Que outros aspectos são recomendados a considerar?

No caso de um tumor maligno, recomenda-se buscar apoio psicológico e participação em grupos terapêuticos com pessoas que sofrem dessa mesma doença, para tratar a ansiedade, angústia e estresse que a doença pode causar.

Capítulo 100. Hipercortisolismo ou Síndrome de Cushing

A síndrome de Cushing é um distúrbio causado pela exposição prolongada ao excesso de cortisol, produzido pelas glândulas supra-renais localizadas na parte superior dos rins.

Esse hormônio é responsável por ajustar os níveis de energia, pressão arterial, função vascular, concentrações de glicose, sistema imunológico e resposta ao estresse, entre outras funções essenciais para a saúde do corpo. A causa dessa condição pode ser devida a um tumor benigno na hipófise ou ao uso crônico de glicocorticóides e outros medicamentos para tratar doenças inflamatórias, como asma e artrite reumatóide. Além disso, pode ser causado por anormalidades nas glândulas supra-renais.

Também conhecida como Hipercortisolismo, a Síndrome de Cushing é uma condição rara, que ocorre em menos de 40 pessoas por milhão de habitantes.

Para saber mais sobre esse assunto, entrevistamos Mario Vega Carbó, especialista em endocrinologia com mais de 20 anos de experiência.

Doutor Mario,
1. Quais são os sintomas dessa condição?

Os sinais usuais da Síndrome de Cushing são obesidade no meio e na parte superior do corpo, gerando um tipo de gordura entre os ombros e o rosto arredondado e vermelho. Outros sintomas são braços e pernas finos, estrias roxas, pele fina e frágil, recuperação lenta de cortes e contusões fáceis.

2. Como é diagnosticado?

Em geral, pode ser difícil detectar o hipercortisolismo, porque seus sintomas são semelhantes a outras doenças, como obesidade e síndromes metabólicas.

321

Para fazer um diagnóstico, é necessário realizar exames físicos e analisar o histórico médico e os medicamentos que o paciente está tomando. Além disso, geralmente são realizados estudos de sangue, saliva e urina para medir os níveis hormonais e testes de diagnóstico por imagem para detectar anormalidades na glândula pituitária e adrenal. Também é aconselhável medir a espessura da dobra da pele.

3. Qual é o tratamento para o hipercortisolismo?

A terapia dependerá do que está causando o excesso de cortisol no organismo. Por exemplo, se o motivo for um tumor, cirurgia, radioterapia e outros tratamentos podem ser necessários. Por outro lado, se o problema é causado por um medicamento, a dose pode ser reduzida ou alterada para um similar que não produz esses sintomas.

Por outro lado, existem diferentes medicamentos para controlar a produção excessiva de cortisol, entre os quais cetoconazol, mitotano, metirapona, pasireotida e mifepristona.

4. Esses medicamentos têm efeitos colaterais?

Sim, esses medicamentos podem causar fadiga, náusea, vômito, diarréia, dores de cabeça e dores abdominais, dores musculares, pressão alta, baixo teor de potássio e inchaço. Os efeitos colaterais são bastante frequentes.

5. Que outros problemas de saúde podem causar esta doença?

A síndrome de Cushing pode levar a uma diminuição da massa óssea, pressão alta, aumento de açúcar no sangue, micção excessiva, infecções frequentes, fraturas vertebrais, acne e obesidade.

Por outro lado, nas mulheres, pode gerar hirsutismo (desenvolvimento excessivo dos pêlos do corpo) e períodos menstruais irregulares ou inexistentes, e nos homens, diminuição da libido e fertilidade e difusão erétil.

Além disso, os pacientes com essa condição médica podem sofrer de depressão, ansiedade, irritabilidade, insônia, dificuldades cognitivas, alucinações e sintomas paranóicos.

6. Que influência os medicamentos corticosteróides têm?

Em muitos casos, o hipercortisolismo pode ser causado pela ingestão de corticosteróides orais em altas doses por um período prolongado.

Esses medicamentos, como a prednisona, têm o mesmo efeito no corpo que o cortisol e são usados para tratar condições inflamatórias, como artrite reumatóide, lúpus e asma, ou para impedir que o corpo rejeite um transplante de órgão. Em geral, os esteróides que são inalados ou que vêm em cremes têm menos probabilidade de causar a Síndrome de Cushing do que aqueles administrados por via oral.

7. A síndrome de Cushing é hereditária?

Muito raramente, as pessoas herdam uma tendência a sofrer tumores nas glândulas endócrinas, o que afeta os níveis de cortisol e causa hipercortisolismo.

8. Quais são os resultados usuais do seu tratamento?

Geralmente, se a produção de cortisol é normalizada no corpo, o prognóstico é bom. No entanto, em alguns casos, os pacientes podem ter mais tendência à obesidade, osteoporose e depressão do que a população normal.

Capítulo 101. Feocromocitoma e aumento da pressão arterial

O feocromocitoma é um tumor nas glândulas supra-renais, que geralmente não é cancerígeno (benigno). Estimula a secreção exagerada de epinefrina e noradrenalina, dois hormônios que controlam a freqüência cardíaca, o metabolismo e a pressão sanguínea.

Se não tratada, pode causar sérios danos a outros sistemas do corpo, especialmente o sistema cardiovascular, o cérebro e os rins. A remoção do feocromocitoma por cirurgia geralmente faz com que os níveis de pressão arterial voltem ao normal.

Para aprender mais sobre esse assunto, entrevistamos Mario Vega Carbó, endocrinologista, nutricionista e mestre em longevidade satisfatória, com mais de 20 anos de experiência.

Doutor Mario,
1. O que causa um feocromocitoma?

As causas pelas quais esse tumor aparece não são conhecidas, mas geralmente se desenvolvem no centro de uma ou de ambas as glândulas supra-renais, em células chamadas feocromócitos. Eles liberam certos hormônios, como epinefrina e noradrenalina, que ajudam a controlar muitas funções do corpo, como freqüência cardíaca, pressão arterial e açúcar no sangue.

O aparecimento de um feocromocitoma causa uma liberação irregular e excessiva desses hormônios, o que gera um aumento na pressão sanguínea.

2. Quem tem mais riscos de sofrer isso?

Feocromocitoma pode ocorrer em qualquer idade, mas é mais comum em pessoas entre 20 e 50 anos de idade. Em alguns casos, a condição aparece em vários membros da família.

Aqueles que herdaram distúrbios como neoplasia endócrina múltipla tipo II, doença de von Hippel-Lindau, neurofibromatose 1 e síndromes de paraganglioma têm maior risco de desenvolver esses tumores.

3. Quais são os seus principais sintomas?

Além de aumentar a pressão arterial, a pessoa pode sentir dor de cabeça, sudorese intensa, palpitações cardíacas, tremores, falta de ar e palidez extrema. Geralmente esses sinais ocorrem na forma de episódios quando o tumor libera hormônios e pode durar alguns minutos ou se estender por mais tempo.

Eles também podem ser desencadeados por situações de ansiedade ou estresse, esforço físico ou consumo de certos alimentos, medicamentos ou estimulantes. À medida que o feocromocitoma cresce, os ataques aumentam em frequência, duração e gravidade.

4. Como o feocromocitoma é detectado?

Para o diagnóstico, geralmente são realizados exames físicos, de sangue e urina e vários exames de imagem. Estes podem incluir tomografia computadorizada, cintilografia e ressonância magnética do abdome; biópsia adrenal; e análise de catecolaminas, glicose e metanefrina plasmática.

Além disso, uma análise genética também pode ser necessária para determinar se o tumor está relacionado a um distúrbio herdado. Em muitos casos, o feocromocitoma é encontrado por acaso durante estudos realizados por outras razões.

5. Qual é o seu tratamento?

A terapia mais comum é a remoção do feocromocitoma por cirurgia. Antes de realizá-lo, é necessário estabilizar a pressão sanguínea do paciente e pulsar com medicamentos. Após a intervenção, os níveis dos hormônios noradrenalina e epinefrina geralmente retornam ao normal.

Outras opções de tratamento incluem radioterapia, quimioterapia e terapia direcionada, onde substâncias são usadas para identificar e atacar células cancerígenas, sem prejudicar as saudáveis.

6. Que outras complicações o feocromocitoma pode gerar?

Se não tratada, a pressão alta causada por este tumor pode danificar vários órgãos e causar doenças cardíacas, derrame, insuficiência renal, dificuldades respiratórias e danos aos nervos oculares.

Por outro lado, o feocromocitoma raramente é maligno e as células cancerígenas se espalham para outras partes do corpo, causando metástase.

Capítulo 102. Hiperaldosteronismo primário e pressão arterial

O hiperaldosteronismo primário é um distúrbio hormonal no qual as glândulas supra-renais produzem uma quantidade excessiva de aldosterona no sangue. É devido a um tumor não-cancerígeno (benigno) nas glândulas.

A aldosterona é um hormônio que ajuda a manter a quantidade certa de sódio e potássio no organismo, regulando sua eliminação na urina, glândulas sudoríparas e intestinos. O hiperaldosteronismo primário causa perda de potássio e excesso de sódio, o que gera uma retenção de líquidos que aumenta o volume e a pressão sanguínea.

Para saber mais sobre essa condição, consultamos o Dr. Mario Vega Carbó, especialista em endocrinologia, que atualmente trabalha no escritório da Vega & Vado.

Doutor Mario,
1. Quais são as causas do hiperaldosteronismo primário?

Isso geralmente ocorre devido a um tumor não-cancerígeno (benigno) nas glândulas adrenais, conhecido como síndrome de Conn. Também pode ser o resultado da hiperatividade de ambas as glândulas e, raramente, um nódulo canceroso ou aldosteronismo hereditário.

2. Quais são os seus principais sintomas?

Seus sinais mais comuns são pressão alta, baixo nível de potássio, fadiga, dor de cabeça, dormência e fraqueza muscular.

3. Quem tem mais riscos de sofrer isso?

O hiperaldosteronismo primário é mais comum em pessoas de 30 a 50 anos de idade. Aqueles com histórico familiar de pressão alta, obesos, que levam um estilo de vida sedentário, fumantes e aqueles que consomem muito álcool têm maior probabilidade de sofrer com isso.

4. Como esse distúrbio é detectado?

Um exame físico, uma tomografia computadorizada do abdômen, ultra-sonografia nos rins são geralmente realizados, e os níveis de aldosterona, renina, sódio e potássio no sangue e na urina são medidos. As medições de aldosterona podem incluir estudos de infusão de solução salina e supressão de fludrocortisona.

Em alguns casos, a amostragem de veias adrenais também pode ser necessária para verificar qual das duas glândulas está produzindo muita aldosterona.

5. Qual é o seu tratamento?

A terapia para hiperaldosteronismo primário inclui medicamentos, mudanças no estilo de vida e cirurgia. A primeira opção é tratar a condição médica com medicamentos e com uma dieta saudável. Medicamentos que bloqueiam a ação da aldosterona, como a espironolactona, podem ser prescritos, enquanto os diuréticos ajudam a melhorar o acúmulo de líquidos no organismo.

Em alguns casos, a remoção do tumor ou glândula pode controlar os sintomas. Se a pressão arterial continuar, será necessário tomar algum medicamento para remediá-la.

6. Que outros aspectos devem ser levados em consideração?

Os medicamentos para pressão arterial são mais eficazes quando acompanhados de um estilo de vida saudável. Isso inclui controlar o peso e comer uma dieta equilibrada e pobre em sódio, evitando temperos e eliminando o sal e adicionando mais frutas, vegetais, proteínas magras e grãos integrais.

Também faça atividade física por pelo menos 30 minutos na maioria dos dias e evite fumar e consumir álcool e cafeína em excesso.

7. Quais complicações podem causar hiperaldosteronismo primário?

Essa condição médica gera uma pressão sanguínea muito alta, que pode danificar muitos órgãos, especialmente os rins, olhos, coração e cérebro. Algumas das possíveis complicações são ataque cardíaco, derrame, insuficiência renal e morte prematura.

Por outro lado, baixos níveis de sódio podem causar fraqueza, arritmias, cãibras musculares e excesso de sede e micção. Além disso, o uso prolongado de medicamentos para controlar o hiperaldosteronismo primário pode causar problemas de ereção e ginecomastia nos homens.

Capítulo 103. Síndrome Carcinóide

Uma série de sintomas associados a tumores com o mesmo nome e que afetam o intestino delgado, cólon, apêndice, reto e pulmões é chamada de Síndrome Carcinóide. Esta é uma condição rara e geralmente de crescimento lento.

Os tumores carcinóides secretam uma grande quantidade do hormônio serotonina e outras substâncias, o que causa a dilatação dos vasos sanguíneos e a síndrome aparece. Seus sintomas geralmente se manifestam apenas nos estágios finais da doença. Os mais comuns são diarréia e vermelhidão da pele.

Para saber mais sobre esse assunto, entrevistamos Mario Vega Carbó, endocrinologista com mais de 20 anos de experiência.

Doutor Mario,
1. Como essa condição é diagnosticada?

Na maioria dos casos, os tumores carcinóides são detectados quando os estudos são realizados por outros motivos, como durante a cirurgia abdominal.

Para confirmar o diagnóstico, são realizados exames de sangue e urina, tomografia computadorizada e ressonância magnética do tórax e abdome, ultrassonografia e cintilografia. Apenas uma pequena porcentagem de tumores carcinóides secretam os produtos químicos que causam a síndrome, o que ocorre em pouquíssimos casos (entre 5 e 8%). Quando isso ocorre, geralmente ocorre porque a doença se espalhou para o fígado ou pulmão.

2. Quais são os principais sinais da síndrome?

Seu sintoma mais comum é a dilatação de pequenos vasos sanguíneos na superfície da pele, principalmente na face, pescoço e parte superior do tórax. Essa vermelhidão pode aparecer sem motivo ou ocorrer devido ao estresse, atividade física ou consumo de álcool. Pode ser breve ou durar horas, geralmente acompanhada de palpitações.

Outros sinais incluem dificuldade em respirar, diarréia, lesões faciais, cãibras abdominais, náuseas, vômitos e problemas cardíacos, como taquicardia ou pressão alta ou baixa.

3. Como essa condição é tratada?

O tratamento para a síndrome carcinóide é o mesmo que para o câncer, juntamente com certos medicamentos específicos para controlar seus sintomas. Geralmente, a primeira coisa que é feita é a cirurgia para remover o tumor.

Isso pode ser acompanhado por medicamentos que bloqueiam a secreção de hormônios produzidos pelas células cancerígenas, o que ajuda a reduzir seus sinais e fortalecer o sistema imunológico. A terapia também pode incluir quimioterapia e remoção de células cancerígenas no fígado com frio ou calor.

Por outro lado, em casos avançados em que o tumor não pode ser removido cirurgicamente, são aplicadas injeções de octreotida ou lanreotida para tratá-lo e diminuir os sintomas da síndrome.

4. Qual é a expectativa dessa terapia?

O prognóstico depende de onde o tumor está e seu grau de progresso. Se for diagnosticado precocemente, o tratamento geralmente é eficaz.

Nos casos de pacientes com Síndrome Carcinóide, o tumor geralmente está avançado e se espalhou para o fígado, o que reduz a taxa de sobrevivência.

5. Que outras complicações esta doença pode trazer?

Essa condição pode levar ao aumento de quedas e lesões como resultado da pressão arterial baixa, obstrução e sangramento gastrointestinal e espessamento das válvulas cardíacas, o que causa doenças cardíacas. Este último pode causar cansaço e dificuldade em respirar durante a atividade física.

Por outro lado, a exposição a certos gatilhos, como a anestesia usada durante a cirurgia, pode causar uma crise carcinóide. Isso é caracterizado por episódios graves de vermelhidão, pressão arterial baixa que causa hipotensão e dificuldade em respirar. Pode ser mortal.

6. Que outros cuidados esses pacientes devem tomar?

Pessoas com Síndrome Carcinóide devem evitar álcool, alimentos saudáveis e ricos em tiramina (queijo maduro, nozes, fígado de galinha, chocolate, vinho tinto e certos peixes), pois podem desencadear seus sintomas. O mesmo vale para alguns medicamentos, como o Prozac, que podem aumentar os níveis de serotonina.

Também é conveniente tentar evitar situações estressantes, descansar bem e tomar um suplemento vitamínico para combater os efeitos da diarréia.

Por fim, recomenda-se que eles levem um estilo de vida saudável e, se necessário, busquem apoio psicológico para lidar melhor com a doença.

Capítulo 104. Neoplasia Endócrina Múltipla

A Neoplasia Endócrina Múltipla engloba uma série de distúrbios hereditários raros, nos quais várias glândulas endócrinas crescem excessivamente ou apresentam tumores benignos ou malignos. Eles são causados por mutações genéticas, que geralmente afetam todo o grupo familiar. Seus sintomas, que variam dependendo das glândulas afetadas, podem ocorrer em qualquer idade.

Em geral, a Neoplasia Endócrina Múltipla produz uma superprodução de hormônios que devem ser tratados. Existem três classes: tipo 1, tipo 2A e tipo 2B.

Para saber mais sobre esse assunto, entrevistamos Mario Vega Carbó, endocrinologista com mais de 20 anos de experiência.

Doutor Mario,
1. O que é neoplasia endócrina múltipla tipo 1?

Essa classe é caracterizada pela presença de tumores ou pela hiperatividade de duas ou mais glândulas, entre as quais geralmente o pâncreas, a paratireóide e a hipófise. Os tumores são geralmente benignos e causam secreção excessiva de hormônios. Quando ocorre nas paratireóides, pode aumentar os níveis de cálcio no sangue e causar pedras nos rins.

Quando aparece no pâncreas, causa excesso de gastrina e pode gerar superprodução de ácido estomacal e formar úlceras pépticas.

Enquanto isso, se se desenvolver na hipófise, pode causar aumento da prolactina ou hormônio do crescimento e causar anormalidades menstruais, galactorréia, falta de líbia, acromegalia e disfunção erétil.

2. Como é a neoplasia endócrina múltipla tipo 2A?

Essa classe é caracterizada pela presença de tumores ou pela hiperatividade de duas ou mais glândulas, que geralmente incluem as glândulas tireóide, paratireóide e adrenal. Na maioria dos casos, o carcinoma medular da tireóide se desenvolve e o aparecimento de feocromocitomas que causam hipertensão também é comum.

Em alguns pacientes, são observadas obstruções no intestino grosso e uma doença cutânea pruriginosa conhecida como líquen amilóide cutâneo.

3. O que é Neoplasia Endócrina Múltipla tipo 2B?

Essa classe é caracterizada pelo aparecimento de câncer medular da tireóide, hiperplasia da paratireóide, adenomas, feocromocitomas e tumores de células nervosas nas membranas mucosas ou em outros locais. Em algumas ocasiões, os pacientes que sofrem dessa doença não têm histórico familiar com essa condição, mas é o resultado de uma nova mutação genética.

Devido a tumores benignos nas mucosas, os lábios e pálpebras podem parecer espessos. Os neuromas também podem aparecer na língua, no interior da boca e nos olhos.

Esses pacientes geralmente têm um corpo esbelto, com braços e pernas finos. Alterações na coluna e anormalidades nos ossos do crânio também são comuns.

4. Como é diagnosticada a neoplasia endócrina múltipla?

Os testes genéticos são geralmente realizados e os níveis hormonais são medidos através de exames de sangue e urina. Em alguns casos, estudos de imagem também podem ser necessários para determinar a localização dos tumores.

5. Qual é o seu tratamento?

O neoplasma em si não tem cura, portanto a terapia visa resolver as alterações geradas em cada uma das glândulas afetadas individualmente. No caso de tumores, eles podem ser removidos por cirurgia. Por outro lado, os desequilíbrios hormonais são tratados com medicamentos.

Se a neoplasia for do tipo 2A ou 2B, a remoção preventiva da glândula tireóide é frequentemente realizada para evitar o aparecimento de um carcinoma medular da tireóide, que pode ser fatal. Após a cirurgia, você deve tomar o hormônio da tireóide por toda a vida.

6. Que outras complicações esta doença pode trazer?

As complicações dependem amplamente de quais glândulas são afetadas. Em muitos casos, os tumores podem continuar a reaparecer. É por isso que verificações regulares são essenciais.

Capítulo 105. Tumores neuroendócrinos benignos e malignos

Os tumores neuroendócrinos são nódulos anormais originários de células neuroendócrinas, responsáveis pela produção de hormônios. São raros e geralmente ocorrem nos pulmões, apêndice, intestino delgado, reto e pâncreas. Eles também podem aparecer nas tireóide, paratireóide, glândulas supra-renais e hipofisárias e em outros órgãos, como rim, bexiga e próstata.

Os tumores neuroendócrinos geralmente crescem lentamente, embora também possam se desenvolver agressivamente e se espalhar para outras partes do corpo.

Para saber mais sobre essa condição, consultamos o Dr. Mario Vega Carbó, especialista em endocrinologia, que atualmente trabalha no escritório da Vega & Vado.

Doutor Mario,
1. Quais são os principais sintomas dos tumores neuroendócrinos?

Muitas pessoas não têm sinais e a doença pode passar despercebida por anos ou ser detectada casualmente. Quando há sintomas, eles variam dependendo da localização do tumor. Os mais comuns são vermelhidão da pele, diarréia, sudorese, dor abdominal e variação nos níveis de glicose no sangue. Geralmente, os sinais aparecem quando o tumor gera uma elaboração exagerada de certos hormônios.

2. Quais são os tumores neuroendócrinos mais frequentes?

Estes incluem tumores carcinóides, câncer medular da tireóide, feocromocitomas, insulinomas, carcinoma neuroendócrino da pele, câncer da glândula adrenal, câncer de pulmão de pequenas células e tumor carcinóide de grandes células.

3. Quem tem mais riscos de sofrer?

Os tumores neuroendócrinos ocorrem em homens e mulheres, na maioria das vezes em torno de 50 anos.

Embora geralmente não estejam associados a uma mutação genética herdada, em alguns casos eles aparecem ao lado de outras síndromes familiares, como a Neoplasia Endócrina Múltipla tipo 1.

Além disso, pessoas com Diabetes Mellitus ou doenças estomacais e fumantes têm mais riscos de sofrer com elas.

4. Qual é o seu tratamento?

A terapia dependerá do tipo de tumor, sua localização, se afeta a produção hormonal e se espalhou para outras partes do corpo. Alguns tratamentos podem incluir cirurgia, radioterapia, quimioterapia e terapia direcionada. Também o uso de certos medicamentos para impedir o crescimento e a disseminação do tumor ou bloquear a secreção de hormônios produzidos pelas células cancerígenas. Isso ajuda a reduzir seus sinais e fortalecer o sistema imunológico.

Para pessoas com câncer que se espalhou para o fígado, o transplante pode ser uma opção.

5. Que outros cuidados esses pacientes devem tomar?

Esses tumores podem crescer lentamente e causar problemas metabólicos e nutricionais relacionados à superprodução de hormônios, metástases ou efeitos colaterais do tratamento. É por isso que verificações regulares são importantes.

Também é conveniente que esses pacientes tentem evitar situações estressantes, para as quais é aconselhável a prática de técnicas de relaxamento, como ioga ou meditação. Além disso, é recomendável que eles levem uma vida saudável; que eles descansem bem; que realizam atividade física leve, como ginástica, pilates ou caminhadas diárias; e que eles tomam um suplemento vitamínico para combater os efeitos da diarréia, se houver.

6. Que outros aspectos devem ser levados em consideração durante a doença?

No caso de um tumor maligno, recomenda-se buscar apoio psicológico e participação em grupos terapêuticos com pessoas que sofrem dessa mesma doença, para tratar a ansiedade, angústia e estresse que podem causar.

Parte VII Hipotálamo e Hipófise

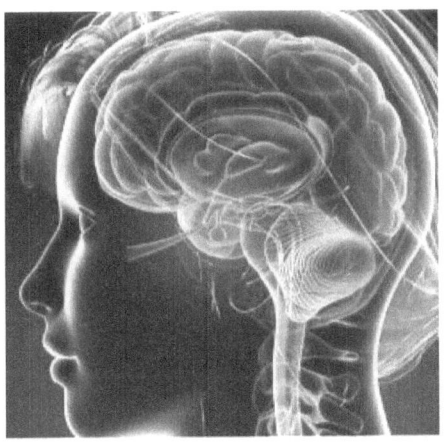

Capítulo 106. Síndrome da secreção inadequada de hormônio antidiurético

A síndrome da secreção inadequada de hormônios antidiuréticos (SSIHA) é um distúrbio no qual o corpo produz em excesso essa substância.

O hormônio antidiurético é gerado no hipotálamo e ajuda os rins a economizar água, concentrando a urina e reduzindo seu volume.

O SSIHA faz com que o corpo retenha excesso de líquidos e diminua o nível de sódio no sangue, afetando o funcionamento normal dos órgãos.

Para saber mais sobre esse assunto, entrevistamos o médico cubano Mario Vega Carbó, especialista em endocrinologia com mais de 20 anos de experiência.

Doutor Mario,

1. O que causa a síndrome da secreção inadequada de hormônios antidiuréticos?

Este distúrbio pode ser causado pelo consumo de certos medicamentos para diabetes, pressão arterial, coração, convulsões, depressão e câncer. Também pode ser o resultado de tratamento hormonal, causas herdadas, cirurgia com anestesia geral, certos distúrbios cerebrais ou uma doença pulmonar, na medula espinhal, hipotálamo ou glândula pituitária.

2. Quais são os seus principais sintomas?

Os pacientes com SSIHA geralmente apresentam fadiga, dores musculares e dores de cabeça, urina escura, diminuição do apetite, aumento da sede, diarréia, náusea, vômito, irritabilidade, convulsões, problemas de confusão e memória.

3. Como esta doença é detectada?

Um exame físico e exames de sangue e urina geralmente são feitos para medir os níveis de sódio e outros produtos químicos e o funcionamento dos órgãos. Em alguns casos, radiografia de tórax, tomografia computadorizada da cabeça e testes de desafio com fluidos também são realizados para verificar os níveis de retenção e eliminação na urina.

4. Qual é o tratamento da síndrome da secreção inadequada do hormônio antidiurético?

Normalmente, a primeira coisa a ser feita é limitar a ingestão de líquidos para impedir seu acúmulo no corpo. Então, para aliviar os sintomas, as soluções salinas geralmente são administradas por via intravenosa, para aumentar a porcentagem de sódio no sangue.

Se a produção excessiva do hormônio antidiurético for causada por um tumor, ele poderá ser removido por cirurgia. Se a causa for um determinado medicamento, a dose pode ser ajustada ou substituída por outro. Alguns medicamentos, como demeclociclina, lítio, conivaptano e tolvaptano, também ajudam a diminuir os níveis desse hormônio.

5. Que outras complicações a SSIHA pode trazer?

Quando o nível de sódio cai rapidamente em forma grave, pode causar hérnia cerebral, diminuição da lucidez mental, alucinações ou coma.

6. Que outros aspectos devem ser levados em consideração durante a doença?

Em alguns casos, pode ser necessário seguir uma dieta especial com mais sal e alto teor de proteínas, como feijão, nozes, ovos, frango e peixe.

Capítulo 107. Poliúria ou micção excessiva

A poliúria é a produção anormal de grandes quantidades de urina, o que causa uma necessidade excessiva de ir ao banheiro. Um adulto saudável urina em média 700 mililitros e 2,5 litros por dia, dependendo da quantidade de líquido que ele ingeriu e da quantidade total de água no corpo. Quando exceder 3 litros em 24 horas, é muito possível que você sofra dessa doença.

A poliúria deve ser diferenciada da polaquiúria, que é a necessidade de micção frequente, mantendo os volumes normais. Muitas vezes, esses dois sintomas aparecem juntos. A maioria das pessoas urina cerca de 4 a 7 vezes por dia.

Muitos pacientes descobrem que sofrem desse distúrbio quando precisam se levantar no banheiro à noite, conhecida como noctúria. Isso também pode acontecer se você beber muito líquido antes de dormir.

A poliúria é um sintoma bastante comum e pode ser devido a diferentes fatores. Para saber mais sobre essa condição, consultamos o Dr. Mario Vega Carbó, especialista em endocrinologia, responsável pelo escritório Vega & Vado.

Doutor Mario,
1. Quais são as causas mais frequentes de poliúria?

Dois dos motivos mais comuns são diabetes insipidus, uma condição pela qual os rins são incapazes de evitar a remoção de líquidos e diabetes mellitus, em que os níveis de açúcar no sangue ou glicose aumentam como resultado de um déficit na produção de insulina no pâncreas. Outra causa frequente é beber grandes quantidades de água durante o dia.

Por outro lado, entre os motivos menos comuns são insuficiência renal ou cardíaca, certos medicamentos como diuréticos e lítio, níveis altos ou baixos de cálcio, ingestão de álcool ou cafeína, anemia falciforme e síndrome de Sjögren, um distúrbio do sistema imunológico caracterizado por olhos e boca secos.

2. As causas são as mesmas no caso do polonês?

Não. O aumento da frequência de ir ao banheiro geralmente ocorre devido a cistite (inflamação da bexiga), micção involuntária, crescimento da próstata ou pedras no trato urinário, dor ou queimação ao urinar, febre e desconforto lombar ou no flanco podem indicar uma infecção.

Por outro lado, se houver dificuldade em iniciar a micção, um fluxo fraco de urina e gotejamento no final pode significar uma lesão na próstata.

3. Voltando à Poliúria, como essa doença é diagnosticada?

Antes de ir ao médico, é importante que o paciente controle seus níveis diários de urina, registrando a frequência com que ele precisa ir ao banheiro, a quantidade que produz a cada vez e a quantidade total de líquido que bebe.

Juntamente com esses dados, para fazer um diagnóstico, será necessário conhecer o histórico médico da pessoa e realizar exames físicos, exames de urina e açúcar no sangue, testes de osmolaridade e privação de água, entre outros estudos.

Nas mulheres, o exame geralmente requer um exame ginecológico e uma amostragem do fluido cervical e vaginal para detectar doenças sexualmente transmissíveis.

Nos homens, o pênis é examinado quanto à presença de secreção e um exame retal é realizado para avaliar a próstata.

4. Que outras questões devem ser levadas em consideração durante os exames?

Entre outros pontos importantes, devemos observar sinais de obesidade ou desnutrição, que podem refletir a presença de algum tipo de câncer ou distúrbios alimentares.

Durante o exame de cabeça e pescoço, a presença de olhos ou boca secos (síndrome de Sjögren) deve ser analisada e a pele verificada quanto a lesões hiperpigmentadas ou hipopigmentadas, úlceras ou nódulos subcutâneos que indicam sarcoidose.

Por outro lado, é importante descobrir se a poliúria apareceu abruptamente e se o paciente tem suores noturnos, tosse, perda de peso, se tem histórico de tabagismo e se sofre de distúrbios psiquiátricos.

5. Qual é o tratamento da poliúria?

A terapia depende da causa do problema. Por exemplo, se é devido ao diabetes Insipidus, pode ser controlado com desmopressina, um medicamento sintético que favorece a retenção de líquidos e evita a desidratação.

No caso de diabetes mellitus, será necessário aplicar um substituto da insulina ou antidiabéticos orais e seguir uma dieta especial.

Por outro lado, o excesso de urina pode ser reduzido diminuindo o consumo de café ou álcool e, no caso de ser tratado com diuréticos, ajustando a dose.

6. Que cuidados especiais devem ser levados em consideração?

Se uma pessoa com poliúria tiver fraqueza nas pernas, deve ir ao hospital imediatamente, pois pode ter um distúrbio da medula espinhal. Por outro lado, se você tiver febre e dor lombar, consulte um médico com urgência.

344

7. ¿Los ancianos son más propensos a sufrir este trastorno?

Sí. Los hombres mayores suelen orinar con más frecuencia debido al aumento de la próstata y, en el caso de las mujeres, ocurre lo mismo por diversos factores, como la debilidad del suelo de la pelvis tras el parto y la pérdida de estrógenos después de la menopausia.

Capítulo 108. Cuidados e tratamento do diabetes insipidus

O diabetes insípido (DI) é uma condição pela qual os rins são incapazes de evitar a remoção de líquidos, como resultado de uma deficiência do hormônio vasopressina, secretada pela glândula pituitária, ou por uma insensibilidade dos rins em responder a isso. hormônio

A maior parte da água do corpo é reabsorvida e apenas uma pequena porção é descartada. Quando essa condição ocorre, a capacidade de retenção é perdida e grandes quantidades de urina diluída são produzidas.

A identificação é uma condição rara, que pode afetar pessoas de qualquer idade e sexo. É causada por doenças genéticas ou renais, infecções, cirurgias, tumores ou outras doenças que danificam o hipotálamo ou a hipófise. Seus principais sintomas são excesso de micção e sede, necessidade de beber uma grande quantidade de líquidos, incontinência urinária e confusão devido à desidratação e um nível de sódio acima do normal.

Nos casos de crianças pequenas, também pode haver parada do crescimento, falta de ganho ou perda de peso, constipação e febre recorrente.

Para falar sobre esse assunto, entrevistamos Mario Vega Carbó, endocrinologista com mais de 20 anos de experiência.

Doutor Mario,
1. Como o diabetes insipidus é detectado?

Uma vez que seus sinais são apresentados, é necessário realizar uma série de testes para confirmar o diagnóstico. Em geral, geralmente são realizados estudos de osmolaridade e sódio no sangue, exame de urina, ressonância magnética e testes de privação e provocação de água com desmopressina.

2. Quais são os níveis normais de micção?

Normalmente, um adulto saudável urina em média 2 litros por dia. Uma pessoa com DI, se ele bebe muito líquido, pode exceder 15 litros, dependendo da gravidade da doença.

3. Qual é o tratamento do diabetes insipidus?

Antes de tudo, a causa que causa essa condição deve ser tratada, seja uma anormalidade na hipófise ou no hipotálamo. O DI pode ser controlado com a desmopressina, um medicamento sintético que favorece a retenção de líquidos e evita a desidratação. É administrado como spray nasal, comprimidos, bolachas sob a língua ou injeções e deve ser usado somente quando necessário.

Na maioria das pessoas, a deficiência de vasopressina não está completa e a quantidade de hormônio que o corpo produz varia de dia para dia. Em casos mais leves, você só precisa beber mais água para garantir a hidratação adequada. Por outro lado, quando os rins não respondem adequadamente ao hormônio, recomenda-se uma dieta com pouco sal para ajudar a reduzir a quantidade de urina que produzem.

4. O que acontece se uma pessoa consome mais desmopressina do que o necessário?

Isso pode causar retenção de líquidos e baixos níveis de sódio e sais no sangue, o que é muito perigoso, levando a convulsões. Os sintomas de retenção excessiva de água no corpo são ganho de peso, pernas inchadas, aumento da pressão arterial e dor de cabeça.

5. O diabetes insipidus é o mesmo que o diabetes mellitus?

Não. No Diabetes Mellitus, que é mais comum, os níveis de açúcar no sangue ou glicose aumentam, como resultado de um déficit na produção de insulina no pâncreas. As causas e tratamentos são diferentes. O que ambas as doenças têm em comum é que há muita sede e muito líquido é urinado.

6. Que complicações o DI pode trazer?

A ingestão inadequada de líquidos pode causar desidratação e desequilíbrio eletrolítico. Isso pode levar a pressão arterial baixa, febre, alta concentração de sódio no sangue, dor de cabeça, batimentos cardíacos acelerados, fadiga, náusea, cãibras musculares e outros problemas sérios.

7. Que outros cuidados as pessoas com DI devem tomar?

Recomenda-se que esses pacientes usem uma pulseira ou cartão especial que indique sua condição para alertar outras pessoas em situações de emergência. Além disso, tenha sempre uma garrafa de água e um suprimento de remédio à mão e transfira-os com eles para onde forem.

Por outro lado, a ingestão de álcool geralmente diminui a secreção de vasopressina, por isso é recomendável evitá-la.

Capítulo 109. Hipopituitarismo

O hipopituitarismo, ou Deficiência Hormonal da Pituitária Múltipla (DHHM), é uma condição na qual a hipófise não produz a quantidade normal de alguns ou de todos os seus hormônios. Essa alteração pode estar presente desde o nascimento ou subsequentemente gerada como resultado de tumores ou outros problemas.

O primeiro sinal dessa condição geralmente está relacionado à diminuição da velocidade de desenvolvimento ósseo e da baixa estatura, devido à deficiência do hormônio do crescimento. Outros sintomas comuns são dores de cabeça e abdominais, perda de apetite, falta de desejo sexual, tontura ou desmaio, cansaço, micção e sede excessivas, infertilidade, perda de pêlos no corpo, alterações de peso, sensibilidade ao frio, anemia, pressão arterial baixa e diminuição dos níveis de açúcar no sangue.

Esses sinais podem ocorrer gradualmente e variam de acordo com a quantidade de hormônios ausentes e a gravidade da condição.

Para saber mais sobre esse assunto, entrevistamos o médico cubano Mario Vega Carbó, especialista em endocrinologia clínica.

Doutor Mario,
1. O que é a glândula pituitária?

A hipófise é uma glândula de secreção interna localizada na base do crânio, atrás do nariz e entre as orelhas. É responsável por controlar a atividade de outras glândulas e regular certas funções do corpo, como crescimento e atividade sexual. Os hormônios que produz são essenciais para manter a saúde, o desenvolvimento e a regulação do metabolismo.

2. Quais são as causas do hipopituitarismo?

DHHM pode ser devido a distúrbios hereditários, mas geralmente é adquirido e geralmente é o resultado de um tumor na hipófise. Também pode ser causado por traumatismo craniano; um acidente vascular cerebral; um tumor, uma inflamação ou uma infecção no cérebro; cirurgia ou radioterapia na área da cabeça; ou doenças metabólicas, hipotálamo ou do sistema imunológico.

Por outro lado, certos medicamentos, como prednisona e dexametasona, podem causar uma inibição no funcionamento normal dessa glândula.

3. Como o DHHM é detectado?

Quando seus sintomas ocorrem, alguns testes são necessários para confirmar seu diagnóstico. Isso pode incluir uma tomografia computadorizada do cérebro, uma ressonância magnética da hipófise e testes para controlar os níveis de diferentes hormônios no corpo.

4. Qual é o seu tratamento?

Para repor os hormônios que não são produzidos corretamente pela glândula pituitária, o paciente precisará de uma terapia hormonal ao longo da vida. Isso pode incluir corticosteróides (cortisol), levotiroxina, hormônio do crescimento, hormônios sexuais, hormônio da tireóide e desmopressina, entre outros medicamentos. Se a insuficiência hipofisária é causada por um tumor, pode ser necessário tratá-lo com radioterapia ou removê-lo com cirurgia.

5. Como esses hormônios são administrados?

Dependendo do tipo de hormônio, alguns podem ser administrados por via oral através de pílulas e outros por injeções, manchas na pele ou cremes.

6. O que você pode esperar dessa terapia?

Geralmente essa condição é permanente, então você deve seguir um tratamento para a vida toda. De qualquer forma, com uma terapia adequada e controles periódicos para ajustar as doses, você pode levar uma vida normal.

7. Os adolescentes com hipopituitarismo podem ter desenvolvimento sexual habitual?

Sim, quando há deficiência de hormônios sexuais, o uso adequado de testosterona em homens e estrogênio em mulheres permite um início e progressão normais da puberdade e desenvolvimento sexual completo. Este tratamento deve continuar durante a idade adulta para garantir a função genital e o comportamento sexual sem problemas.

8. Que outros cuidados as pessoas com DHHM devem levar em consideração?

Recomenda-se que esses pacientes usem uma pulseira ou cartão especial que indique sua condição, para alertar outras pessoas em situações de emergência ou acidentes nas vias públicas. Isso é importante, especialmente em pessoas com deficiências de cortisol e hormônios do crescimento, devido ao alto risco de hipoglicemia grave ou hipotensão arterial em situações estressantes.

Capítulo 110. Síndrome de Sheehan e sangramento grave durante o parto

A síndrome de Sheehan é uma condição médica que ocorre quando uma mulher tem sangramento grave ou pressão arterial muito baixa durante o parto. Quando isso ocorre, o tecido da hipófise pode morrer e fazer com que a glândula não funcione adequadamente, o que significa que não produz quantidades normais de um ou mais hormônios. Essa condição é um tipo raro de hipopituitarismo.

A hipófise é responsável por controlar a atividade de outras glândulas e regular algumas funções do corpo, como crescimento, produção de leite materno e atividade sexual. Os hormônios que gera são essenciais para manter a saúde, o desenvolvimento e a regulação do metabolismo, para que uma falha na sua produção possa causar vários distúrbios.

Para saber mais sobre esse assunto, entrevistamos o médico cubano Mario Vega Carbó, especialista em endocrinologia, com mais de 20 anos de experiência.

Doutor Mario,

1. Quais condições podem aumentar o risco de sangramento durante o parto?

Gestações múltiplas (gêmeos ou trigêmeos) e problemas na placenta podem aumentar os riscos. De qualquer forma, é uma condição muito rara que ocorre em 1 a cada 10.000 nascimentos e a atenção médica adequada reduz ainda mais as chances de sangramento nesses casos.

2. Quais são os sintomas da síndrome de Sheehan?

Entre seus sinais mais comuns estão a incapacidade de amamentar, fadiga, ausência de períodos menstruais, perda de pelos pubianos e axilares, hipoglicemia, falta de apetite, intolerância ao frio, redução de mamas e pressão arterial baixa.

Algumas mulheres também podem sofrer uma diminuição da função mental, ganho de peso e dificuldade em manter-se alerta como resultado de baixa atividade da tireóide.

Muitas vezes esses sintomas se manifestam após o parto, e meses e até anos podem passar.

3. Como essa condição é detectada?

Como seus sintomas coincidem com os de outras doenças, pode ser difícil diagnosticar. Para isso, é necessário realizar alguns estudos, que podem incluir uma tomografia computadorizada do cérebro, uma ressonância magnética da hipófise e exames de sangue para controlar os níveis de diferentes hormônios no corpo.

4. Qual é o seu tratamento?

Para substituir os hormônios que não são produzidos corretamente pela glândula pituitária, o paciente precisará de terapia hormonal. No caso de estrogênio e progesterona, eles devem ser aplicados pelo menos até a idade normal da menopausa. Por outro lado, os hormônios tireoidiano e adrenal terão que ser tomados por toda a vida.

Diante de situações de doença ou estresse severo, gravidez ou alterações significativas de peso, a dose dos medicamentos deve ser ajustada.

5. O que você pode esperar dessa terapia?

Geralmente, quando é feito um diagnóstico precoce, os resultados são muito positivos. Recrutamento e controles periódicos para ajustar as doses podem levar uma vida normal.

6. Que outras complicações a Síndrome de Sheehan pode gerar?

Algumas mulheres podem viver por anos sem perceber que a hipófise não funciona corretamente. Então, um fator de estresse físico extremo pode desencadear uma crise adrenal que coloca sua vida em risco. Isso pode ocorrer como resultado de uma infecção grave ou cirurgia.

Por outro lado, essa condição médica também pode causar pressão arterial baixa e perda de peso não intencional, por isso é importante estar ciente de seus sinais.

Capítulo 111. Síndrome da Cadeira Turca Vazia

A Síndrome da Cadeira Turca Vazia é uma condição na qual a glândula pituitária encolhe ou fica achatada. Essa glândula é essencial para o corpo, pois controla a atividade dos outros e coordenam certas funções do corpo, como crescimento e atividade sexual.

Além disso, os hormônios que produz são essenciais para manter a saúde, o desenvolvimento e a regulação do metabolismo. A hipófise está localizada na base do crânio, em uma depressão do osso esfenóide que, visto de perfil, se assemelha a uma sela de cavalos que os turcos usavam. É por isso que é chamada de cadeira turca.

Quando a glândula encolhe ou fica achatada, ela não pode ser vista em uma ressonância magnética. Isso faz parecer que a cadeira está vazia.

Para saber mais sobre essa condição, consultamos o Dr. Mario Vega Carbó, especialista em endocrinologia, responsável pelo escritório Vega & Vado.

Doutor Mario,
1. O que faz com que a hipófise encolha?

Geralmente, quando a cadeira turca parece vazia, na verdade é preenchida com líquido cefalorraquidiano, que envolve o cérebro e a medula espinhal. Quando vaza para esta área, exerce pressão sobre a glândula pituitária e faz com que ela encolha ou achatar.

Por outro lado, os danos nas glândulas também podem ser causados por um tumor, trauma, radioterapia ou cirurgia.

2. Quais distúrbios causam a síndrome da cadeira turca vazia?

A glândula pituitária é responsável por controlar as glândulas supra-renais, tireóide, ovários e testículos; portanto, qualquer dano que você

355

sofra pode causar problemas nesses órgãos e níveis hormonais anormais no corpo. No entanto, em muitos casos em que a cadeira turca parece vazia, ela pode estar funcionando normalmente.

3. Quais são os principais sintomas dessa síndrome?

Quando a hipófise não funciona adequadamente, os pacientes podem ter dor de cabeça, menstruação irregular ou ausente, impotência, diminuição da libido, pressão alta, zumbido nos ouvidos, distúrbios visuais, ansiedade, fadiga e cárie.

4. Como essa condição é detectada?

Normalmente, a Síndrome da Cadeira Turca Vazia é descoberta durante uma ressonância magnética ou uma tomografia computadorizada da cabeça e do cérebro. Para confirmar o diagnóstico, geralmente são feitos testes para controlar os níveis de diferentes hormônios no corpo.

5. Quem tem mais chances de tê-lo?

Geralmente, os pacientes que sofrem dessa síndrome têm entre 40 e 50 anos, embora também possa ocorrer na infância. Há predominância de mulheres, com alta incidência de obesidade.

6. Qual é o tratamento?

A terapia dependerá se a hipófise apresenta algum dano ou não. Se funcionar normalmente, nenhum tratamento é necessário. Se, em vez disso, essa síndrome produz um déficit hormonal no corpo, será necessário tomar medicamentos que os substituam. Isso pode incluir corticosteróides (cortisol), levotiroxina, hormônio do crescimento, hormônios sexuais, hormônio da tireóide e desmopressina, entre outros medicamentos.

Se a insuficiência hipofisária é causada por um tumor, pode ser necessário tratá-lo com radioterapia ou removê-lo com cirurgia.

7. Que outros distúrbios podem causar essa doença?

A síndrome da cadeira turca vazia pode causar um nível mais alto no corpo da prolactina, o hormônio que estimula o desenvolvimento e a produção de leite.

Medicamentos que suprimem seu desenvolvimento, como a bromocriptina, geralmente são eficazes na solução desse problema. Por outro lado, acredita-se que essa condição possa ser uma das causas do hipopituitarismo.

Capítulo 112. Galactorréia e secreção anormal de mama

A galactorréia é a secreção de leite através dos mamilos que não está relacionada à amamentação. Geralmente afeta mulheres, embora em alguns casos possa ocorrer em homens e até em bebês.

Esse distúrbio não é em si uma doença, mas pode ser um sintoma de alguma patologia não diagnosticada. Seios podem pingar por conta própria ou quando tocados. A secreção é geralmente branca e, com menos frequência, amarela, verde ou marrom.

Para saber mais sobre esse assunto, entrevistamos Mario Vega Carbó, endocrinologista com mais de 20 anos de experiência.

Doutor Mario,
1. O que causa a galactorréia?

Existem muitas causas possíveis. Geralmente é devido a um excesso de prolactina no organismo, o hormônio responsável pela produção de leite quando os bebês nascem. Também pode ocorrer como resultado de estimulação excessiva da mama, problemas de hipófise ou tireóide, doenças renais ou autoimunes, tumor, estresse, inflamação ou uso de roupas que irritam as mamas.

Por outro lado, o consumo de certos medicamentos, como pílulas anticoncepcionais, antidepressivos ou sedativos ou drogas ilegais, como maconha, cocaína e opiáceos, pode gerá-lo. Em alguns casos, sua origem não é totalmente clara.

2. Como isso ocorre em homens e bebês?

Nos homens, geralmente está relacionado à falta de testosterona e geralmente é acompanhado por um aumento de mama, um distúrbio conhecido como ginecomastia.

Nos bebês, o aumento do tecido mamário pode ocorrer quando altos níveis de estrogênio materno atravessam a placenta e atingem o sangue. Nesse caso, a secessão geralmente é temporária e resolve sozinha.

3. Quais são os sintomas da galactorréia?

Além da secreção mamilar persistente, outros sinais associados a esse distúrbio são a ausência ou irregularidades no período menstrual, dores de cabeça, problemas de visão, diminuição do desejo sexual, acne e aumento do cabelo. Nos homens, pode haver disfunção erétil.

4. Como esta condição é diagnosticada?

Em vista de seus sintomas, a história do paciente é geralmente analisada e um exame físico é realizado. Também um exame de sangue para controlar os níveis hormonais e outros testes para descartar a gravidez. Se houver suspeita de um problema de tumor ou hipófise, pode ser necessária uma ressonância magnética do cérebro, mamografia e biópsia mamária.

5. Qual é o seu tratamento?

A terapia dependerá do que causa a galactorréia. Se é devido ao excesso de produção de prolactina, pode ser controlado com medicamentos, o mesmo acontece no caso do hipotireoidismo. No caso de tumores benignos, eles podem ser removidos por cirurgia ou tratados com medicamentos.

Se for devido ao consumo de um determinado remédio, o médico poderá substituí-lo por outro. Por outro lado, alguns cremes podem tratar alterações na pele ao redor do mamilo. Muitas vezes, a Galactorréia desaparece sozinha ao longo do tempo, sem a necessidade de tratamento.

6. Que complicações esse distúrbio pode trazer?

Se a secreção inclui sangue ou é transparente e está ligada a um nódulo, pode ser um sintoma de câncer de mama e, portanto, requer controle urgente. Também pode ser devido a um tumor hipofisário ou causado pela doença de Paget na mama, um tipo raro de câncer que afeta a pele do mamilo.

7. Que outros aspectos devem ser levados em consideração?

Pessoas com galactorréia devem evitar estimular os seios durante a relação sexual e usar roupas apertadas que esfreguem ou irritem a pele.

Capítulo 113. Hiperprolactinemia e tumores na hipófise

A hiperprolactinemia é um distúrbio no qual o nível de prolactina no sangue é superior ao normal. Esse hormônio é secretado pela glândula pituitária e é responsável por estimular a produção de leite materno após o parto. Essa condição pode causar a diminuição do estrogênio nas mulheres e da testosterona nos homens, alterar a visão e gerar galactorréia e infertilidade.

A causa mais frequente de hiperprolactinemia é a presença de um tumor na hipófise, geralmente benigna, conhecida como prolactinoma.

Para saber mais sobre esse assunto, entrevistamos Mario Vega Carbó, endocrinologista com mais de 20 anos de experiência.

Doutor Mario,
1. O que causa a hiperprolactinemia?

Geralmente esse distúrbio é causado por um tumor na hipófise que produz um alto nível de prolactina. Outras causas possíveis são o consumo de certos medicamentos para pressão alta, depressão, azia, distúrbios mentais graves e dor, ou certos problemas na tireóide, hipófise, fígado ou rins.

2. Quais são os seus principais sintomas?

Entre outros sinais, a hiperprolactinemia pode causar infertilidade e perda de libido e massa óssea. Nas mulheres, secura vaginal, problemas menstruais, acne, hirsutismo e produção de leite materno sem motivo também são comuns. Nos homens, pode haver disfunção erétil, seios aumentados e queda de pêlos no corpo.

Por outro lado, no caso de prolactinoma, tumores grandes podem causar dores de cabeça e problemas de visão.

3. Como a hiperprolactinemia é detectada?

Um exame de sangue geralmente é feito para medir os níveis de prolactina no sangue. Em caso de elevação, serão excluídos o hipotireoidismo e a gravidez, e os medicamentos que a paciente estiver tomando serão analisados.

Por outro lado, se houver suspeita de um tumor, será realizada uma ressonância magnética do cérebro e da hipófise. Se o prolactinoma for confirmado, testes de visão podem ser necessários para determinar se ele foi afetado.

4. Quem tem mais riscos de sofrer isso?

A hiperprolactinemia derivada de um tumor é mais frequente em mulheres entre 20 e 35 anos, embora possa se manifestar em qualquer pessoa de qualquer idade.

5. Qual é o tratamento da hiperprolactinemia?

A terapia depende da causa e de seus sintomas. Em certos casos em que não há sinais, o tratamento pode não ser necessário.

Se a condição é causada por um prolactinoma, certos medicamentos como bromocriptina e cabergolina diminuem a produção desse hormônio e ajudam a reduzir o tamanho do tumor. No entanto, esses medicamentos podem causar náusea, vômito, congestão nasal, dores de cabeça e sonolência, entre outros efeitos colaterais.

Se o tumor precisar ser removido, a cirurgia poderá ser realizada ou tratada com radiação. Se este distúrbio é uma consequência do consumo de um determinado medicamento, a dose deve ser ajustada ou substituída por outro. Se a causa for hipotireoidismo, é tratado com levotiroxina.

6. O que é Galactorréia e qual a sua relação com Hiperprolactinemia?

A galactorréia é a secreção de leite através dos mamilos que não está relacionada à amamentação. Geralmente é devido a um excesso de prolactina no corpo, que pode ser controlado com medicação.

Capítulo 114. Tumores hipofisarios

O tumor da hipófise é um crescimento anormal da hipófise, que geralmente não é cancerígeno (benigno). Essa glândula está localizada na base do crânio e é responsável por controlar a atividade de outros órgãos e regular certas funções do corpo, como crescimento, metabolismo, pressão arterial e atividade sexual. Entre as substâncias secretadas estão corticotropina, hormônio do crescimento, prolactina, hormônio estimulante da tireóide, hormônio luteinizante e hormônio folículo estimulante.

Os tumores da hipófise podem causar um aumento ou diminuição significativa dos hormônios, gerando diferentes complicações no organismo. Além disso, eles podem crescer e exercer pressão sobre outras estruturas.

Para saber mais sobre esse assunto, entrevistamos o médico cubano Mario Vega Carbó, especialista em endocrinologia com mais de 20 anos de experiência clínica.

Doutor Mario,
1. Como se originam os tumores da hipófise?

No momento, o motivo que causa o crescimento descontrolado das células na glândula que gera essa condição é desconhecido, embora se suspeite que isso tenha a ver com alterações genéticas. Em alguns casos, os tumores da hipófise fazem parte de um distúrbio hereditário conhecido como Neoplasia Endócrina Múltipla.

2. Quais são os seus principais sintomas?

Às vezes, esses tumores são muito pequenos, não produzem sinais e nunca são detectados durante a vida da pessoa. Em outros, os sintomas dependem do excesso ou falta hormonal que geram ou da pressão que exercem sobre outras estruturas. No último caso, eles podem causar problemas de visão, dor de cabeça, falta de energia, náusea e vômito e perda do olfato.

Se eles produzem um déficit hormonal, podem gerar fraqueza, sensação de frio, ausência ou redução dos períodos menstruais, disfunção sexual, mais urina, náusea e vômito e perda involuntária ou ganho de peso.

Enquanto isso, a produção exagerada de hormônios pode levar à síndrome de Cushing - excesso de cortisol - cujos principais sinais são obesidade no meio e na parte superior do corpo, rosto arredondado e vermelho, braços e pernas finos, listras roxas, pele fina e frágil, recuperação lenta de cortes e contusões fáceis.

Também pode causar acromegalia ou gigantismo - excesso de hormônio do crescimento - e mostrar altura excessiva; mãos, pés, mandíbula, testa, nariz e língua grandes; alteração das características faciais; hipersudoração com forte odor no corpo; sangue nas fezes; fraqueza muscular; dificuldades visuais e metabólicas; dor de cabeça e dor nas articulações; voz séria e apneia do sono.

Em muito poucos casos, pode causar hipertireoidismo - excesso de hormônio estimulante da tireoide - cujos sintomas mais comuns são ansiedade, nervosismo, fadiga, dificuldade de concentração, diarréia, cabelos finos e frágeis, mãos trêmulas, intolerância ao calor, aumento apetite, sudorese, irregularidades menstruais, palpitações, problemas de sono e perda de peso.

Finalmente, o excesso de prolactina pode causar períodos menstruais irregulares ou ausentes e galactorréia nas mulheres, disfunção erétil, perda do desejo sexual e crescimento da mama nos homens.

3. Como são detectados os tumores da hipófise?

Um exame físico e exames de sangue e urina geralmente são feitos para medir os níveis hormonais; tomografia computadorizada ou ressonância

365

magnética do cérebro para determinar a localização e o tamanho do tumor; e análise de visão para ver se foi afetado.

4. Qual é o seu tratamento?

A terapia dependerá dos sintomas do tumor, seu tamanho, quanto cresceu no cérebro e os distúrbios que gera. A idade e o estado de saúde do paciente também serão avaliados.

Em alguns casos, a cirurgia será necessária para removê-la, especialmente se você estiver pressionando os nervos ópticos. Radioterapia ou certos medicamentos também podem ser usados para reduzir seu tamanho. Em outros casos, se não houver sinais, o tumor será mantido sob observação por verificações periódicas para ver sua evolução.

Quanto às mudanças na produção hormonal, os níveis serão normalizados com o uso de medicamentos.

5. Que outras complicações esses tumores podem trazer?

Os tumores da hipófise geralmente não crescem ou se espalham amplamente. O problema mais sério que eles podem causar é cegueira, se o nervo óptico estiver seriamente danificado.

Por outro lado, o tumor ou sua excisão pode causar desequilíbrios hormonais para a vida, e o paciente deve tomar os medicamentos permanentemente. Além disso, os danos à hipófise podem causar diabetes insípido, que causa excesso de micção e sede, a necessidade de ingerir

Capítulo 115. Acromegalia

A acromegalia é uma condição rara que ocorre quando a hipófise produz excesso de hormônio do crescimento durante a vida adulta. Isso geralmente ocorre devido a um tumor não cancerígeno na glândula, que deve ser tratado com radioterapia ou removido por cirurgia.

Quando isso ocorre na infância, pode causar gigantismo, onde os ossos e o corpo crescem demais e tornam o garoto extremamente alto para a idade. Na idade adulta, a acromegalia gera mãos, pés e rosto maiores que o normal. Afeta em média entre 5 e 10 pessoas por 100 mil, sem apresentar diferenças entre homens e mulheres.

Para saber mais sobre essa condição, consultamos o Dr. Mario Vega Carbó, especialista em endocrinologia, responsável pelo escritório Vega & Vado.

Doutor Mario,
1. Quais são os principais sintomas da acromegalia?

Entre outros sinais, as pessoas que sofrem desse distúrbio podem ter hipersortação com forte cheiro no corpo, sangue nas fezes, fraqueza muscular, fadiga, dificuldades visuais e metabólicas, dor de cabeça e dor nas articulações, voz grave e apneia do sono.

Do ponto de vista físico, altura excessiva é comum; mãos, pés, mandíbula, testa, nariz e língua grandes; alteração das características faciais; dentes amplamente espaçados; verrugas lábios grossos; Rugas marcadas e dedos inchados.

Muitas pessoas começam a perceber que os anéis param de entrar nos dedos e que o número de sapatos aumenta progressivamente. Homens podem ter disfunção erétil e irregularidades nas mulheres no ciclo menstrual.

2. Quem tem maior probabilidade de sofrer desta doença?

A acromegalia geralmente afeta adultos de meia idade. No entanto, pode se manifestar em qualquer idade. Por não ser uma doença comum, e porque as mudanças físicas ocorrem gradualmente, às vezes leva tempo para ser detectado.

É diagnosticada entre 5 e 15 anos após o início dos sintomas, com idade média entre 40 e 50 anos.

3. Como esta doença é confirmada?

Para corroborar a acromegalia, é necessário analisar o histórico médico do paciente, realizar um exame físico e glicemia, testes de prolactina e medição do hormônio do crescimento.

Geralmente, um raio-x da coluna vertebral e uma ressonância magnética do cérebro que inclui a glândula pituitária são realizadas, entre outros estudos.

4. Qual é o tratamento da acromegalia?

Se for confirmado que o motivo da doença é um tumor na hipófise, ele pode ser removido por cirurgia. Isso geralmente resolve o problema. Quando o tumor é muito grande para ser completamente removido, pode ser tratado com radiação e medicamentos.

Por outro lado, existem remédios específicos que inibem ou reduzem a secreção excessiva de hormônio do crescimento.

5. Que outras causas podem causar esta doença?

Em algumas pessoas, a acromegalia é causada por tumores em outras partes do corpo, como pulmões, pâncreas ou glândulas supra-renais.

6. Que inconvenientes a acromegalia pode causar?

Além das alterações na aparência, as pessoas que sofrem dessa anomalia podem sofrer pólipos do cólon, pressão alta, diabetes, osteoartrite, doenças cardiovasculares, compressão da medula espinhal, problemas visuais, disfunção sexual, depressão e aumento da pressão arterial. Tireóide e coração.

Capítulo 116. Craniofaringioma

O craniofaringioma é um tumor não-canceroso raro que se desenvolve na base do cérebro, próximo à glândula pituitária e ao hipotálamo. Embora possa ocorrer em qualquer idade, afeta principalmente crianças entre 5 e 10 anos e adultos mais velhos. Sua origem não é hereditária nem está ligada a doenças durante a gravidez.

Entre outras conseqüências, essa condição causa aumento da pressão no cérebro, alteração da produção de hormônios da hipófise e atrofia do nervo ideal. Seus principais sintomas são dor de cabeça, náusea, vômito, fadiga, sede aumentada, micção excessiva, distúrbios visuais e crescimento lento. Além disso, os pacientes podem ter dificuldade em dormir, aprender e ter problemas comportamentais.

Para saber mais sobre essa condição, consultamos o Dr. Mario Vega Carbó, especialista em endocrinologia clínica.

Doutor Mario,
1. Como o craniofaringioma é detectado?

Geralmente, quando um paciente apresenta esses sinais, é realizada uma série de avaliações físicas (visão, audição, equilíbrio, coordenação e reflexos) e testes para um tumor. Isso inclui exames de sangue para medir os níveis hormonais, tomografia computadorizada ou ressonância magnética do cérebro e um estudo do sistema nervoso.

2. O que é um tumor e quais riscos envolve nesse caso?

Um tumor é um acúmulo de células que apresentam crescimento anormal. No caso do craniofaringioma, é um tumor benigno, ou seja, não se espalha para outras partes do corpo. No entanto, pode atingir um tamanho grande e comprimir várias áreas do cérebro, causando problemas para o seu funcionamento.

3. Se o diagnóstico for confirmado, qual é o tratamento aplicado?

O mais comum é realizar uma cirurgia para remover o tumor, o que dependerá de sua localização e tamanho. Como existem muitas estruturas delicadas e importantes nas proximidades, às vezes nem tudo é removido, para garantir uma boa qualidade de vida após o tratamento.

Uma terapia de radiação e quimioterapia ou uma combinação de ambos também podem ser aplicadas no craniofaringioma. O medicamento mais comumente usado para tratar tumores cerebrais é a temozolomida, que é tomada como um comprimido.

4. A cirurgia é muito arriscada?

A cirurgia para remover o tumor cerebral acarreta riscos, como infecção ou sangramento. Eles dependem de onde está localizado. Por exemplo, se estiver próximo dos nervos conectados aos olhos, poderá envolver um risco de perda da visão. De qualquer forma, hoje é possível realizar uma cirurgia cerebral sem cicatrizes e minimamente invasiva.

5. E no caso de radioterapia e quimioterapia?

Suas aplicações podem causar efeitos colaterais, que dependerão do tipo e dose utilizados. No caso da radiação, os mais comuns são fadiga, dores de cabeça, perda de memória e irritação do couro cabeludo, enquanto a quimioterapia pode causar náusea, vômito e queda de cabelo.

6. Qual é o prognóstico geral após a intervenção?

Os resultados dependem se o tumor pode ser completamente removido e os problemas que a condição causa no sistema nervoso. As expectativas são geralmente favoráveis, com probabilidade de cura de 80 a 90%. No entanto, em muitos casos, as dificuldades hormonais e de visão não melhoram com o tratamento.

7. Como é a terapia pós-operatória?

Após a cirurgia, é essencial realizar estudos para verificar se a função da hipófise ou da hipófise é normal ou está alterada. No caso de crianças, é aconselhável monitorar seu crescimento e desenvolvimento e o início da puberdade. Se isso não acontecer de maneira normal, devemos avaliar o desempenho de uma terapia hormonal.

Por outro lado, considerando que esses tumores podem ocorrer em partes do cérebro que controlam habilidades motoras, fala, visão e pensamento, a reabilitação pode ser necessária. Isso pode incluir fisioterapia, terapia da fala e suporte para lidar com mudanças na memória, pensamento e humor após a cirurgia.

8. Há chances de o tumor voltar?

Quando o tumor não é completamente removido, a condição pode retornar. Nesses casos, geralmente ocorre nos primeiros 2 anos após a cirurgia.

Capítulo 117. Tumores pineais e puberdade precoce

Os tumores pineais são um tipo de tumor cerebral que se forma na glândula pineal, um membro dos sistemas nervoso e endócrino. Esse órgão produz o hormônio melatonina, que modula os padrões de vigília e sono e o início da puberdade, entre outros aspectos.

Além disso, também participa da geração de endorfinas, os hormônios que causam estados de felicidade e permitem regular a dor e outros que governam o ciclo menstrual nas mulheres. Os tumores pineais, que geralmente têm crescimento lento, podem ser benignos (não cancerígenos) ou malignos (cancerígenos). Em adolescentes, eles podem gerar puberdade precoce.

Para saber mais sobre essa condição, consultamos o Dr. Mario Vega Carbó, especialista em endocrinologia responsável pelo escritório Vega & Vado.

Doutor Mario,
1. Por que esses tumores aparecem?

Os tumores pineais são incomuns e ocorrem com mais frequência durante a infância. Podem surgir devido à proliferação de pinealócitos primários, astrócitos ou células germinativas.

2. Quais são os seus principais sintomas?

Alguns sinais comuns são distúrbios da marcha, vômitos, dor de cabeça ou dor nos olhos, visão turva ou dupla, deficiência auditiva e insônia.

3. Como os tumores pineais são detectados?

Diante de seus sintomas, geralmente são realizadas uma tomografia computadorizada ou ressonância magnética da cabeça, um eletroencefalograma para medir a atividade elétrica do cérebro e uma biópsia estereotáxica.

O diagnóstico precoce é essencial para poder iniciar um tratamento adequado e evitar o desenvolvimento de hidrocefalia e outras sequelas.

4. Qual é o seu tratamento?

A terapia dependerá da histologia do tumor e do seu tamanho no momento do diagnóstico. Radioterapia, quimioterapia e cirurgia serão usadas isoladamente ou em combinação. O prognóstico é geralmente delicado devido à sua localização, a extração é complexa.

No entanto, o aprimoramento das técnicas cirúrgicas tem permitido bons resultados em muitos casos. A drenagem ventricular pode ser necessária para diminuir a hidrocefalia.

5. Que outras condições podem causar tumores pineais?

Essa condição pode causar puberdade precoce, principalmente em homens; Diabetes insípido e hipogonadismo.

6. Que outros aspectos devem ser levados em consideração durante a doença?

No caso de um tumor maligno, recomenda-se buscar apoio psicológico e participação em grupos terapêuticos com pessoas que sofrem da mesma doença, para tratar a ansiedade, angústia e estresse que podem causar.

Capítulo 118. Cirurgia da hipófise

A hipófise é uma glândula localizada na base do crânio, responsável pelo controle da atividade de outros órgãos e pela regulação de certas funções do corpo, como metabolismo do crescimento, pressão arterial e atividade sexual. Podem aparecer massas anormais de tecido, geralmente não cancerígenas. No entanto, esses tumores podem causar um aumento ou uma diminuição hormonal significativa, gerando diferentes complicações no organismo.

Além disso, eles podem crescer em tamanho e exercer pressão sobre outras estruturas, como os nervos ópticos. Nesses casos, a cirurgia pode ser necessária para removê-los. Uma intervenção cirúrgica também pode ser necessária para tratar um derrame pituitário, uma doença rara causada por sangramento ou infarto da glândula no contexto de um tumor.

Para saber mais sobre esse tópico, entrevistamos Mario Vega Carbó, especialista em endocrinologia responsável pelo escritório Vega & Vado.

Doutor Mario,
1. Como é realizada a cirurgia da hipófise?

Para este tipo de procedimento, existem duas técnicas. A mais utilizada é a cirurgia transesfenoidal endoscópica, na qual o tumor da hipófise é removido através do nariz e dos seios. Quando a intervenção não pode ser realizada dessa maneira, é realizada uma craniotomia, na qual a extração é realizada através da parte superior do crânio, por meio de uma incisão no couro cabeludo.

2. Como está a preparação para esta cirurgia?

Antes da operação, é importante informar o médico sobre todos os medicamentos que estão sendo tomados, se houver algum tipo de alergia ou doença ou se estiver grávida. No caso de tomar remédios anticoagulantes, como aspirina e ibuprofeno, o paciente pode ter que suspendê-los temporariamente antes da intervenção.

3. Quais são as vantagens da abordagem endoscópica transesfenoidal transnasal?

Este procedimento oferece a vantagem de ser minimamente invasivo e permitir que o tumor seja removido sem fazer uma incisão externa. Dessa forma, nenhuma outra parte do cérebro é afetada e não deixa cicatrizes ou suturas visíveis.

Durante esta cirurgia, o endoscópio, um tubo fino com uma luz e uma câmera no final são usados como fonte de visão. Permite obter uma perspectiva panorâmica do interior dos seios esfenóides, da cadeira turca e da cavidade tumoral. Além disso, a dissecção e reconstrução das estruturas septal e nasal são evitadas com esta técnica.

4. Para quais casos é necessária uma abordagem transcraniana?

A craniotomia é necessária para tumores grandes ou de difícil tratamento, como aqueles que invadiram o tecido cerebral ou nervos próximos, pois permite melhor acesso. Nesse caso, é feito um corte na testa ou em um lado da cabeça e um tubo endotraqueal pode ser colocado para ajudar o paciente a respirar durante a intervenção.

O cirurgião removerá um pedaço do crânio, cortará e abrirá o revestimento do cérebro para alcançar o tumor. Depois de removido, pode ser necessário usar placas ou parafusos de metal para recolocar a parte do osso que foi removida. Enquanto isso, o corte da cabeça será fechado com pontos ou grampos.

5. Quais são os riscos da cirurgia da hipófise?

O sucesso desse procedimento depende em grande parte do tipo de tumor, sua localização, tamanho e se invadiu ou não os tecidos próximos.

Durante a operação, o cérebro, olhos, ossos, vasos sanguíneos ou nervos podem sofrer lesões. Além disso, o paciente pode sangrar mais do que o esperado, contrair uma infecção ou ter problemas para respirar. Os níveis hormonais podem mudar e causar sérias complicações, um coágulo sanguíneo pode se formar ou há perda de líquido ao redor do cérebro e da medula espinhal. Outros riscos são perda de visão, paladar e olfato.

Além disso, após a cirurgia, o paciente pode ter diabetes insípido, uma condição que causa excesso de micção e sede, necessidade de beber uma grande quantidade de líquidos, incontinência urinária e confusão devido à desidratação e um nível de sódio acima do normal. .

6. Que cuidados o paciente deve seguir após a cirurgia?

Durante os primeiros dias, você pode ter congestão e dor de cabeça e precisa de medicamentos que ajudem a regular os níveis hormonais, que serão gradualmente reduzidos.

Por outro lado, você pode precisar de um spray nasal de solução salina para manter as mucosas nasais úmidas e facilitar a cicatrização. Você deve evitar espirrar, tossir e assoar o nariz por pelo menos duas semanas.

7. Quais sintomas requerem atenção após a operação?

Se o paciente tiver dor no peito, falta de ar, febre, sinais de infecção na ferida, gotejamento de líquido claro do nariz ou garganta, dor de cabeça intensa e persistente, tontura, sensibilidade à luz, perda ou problemas visão, necessidade constante de urinar ou inchaço nas pernas, será necessário procurar atendimento médico com urgência.

8. Que outros aspectos devem ser levados em consideração após a cirurgia?

Nos casos em que não é possível remover o tumor inteiro durante a intervenção, uma nova operação ou radioterapia pode ser necessária. É possível que os níveis de certos hormônios não retornem ao normal após a cirurgia, portanto será necessário tomar medicamentos para substituí-los.

Capítulo 119. Curso Hipofisário

O acidente vascular cerebral da hipófise é uma doença rara, causada por sangramento ou infarto dessa glândula no contexto de um tumor. A condição é caracterizada por dor de cabeça súbita e intensa, irritação meníngea, náusea, vômito, distúrbios visuais que podem levar à cegueira e, às vezes, diminuição do nível de consciência e até coma.

O infarto da hipófise é causado por sangramento na glândula ou por um bloqueio no fluxo sanguíneo para ela. O diagnóstico precoce, a terapia de reposição hormonal para combater o hipopituitarismo e a cirurgia transesfenoidal são a base para o tratamento dessa condição.

Para saber mais sobre esse tópico, entrevistamos Mario Vega Carbó, especialista em endocrinologia, responsável pelo escritório Vega & Vado em Manágua, Nicarágua.

Doutor Mario,
1. O que causa um derrame pituitário?

As razões pelas quais ele se desenvolve não são totalmente claras, embora haja suspeita de necrose isquêmica, devido ao rápido crescimento do tumor, anormalidades vasculares e compressão da artéria hipofisária superior contra o diafragma selar.

Na maioria dos pacientes não há fator precipitante conhecido, embora se acredite que a redução no suprimento vascular, aumento agudo do fluxo sanguíneo, estimulação da hipófise, situações de anticoagulação e traumatismo craniano possam influenciar sua aparência.

2. Como essa condição é detectada?

Dados seus sintomas, é importante realizar uma ressonância magnética ou tomografia computadorizada para verificar se há hemorragia ou infarto do tumor e testes para controlar os níveis de diferentes hormônios no corpo.

Do ponto de vista clínico, esses pacientes geralmente apresentam destruição do tecido hipofisário que leva ao hipopituitarismo, extensão do sangramento com compressão do nervo e dor de cabeça e sinais de irritação meníngea devido à saída de sangue para o espaço subaracnóideo e compressão do diafragma de vedação.

3. Quais sintomas de uma dor de cabeça fazem você suspeitar da presença de uma apoplexia hipofisária?

Juntamente com os distúrbios visuais, alguns sinais de alarme de dor de cabeça são febre que não pode ser explicada por outras causas, dor súbita de início repentino, piora progressiva, vômito e náusea, pressão arterial baixa, diminuição da consciência , agitação psicomotora, convulsões epilépticas e distúrbios comportamentais.

4. Qual é o tratamento dessa condição?

A terapia consiste em cirurgia descompressiva transesfenoidal urgente e terapia de reposição hormonal com altas doses de corticosteróides, hormônio tireoidiano e gonadotrofinas, entre outros medicamentos. Se a visão não for afetada, a intervenção cirúrgica geralmente não é necessária.

Por outro lado, a administração do hormônio do crescimento em adultos é controversa, embora seja recomendada em crianças até o final do estágio de desenvolvimento.

5. Qual é o prognóstico esperado desse tratamento?

Quando diagnosticados precocemente, os pacientes evoluem favoravelmente na grande maioria dos casos, apresentando uma recuperação significativa dos distúrbios visuais.

Quanto aos níveis hormonais, o tratamento geralmente deve ser continuado, realizando verificações periódicas para ajustar a dose dos medicamentos.

6. Que outras complicações o AVC hipofisário pode trazer?

Quando apresentada de forma aguda, é considerada uma emergência neuroendocrinológica e requer tratamento urgente por ser fatal. A deficiência abrupta de corticotropina e cortisol podem causar sérios riscos de insuficiência adrenal.

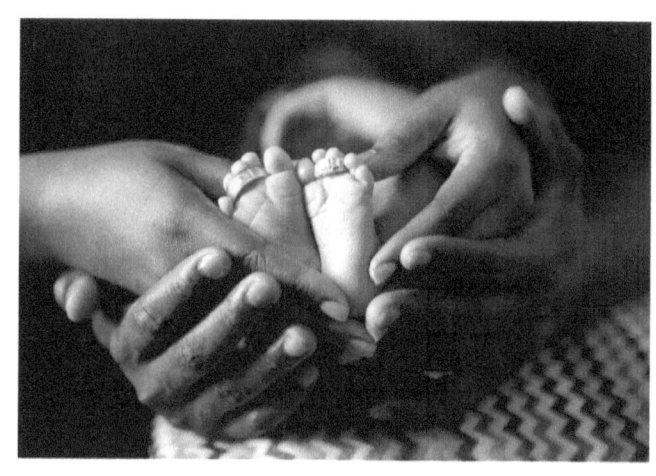

SEÇÃO III REPRODUÇÃO E CICLO DE VIDA

SEÇÃO III REPRODUÇÃO E CICLO DE VIDA

A terceira seção do livro de entrevistas é dividida em 5 partes grandes que, por sua vez, agrupam os capítulos relacionados à *Reprodução e ao ciclo de vida do indivíduo.*

Na primeira parte, o leitor encontrará discussões sobre questões relacionadas à glândula sexual feminina, o ovário, suas funções e as diferentes alterações derivadas de sua condição. Eles responderão perguntas sobre alterações do ciclo menstrual, tão frequentes e comuns entre as mulheres, bem como a síndrome dos ovários policísticos e outros problemas de infertilidade.

Continuamos pesquisando sobre as glândulas sexuais masculinas, os testículos e, nesta parte, encontraremos tópicos interessantes, como síndromes genéticas freqüentes que afetam a função sexual masculina, e terapia hormonal androgênica também é discutida.

Nos capítulos seguintes, falamos sobre Endocrinologia em pediatria, saberemos que condições ou alterações hormonais específicas levam ao desenvolvimento de doenças nesta primeira fase da vida, abordando questões como puberdade precoce, distúrbios de crescimento, alterações morfológicas nos órgãos genitais. devido a anormalidades hormonais e diabetes juvenil.

A próxima parte nos fala sobre Endocrinologia em obstetrícia, como a influência dos hormônios no metabolismo materno é decisiva para as condições em que a gravidez se desenvolve e como as alterações nesses níveis hormonais podem levar a situações como diabetes Gestacional, aborto, disfunção tireoidiana, entre outras doenças.

Fechando esta seção e o livro de entrevistas, apresentamos Endocrinologia em geriatria, um conjunto de capítulos que visam educar os idosos e as mudanças fisiológicas e patológicas relacionadas a esta fase da vida, com ênfase especial nos tópicos de prevenção para manter a funcionalidade do idoso, como nutrição adequada, exercício físico adequado e prevenção de doenças prevalentes nessa idade, como sarcopenia, osteoporose e complicações de doenças crônicas não transmissíveis.

Continue lendo e aprenda um pouco mais sobre *reprodução e ciclo de vida.*

Parte VIII Ovário

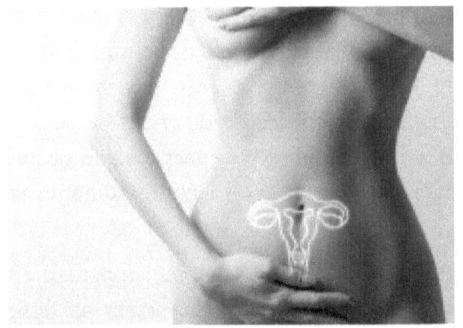

Capítulo 120. Disfunção Sexual Feminina

A disfunção sexual é qualquer dificuldade que ocorra durante as diferentes etapas da relação sexual, incluindo desejo, excitação e o próprio relacionamento. Esses inconvenientes podem ocorrer no início da vida sexual de uma pessoa ou se desenvolver mais tarde com o passar do tempo.

Suas causas podem ser físicas, psicológicas, uma combinação de ambas ou devido a um fator externo. No caso das mulheres, existem vários problemas que podem impedi-los de desfrutar de seus relacionamentos. Entre eles estão a falta de libido, a incapacidade de obter excitação, a incapacidade de atingir o orgasmo ou sentir dor durante os encontros.

A disfunção sexual pode ser permanente ou temporária e variar de acordo com a ocasião e o casal. A ausência de prazer na relação sexual pode causar sofrimento e afetar a qualidade de vida de uma pessoa e seus relacionamentos pessoais.

Para saber mais sobre esse tópico, consultamos o Dr. Mario Vega Carbó, especialista em endocrinologia responsável pelo escritório Vega & Vado.

Doutor Mario,
1. Quais são os principais motivos da disfunção sexual feminina?

Nas causas físicas, isso pode ser causado por doenças como diabetes, insuficiência cardíaca, distúrbios nervosos, problemas hormonais, lesões na coluna vertebral, certos tipos de câncer, infecções, artrite, distúrbios ginecológicos, fadiga ou obesidade.

Entre os psicológicos estão o estresse, ansiedade, mudanças de humor, depressão, falta de auto-estima, episódios sexuais traumáticos, crenças religiosas ou culturais estritas, medo de engravidar, tédio e parceiro ou outros problemas que Afete sua vida.

Por outro lado, a disfunção sexual também pode ocorrer devido ao uso de certos medicamentos, uso excessivo de álcool e drogas, depois de ter um bebê ou durante a menopausa.

2. Quais são os seus sintomas?

Dependendo de sua causa, a disfunção sexual feminina pode apresentar vários sinais. Os mais comuns são: falta de desejo, ausência de fantasias, evitar relacionamentos com o casal, dificuldades em despertar, incapacidade de atingir o orgasmo e a dor durante a estimulação ou o contato vaginal.

3. Quais são as principais razões para a dor durante o sexo?

As causas são muito variáveis. Dentre os principais, podemos citar distúrbios inflamatórios, cirurgias ginecológicas, tumores ou cistos uterinos, endometriose, infecções do trato urinário, falta de lubrificação, vaginismo e doenças sexualmente transmissíveis.

Além disso, qualquer condição dermatológica como eczema, verrugas ou psoríase perto dos órgãos sexuais pode fazer com que a pele da região se retraia. Por outro lado, certos sabonetes, cremes ou preservativos de látex podem causar alergias e irritações.

4. Qual é o tratamento da Disfunção Sexual Feminina?

A resposta sexual implica uma combinação complexa de componentes físicos, emocionais, experiências e modos de pensar e viver. A alteração de qualquer uma delas pode causar disfunção; portanto, geralmente é necessária uma abordagem holística e completa para a sua terapia.

Do ponto de vista médico, o tratamento deve ter como objetivo solucionar as causas físicas que causam a doença. Se for um problema hormonal, estrogênios ou andrógenos podem ser aplicados, de acordo com a necessidade do paciente.

Do ponto de vista não médico, recomenda-se conversar abertamente sobre o assunto com o casal e expressar os gostos e preferências no momento do amor. Em alguns casos, também pode ser necessário consultar um terapeuta especializado em problemas e relacionamentos sexuais.

Em caso de dor ou secura vaginal, recomenda-se o uso de lubrificantes ou hidratantes. Por outro lado, alguns dispositivos incitam o fluxo sanguíneo para a área genital e aumentam as sensações.

Se o problema for um medicamento, ele pode ser substituído por outro. Além disso, certos medicamentos como a flibanserina estimulam o apetite sexual, enquanto o uso de viagra pode ajudar certas mulheres.

5. Que outras recomendações podem ser levadas em consideração?

Para ter uma vida sexual melhor, é aconselhável comer de forma saudável, exercitar-se diariamente, manter um peso corporal adequado, dormir bem, não fumar e evitar o consumo de álcool. Evite também situações de estresse e conflito e aprenda a melhorar a auto-estima e a aceitar o corpo como ele é.

Por outro lado, exercícios de relaxamento também são recomendados.

Capítulo 121. Transtorno de desejo sexual hipoativo

O Transtorno de Desejo Sexual Hipoativo é conhecido pela ausência repetida e constante de fantasias sexuais ou pelo interesse em realizar algum tipo de atividade desse tipo. A falta de apetite sexual é relativamente comum. Estima-se que uma em cada cinco pessoas perca o desejo em algum momento de suas vidas e, nas mulheres, esse número é ainda maior.

Essa condição varia de acordo com cada paciente, mas geralmente é acompanhada de ansiedade, angústia e dificuldades de relacionamento. Eles também são mais comuns em períodos de estresse, gravidez, menopausa, durante uma doença ou no início ou no final de um relacionamento.

Para falar sobre esse tópico, entrevistamos o Dr. Mario Vega Carbó, especialista em endocrinologia, responsável pelo escritório Vega & Vado.

Doutor Mario,
1. Quais são as principais causas do Transtorno de Desejo Sexual Hipoativo?

Esta condição médica pode ser causada por muitos fatores, que podem ser físicos e emocionais, além de psicológicos. Entre eles, podemos destacar as mudanças hormonais. Por exemplo, durante a menopausa, o nível de estrogênio diminui, o que diminui o desejo. Pela mesma razão, eu poderia ser afetado durante a gravidez ou a amamentação.

Além disso, pode ser causado por certas doenças, como artrite, câncer, diabetes, pressão alta ou distúrbios neurológicos.

Quanto a fatores psicológicos, o humor é essencial para manter a libido. Ansiedade, depressão, estresse, baixa auto-estima, problemas com parceiros e experiências sexuais negativas, como casos de abuso ou abuso, podem afetar seriamente o desejo.

389

Por outro lado, esse distúrbio também pode ser uma conseqüência do uso de certos medicamentos, como antidepressivos, uso excessivo de álcool e drogas ou fumo.

2. Como essa condição é diagnosticada?

Diante de seus sintomas, o médico procurará encontrar a causa que está causando a diminuição da libido. Para isso, serão analisados o histórico médico e o histórico sexual do paciente.

Para descartar fatores físicos, um exame pélvico e exames de sangue podem ser necessários para verificar os níveis hormonais. Por outro lado, um terapeuta sexual pode avaliar fatores emocionais e psicológicos.

3. Qual é o seu tratamento?

A terapia dependerá da causa. Em alguns casos, um tratamento hormonal com aplicação de testosterona ou estrogênio pode ser necessário para aumentar o desejo e melhorar a secura vaginal. Alguns medicamentos, como flibanserina, também podem ajudar a aumentar a libido.

Por outro lado, o aconselhamento psicológico ou a terapia de casal podem ser usados para tentar resolver problemas emocionais ou relacionais.

4. Que outros aspectos podem ser levados em consideração no tratamento desse distúrbio?

Mudanças no estilo de vida saudável, como exercitar-se regularmente e comer adequadamente, podem ajudar a estimular o desejo sexual. O mesmo reduz o estresse.

Da mesma forma, é importante evitar álcool, cigarros e drogas, o que pode causar uma diminuição da libido. Recomenda-se melhorar a comunicação com o casal e conversar abertamente sobre questões íntimas. Também é essencial dar tempo aos encontros sexuais e adicionar novas experiências que aumentam o desejo, como experimentar lugares diferentes, adicionar brinquedos sexuais ou fantasias diferentes para acender a chama.

Capítulo 122. Terapia Hormonal da Feminização

O distúrbio de identidade de gênero (GIT) de homem para mulher ocorre quando uma pessoa que nasceu com genitália masculina se identifica com as características do sexo feminino, sentindo o desejo e a necessidade de viver e se comportar como tal. Isso geralmente causa um grande desacordo e aflição, além de ansiedade e depressão, dentro de um corpo com o qual eles não se sentem à vontade.

As pessoas podem sentir uma forte aversão por seus órgãos genitais e querer ter as características físicas e sexuais do outro gênero. TIG pode ocorrer em crianças e adultos.

Para aprender sobre esse assunto, entrevistamos o Dr. Mario Vega Carbó, endocrinologista com mais de 20 anos de experiência.

Doutor Mario,
1. O que é a terapia hormonal de feminização?

É um tratamento usado para induzir mudanças físicas no corpo causado por hormônios femininos durante a puberdade, para promover a concordância entre identidade e aparência de gênero.

2. Quais efeitos essa terapia tem no paciente?

Este tratamento pode reduzir a gravidade da disforia de gênero, sofrimento psicológico e emocional e melhorar o funcionamento social, a satisfação sexual e a qualidade de vida

3. Como é o tratamento da hormonalização feminina?

No caso de pessoas com sexo biológico masculino que se sintam femininas, elas receberão medicamentos para inibir a ação do hormônio testosterona. Eles também recebem hormônios femininos (estrógenos) que causam uma diminuição da libido e do crescimento de pelos faciais e corporais, um aumento no tecido mamário, uma distribuição consistente de gordura e uma ligeira alteração no tom de voz.

4. Com que idade é aconselhável iniciar o tratamento hormonal nesses pacientes?

As crianças que não se sentem identificadas com o seu próprio sexo devem ser avaliadas e tratadas por um especialista em saúde mental. Se essa condição for mantida ao longo do tempo e o especialista considerar que não será modificada, um tratamento hormonal poderá ser iniciado após 16 anos.

Se a terapia for iniciada antes das primeiras alterações na puberdade, as características sexuais secundárias masculinas poderão ser evitadas, como aumento dos pêlos no corpo e alterações no tom de voz. No entanto, é importante analisar cada caso de uma maneira específica. A terapia hormonal geralmente não é usada em crianças.

5. Quais são os riscos da terapia hormonal feminizadora?

Algumas das complicações deste tratamento são trombose venosa profunda, embolia pulmonar, triglicerídeos elevados, cálculos biliares, ganho de peso, análise da função hepática alta, diminuição da libido, disfunção erétil, alto nível de potássio, hipertensão, diabetes e doenças cardiovasculares.

Por outro lado, o risco de esterilidade permanente aumenta com o uso prolongado de hormônios, especialmente quando o tratamento é iniciado antes da puberdade.

6. Com este tratamento hormonal é possível obter uma modificação corporal completa?

Embora muitas mudanças sejam alcançadas, que se assemelhem ao gênero desejado, algumas características físicas não podem ser

393

modificadas e requerem intervenções cirúrgicas para concluir a transição. Nos casos de mudança de homem para mulher, os órgãos genitais externos são removidos e uma vagina artificial é criada, e o tamanho da mama é aumentado por cirurgia.

É importante esclarecer que a autonomia e a liberdade do paciente para administrar seu próprio corpo são respeitadas em todos os momentos, e é ele quem decide qual estágio médico ou cirúrgico ele deseja alcançar.

7. Qual é o grau de satisfação do paciente com esses tratamentos?

Geralmente, quando realizados com suporte psicológico adequado, esses tratamentos apresentam resultados muito bons, com índices de satisfação acima de 90%.

Pelo contrário, as taxas de arrependimento são inferiores a 3% e, na maioria dos casos, são devidas à perda de apoio familiar e social, à instabilidade pessoal ou à ocorrência de eventos traumáticos.

Capítulo 123. Síndrome pré-menstrual

Síndrome pré-menstrual é o conjunto de sintomas que ocorre em mulheres antes da menstruação. Eles geralmente começam durante a segunda metade do ciclo menstrual e desaparecem um ou dois dias após o início do período.

Seus principais sinais incluem depressão, alterações de humor, ansiedade, sensibilidade nos seios, desejo por comida, fadiga, dificuldade de concentração e irritabilidade. Esses sintomas podem ser quase imperceptíveis ou muito intensos. Estima-se que 3 em cada 4 mulheres sofram de algum tipo de síndrome pré-menstrual.

Para saber mais sobre esse assunto, entrevistamos o médico cubano Mario Vega Carbó, especialista em endocrinologia e medicina geral.

Doutor Mario,
1. Quais são as causas dessa condição?

As razões exatas não são conhecidas, mas acredita-se que elas estejam relacionadas a alterações cíclicas nos níveis hormonais e produtos químicos no cérebro. Também está ligado a fatores sociais, culturais, biológicos e psicológicos.

2. Quem tem maior probabilidade de tê-lo?

A maioria das mulheres apresenta sintomas relacionados à síndrome pré-menstrual durante sua vida fértil. Estes são mais frequentes entre os 20 e os 40 anos, aqueles que tiveram pelo menos um filho e aqueles com antecedentes familiares ou pessoais de depressão.

3. Quais são os seus principais sintomas?

As mais frequentes são inflamação abdominal, sensibilidade mamária, constipação ou diarréia, desejo por comida, dor de cabeça, baixa tolerância a ruídos e luzes, fadiga, sentimentos de tristeza, nervosismo, ansiedade, depressão, irritabilidade, perda de desejo sexual , choro, baixa auto-estima, acne, insônia e dificuldade de concentração. Esses sinais pioram por volta dos 40 anos, quando a menopausa se aproxima.

Por outro lado, alguns sintomas da Síndrome Pré-Menstrual são semelhantes a outros transtornos do humor e da tireóide, portanto devem ser avaliados detalhadamente para não confundi-los.

4. Quando o médico deve ser consultado?

Se a dor física e o estresse emocional forem muito intensos e afetarem a vida diária normal da pessoa, pode ser conveniente consultar um especialista.

5. O que é o tratamento da síndrome pré-menstrual?

Muitas vezes, levar um estilo de vida saudável permite melhorar os sintomas dessa condição. Com dor de cabeça e dor nas costas, cãibras e sensibilidade mamária, esses sintomas podem ser tratados com vários medicamentos, como ácido acetilsalicílico, ibuprofeno e outros anti-inflamatórios não esteróides. Contraceptivos hormonais também podem ser usados.

Os diuréticos, por sua vez, ajudam a impedir a retenção de líquidos que causa inflamação, inchaço e ganho de peso. Em casos graves, podem ser prescritos antidepressivos, como inibidores seletivos da recaptação de serotonina e ansiolíticos. A eficácia desses medicamentos varia de uma mulher para outra.

Finalmente, você também pode tentar a medicina alternativa, como o consumo de algumas ervas e a prática de acupuntura.

6. Que mudanças podem ser feitas no estilo de vida para melhorar os sintomas da Síndrome Pré-Menstrual?

É aconselhável fazer exercícios aeróbicos regulares, manter um peso corporal adequado, beber bastante líquido, dormir bem, não fumar e evitar o uso de álcool e drogas. Também coma saudável, com refeições freqüentes e pequenas. Recomenda-se adicionar grãos integrais, legumes e frutas à dieta e limitar sal, cafeína e açúcar.

Se necessário, suplementos nutricionais com vitamina B6, cálcio e magnésio podem ser prescritos. É importante controlar o estresse, praticando técnicas de relaxamento, como ioga ou meditação.

Capítulo 124. Endometriose e dor intensa durante a menstruação

A endometriose é uma condição bastante comum na qual o tecido que reveste o interior do útero, chamado endométrio, cresce fora dele e também aparece nos ovários, trompas de falópio, intestino e bexiga.

Esta doença pode causar períodos muito dolorosos, sangramento intenso e problemas de fertilidade. Embora não tenha cura, existem tratamentos para aliviar seus sintomas.

Qualquer mulher pode sofrer com isso, embora ocorra com mais frequência entre 30 e 50 anos de idade. Além disso, as pessoas que nunca tiveram filhos e as que têm períodos menstruais intensos que duram mais de 7 dias ou ciclos curtos que menos de 27 dias correm maior risco.

Por outro lado, também existe uma maior propensão quando um membro da família já o teve e se existe um problema que impede a passagem normal do fluxo menstrual para fora do corpo.

Para saber mais sobre endometriose, consultamos o Dr. Mario Vega Carbó, especialista em endocrinologia clínica.

Doutor Mario,
1. Quais são os principais sintomas desta condição?

O sinal mais comum de endometriose é dor intensa antes e durante o período menstrual. Também pode haver um desconforto contínuo na parte inferior do abdômen ou nas costas e durante a relação sexual. Outros sintomas comuns são sangramento entre períodos, períodos muito pesados, infertilidade, problemas gastrointestinais ou digestivos, fadiga, falta de energia e desconforto no momento da evacuação ou micção.

Dependendo de cada caso, a dor causada por essa condição pode ser leve ou tão aguda que a pessoa não consiga sair da cama.

2. Qual é a causa desta doença?

No momento, as causas exatas que a causam não são conhecidas, mas acredita-se que sua origem seja o fluxo menstrual retrógrado. No entanto, sabe-se que pessoas que se exercitam regularmente e têm baixa gordura corporal são menos propensas a sofrer com isso.

O mesmo se eles já deram à luz e se seus ciclos menstruais começaram no final da adolescência.

3. Como é diagnosticada a endometriose?

Para detectá-lo, é necessário realizar um procedimento cirúrgico menor chamado laparoscopia. Para fazer isso, um pequeno corte é feito no abdômen e um tubo fino com uma câmera e a luz é introduzida para procurar tecidos que crescem fora do útero. Às vezes, uma pequena amostra é coletada para estudos.

Antes de realizar esta cirurgia, o profissional provavelmente revisará os sintomas e o histórico médico do paciente e realizará um exame pélvico, uma ressonância magnética e um ultrassom transvaginal ou abdominal.

4. Como essa condição afeta a fertilidade?

Quando a mulher menstrua, o endométrio que reveste o útero engrossa, se decompõe e sangra. O mesmo vale para o tecido que cresce e causa a doença.

No entanto, como aqui está fora de seu lugar habitual, o sangue não tem como sair do corpo e fica preso. Isso faz com que a área inche e gere dor, além de formar um tecido cicatricial que bloqueia as trompas de falópio, dificultando a concepção.

Se estima que entre el 30 y el 50 % de las mujeres con Endometriosis tienen dificultades para quedar embarazadas.

5. Que outros distúrbios podem causar essa doença?

Nas mulheres com endometriose, o câncer de ovário ocorre com mais frequência do que o esperado. No entanto, os riscos de sofrer com isso permanecem relativamente baixos.

6. Como é o tratamento para esta doença?

A endometriose não tem cura, mas é tratada com medicação e cirurgia. Se os sintomas são leves, analgésicos não esteróides, como o ibuprofeno, ajudam a combater o desconforto.

Por outro lado, suplementos hormonais e contraceptivos, como a pílula ou o DIU, podem reduzir a dor e o sangramento. Se o desconforto for muito intenso, é possível remover o excesso de tecido por meio de tratamento cirúrgico, o que reduz seus sinais e facilita a gravidez. No entanto, eles podem voltar a crescer com o tempo.

Como último recurso, algumas pessoas optam por uma histerectomia (remoção do útero), que em alguns casos também inclui a remoção dos ovários e trompas de falópio.

7. Existe alguma terapia para infertilidade causada por endometriose?

Sim. Além dos tratamentos mencionados, uma laparoscopia pode ser realizada para remover os adesivos da endometriose, estimular os ovários a produzir mais óvulos ou realizar fertilização in vitro.

Capítulo 125. Tratamento de sangramento uterino anormal

Muitas mulheres sofrem de sangramento uterino anormal (SUA), que pode afetar suas vidas de maneira negativa, gerando ansiedade e limitando suas atividades. Juntamente com dor pélvica crônica e secreção vaginal excessiva, é uma das principais causas da consulta ginecológica.

O SUA é um sangramento que dura mais que o normal e ocorre em um período irregular. Pode surgir entre os ciclos menstruais, após a relação sexual ou após a menopausa.

Como várias patologias estão envolvidas, em seu tratamento, além do ginecologista, outros especialistas costumam intervir, dentre os quais o endocrinologista, que investiga o papel dos hormônios nesse processo.

Para saber mais sobre esse assunto, conversamos com o Dr. Mario Vega Carbó, que trabalha como endocrinologista no escritório da Vega & Vado.

Doutor Mario,

1. Qual é o motivo do sangramento uterino anormal?

As causas são muito variadas. Geralmente, alterações hormonais ou desequilíbrios são o que causa um atraso no ciclo menstrual ou atrasa e, em alguns casos, é mais abundante do que o normal.

Também pode ocorrer como resultado de um espessamento do revestimento uterino, fibróides, pólipos, infecções ou algum tipo de câncer na área vaginal, distúrbios de coagulação, complicações na gravidez, alterações dos tratos urinário e gastrointestinal, disfunção tireoidiana ou alterações graves de peso.

Da mesma forma, contraceptivos hormonais, como pílulas ou DIU, tranquilizantes ou psicotrópicos, podem ser a causa desse problema.

2. Quem tem maior probabilidade de sofrer de SUA?

Sangramento uterino anormal é mais comum em adolescentes e em mulheres na pré-menopausa ou com excesso de peso.

3. Quais são os seus principais sintomas?

A SUA inclui alterações no ciclo menstrual, que podem durar mais de 2 dias que o habitual e têm intervalos entre períodos com 4 dias a menos que o habitual. Por sua vez, pode apresentar sangramento intermenstrual e, como resultado de sua intensidade, causar fadiga, anemia e muitas vezes impedir a realização de atividades diárias. Por exemplo, as mulheres podem sangrar o suficiente para serem absorvidas por 1 ou mais tampões ou absorventes por hora.

Por outro lado, o SUA também pode gerar alterações de humor e sensibilidade e secura na área vaginal.

4. Quais fatores devem ser levados em consideração no momento do diagnóstico?

Nesses casos, a primeira coisa a fazer é excluir uma gravidez e depois analisar a idade da paciente, o método de planejamento familiar, o histórico médico e os problemas de infertilidade.

Em seguida, geralmente é realizada uma série de testes para descartar outras possíveis causas de sangramento, como exame pélvico, hormonal e tireoidiano, perfil de coagulação sanguínea e biometria hepática completa.

5. Como é o tratamento para o sangramento uterino anormal?

Depende do motivo do sangramento, da idade da paciente e se ela deseja ou não engravidar no futuro. Casos de sangramento intenso são geralmente tratados com altas doses de estrogênio.

Também são realizados tratamentos com terapia hormonal, pílulas anticoncepcionais, dispositivos uterinos, anti-inflamatórios, dietas de ferro e até cirurgia. A curetagem, por exemplo, é uma intervenção na qual o revestimento do útero é raspado para análise.

Por outro lado, a manipulação hormonal com substâncias antagonistas da LHRH (GnRH), danazol e outras substâncias constituem métodos não invasivos que são cada vez mais utilizados nesses casos.

6. O que você pode esperar desses tratamentos?

A terapia hormonal geralmente alivia os sintomas de sangramento uterino anormal. Por sua vez, quando as causas desse desconforto são conhecidas, os tratamentos direcionados são muito eficazes.

Capítulo 126. Amenorréia ou ausência de menstruação

A amenorréia é a ausência de períodos menstruais prolongados. Esse distúrbio pode afetar mulheres de qualquer idade e suas causas mais frequentes são gravidez e problemas nos órgãos genitais ou glândulas que ajudam a regular os níveis hormonais.

É conhecida como amenorréia primária quando uma adolescente atinge a idade de 16 anos se começou a menstruar. Enquanto isso, a amenorréia secundária ocorre quando, após menstruar regularmente, uma mulher deixa de menstruar por pelo menos três ciclos seguidos.

Para saber mais sobre esse assunto, entrevistamos Mario Vega Carbó, endocrinologista com mais de 20 anos de experiência.

Doutor Mario,
1. Quais são as causas mais frequentes de amenorréia?

Existem muitas causas possíveis. Entre os naturais estão gravidez, lactação e menopausa. Enquanto isso, as mulheres que tomam contraceptivos orais ou injetáveis podem não ter menstruação mesmo por 6 meses após parar de usá-las.

Por outro lado, problemas orgânicos no canal vaginal, útero ou ovários, ou a ausência deles, também podem causar amenorréia.

O mesmo são as alterações hormonais do hipotálamo, tireóide e hipófise, como Síndrome do Ovário Policístico, Hipertireoidismo, Hipotireoidismo, tumores da hipófise e menopausa prematura.

Além disso, esse distúrbio pode ser causado pelo consumo de certos medicamentos, como antipsicóticos, antidepressivos, antialérgicos e outros para pressão arterial e quimioterapia.

Outras causas possíveis estão relacionadas ao estilo de vida, como baixo peso corporal, obesidade, exercício excessivo ou estresse.

2. Quem tem mais riscos de sofrer isso?

Mulheres obesas, aquelas que se exercitam excessivamente, aquelas que têm muito pouca gordura corporal, aquelas que seguem dietas extremas, aquelas que sofrem de anorexia ou bulimia, aquelas que sofrem de ansiedade ou sofrimento emocional grave e aquelas que de repente perdem peso Eles são mais propensos a sofrer.

Os mesmos são aqueles que têm histórico familiar com esse distúrbio e aqueles que realizam treinamento atlético rigoroso, como atletas de elite ou dançarinos.

3. Quais são os seus principais sintomas?

Juntamente com a falta de períodos menstruais, a mulher pode ter secreção de leite pelo mamilo, alterações no tamanho dos seios, perda de cabelo, secura vaginal, dor de cabeça, alterações na visão ou na voz, acne, pêlos faciais excesso ou ganho ou perda de peso.

4. Como é diagnosticada a amenorréia?

Diante de seus sintomas, geralmente são realizados exames pélvicos e físicos para verificar se há algum problema nos órgãos genitais. Também testes de gravidez e exames de sangue para medir os níveis das funções da tireóide e do ovário, prolactina e outros hormônios.

Outros estudos incluem estudos genéticos, tomografia computadorizada na cabeça em busca de tumores, ultrassom nos órgãos genitais, biópsia do revestimento do útero e ultrassom da pelve.

5. Qual é o seu tratamento?

A terapia dependerá das causas da amenorréia. Quando estes são resolvidos, geralmente os períodos menstruais retornam ao normal. Se é devido a um problema hormonal, pode ser tratado com medicação. Se é causado por um tumor ou bloqueio estrutural, pode ser remediado com cirurgia.

Quando o motivo é problemas alimentares ou obesidade, a prática de exercícios regulares e uma dieta equilibrada podem resolvê-lo. Se a causa for um determinado medicamento, a dose pode ser ajustada ou substituída por outro.

Em alguns casos, as pílulas anticoncepcionais e outras terapias hormonais podem restaurar os ciclos menstruais.

6. Que outras complicações a amenorréia pode trazer?

Dependendo do caso, se não tratada, as causas da amenorréia também podem levar à infertilidade, osteoporose e problemas sexuais.

Capítulo 127. Contracepção hormonal e suas diferentes possibilidades

Existem muitos métodos de contracepção hormonal que podem ser usados para prevenir a gravidez. Estes incluem a pílula, o anel vaginal, o implante, a injeção, o dispositivo intra-uterino e o adesivo. Todas essas opções são eficazes, embora ofereçam vantagens e desvantagens diferentes que devem ser conhecidas antes da escolha de uma delas.

Para saber como cada método funciona, entrevistamos o Dr. Mario Vega Carbó, especialista em endocrinologia com mais de 20 anos de experiência.

Doutor Mario,
1. O que são pílulas anticoncepcionais e como elas funcionam?

Essas pílulas contêm estrogênio e progestina, dois hormônios que impedem o ovário da mulher de liberar um óvulo durante a menstruação. Isto é conseguido alterando os níveis de hormônios naturais que o corpo produz. Além disso, a progestina também faz com que o muco cervical fique espesso, impedindo a entrada de espermatozóides.

2. Como eles são usados e quais são suas vantagens?

Os comprimidos são administrados por via oral uma vez ao dia. Para evitar náuseas, é recomendável comê-las com alimentos. Se tomados periodicamente, são um método contraceptivo muito eficaz e fácil de usar, mas não oferecem proteção contra doenças sexualmente transmissíveis.

Por outro lado, entre outros benefícios, seu uso melhora a acne, reduz sangramentos graves e os riscos de câncer de ovário e endometrial, alivia a síndrome pré-menstrual e a intensidade das cãibras.

3. O que acontece se uma pessoa se esquece de tomar uma pílula?

Nesse caso, você pode estar em risco de engravidar. Portanto, é recomendável que você use outro método de controle de natalidade por um tempo. No entanto, cada produto, em particular, oferece instruções precisas sobre o que fazer nesse caso, o que deve ser seguido.

4. A pílula contraceptiva pode causar efeitos colaterais?

Sim, os mais comuns são náusea, vômito, distensão abdominal, diarréia, ganho ou perda de peso, acne, crescimento de pêlos em locais incomuns, queimação vaginal, sensibilidade dos seios, alterações no fluxo e período menstrual e outros que podem Seja mais sério.

Por outro lado, os fumantes que usam pílulas anticoncepcionais podem estar em maior risco de ataques cardíacos e derrames, portanto esse método não é recomendado.

O mesmo vale para as pessoas que estão amamentando, para quem está com pressão alta ou com histórico de câncer de mama, diabetes e outras doenças.

5. O que é o adesivo contraceptivo hormonal e como ele funciona?

Esse método é um pequeno adesivo que contém os hormônios estrogênio e progestina, que devem ser colocados na pele uma vez por semana, por três semanas e depois não utilizados em um, para que ocorra sangramento menstrual. Geralmente é colocado no ombro ou nas nádegas e seu funcionamento é semelhante ao dos comprimidos.

6. O que é o dispositivo intra-uterino hormonal?

O DIU é uma estrutura plástica que é inserida no útero, onde libera o hormônio progestina. Começa a funcionar dentro de sete dias após a inserção e pode permanecer no útero por 3 a 5 anos.

Entre outras vantagens, ele pode ser usado durante a amamentação, reduz o sangramento e a dor menstrual e não tem efeitos colaterais relacionados ao estrogênio. Além disso, reduz os riscos de infecção pélvica e câncer endometrial.

7. Quais são as suas desvantagens?

Uma delas é que deve ser colocada e removida por um profissional. Além disso, em alguns casos, pode sair do lugar ou causar perfuração do útero.

Por outro lado, o DIU hormonal não é recomendado para pacientes com histórico de infecção pélvica, câncer de colo uterino ou uterino, doença hepática ou com útero muito grande ou muito pequeno.

8. O que é injeção contraceptiva?

É uma injeção que contém o hormônio progestina, que é administrado a cada três meses nos músculos do braço ou nas nádegas. Estima-se que funcione melhor do que as pílulas anticoncepcionais para prevenir a gravidez e o retorno da fertilidade provavelmente será adiado por 10 meses ou mais quando for descontinuado.

9. O que é o anel vaginal e como ele funciona?

É um anel de plástico flexível que é colocado dentro da vagina e libera estrogênio e progesterona. Tem cerca de 5 centímetros de largura e deve ser usado por 3 semanas. Em seguida, é removido, uma semana é passada e uma nova é colocada. Como pílulas, impede a gravidez, liberando hormônios no corpo.

Com o estrogênio, há um pequeno risco de pressão alta, coágulos sanguíneos, ataque cardíaco e derrame, que aumenta entre os fumantes.

10. O que são implantes de progestina?

É uma pequena barra que é colocada sob a pele, geralmente na parte superior do braço, e libera pequenas quantidades do hormônio progestina na corrente sanguínea. O implante é realizado em menos de cinco minutos com anestesia local e pode ser usado por até 3 anos, embora possa ser removido quando desejado.

11. Que outros aspectos devem ser levados em consideração ao escolher um método de contracepção hormonal?

Como todos têm efeitos colaterais associados e riscos diferentes, é importante que a escolha seja feita em conjunto com um profissional. Recomenda-se conversar com o especialista sobre os diferentes métodos e, de acordo com os gostos pessoais, os desejos ou não de engravidar a curto ou médio prazo e o histórico médico de cada paciente, escolha a melhor opção.

Por fim, lembre-se de que nenhum desses métodos oferece proteção contra doenças sexualmente transmissíveis.

Capítulo 128. Infertilidade Feminina

Infertilidade é uma expressão médica usada quando uma mulher deixa de conceber ou engravidar após um ano de relações sexuais frequentes. Estima-se que esse problema afete 15% dos casais. No entanto, com tratamento adequado, a maioria deles consegue ter bebês.

Em um terço do tempo, a infertilidade é causada por fatores femininos. Outro terço corresponde a fatores masculinos, enquanto o resto é uma combinação de ambos ou sua causa exata é desconhecida.

Do lado das mulheres, esse distúrbio pode ser devido a problemas físicos e hormonais ou estar relacionado ao estilo de vida ou a variáveis ambientais.

Para saber mais sobre esse tópico, consultamos o Dr. Mario Vega Carbó, especialista em endocrinologia, responsável pelo escritório Vega & Vado.

Doutor Mario,
1. Quais são as principais causas da infertilidade feminina?

Na maioria dos casos, esses são problemas com a ovulação, porque não é regular ou porque não ocorre diretamente. Isso pode ser devido a vários fatores, como a Síndrome do Ovário Policístico, que faz com que os ovários não liberem um óvulo regularmente ou não sejam saudáveis e a Insuficiência Ovariana Primária, quando param de funcionar normalmente antes dos 40 anos. .

Outras causas são produção excessiva de prolactina, obstrução vaginal, danos nas trompas de falópio, infecções, inflamação pélvica e doenças sexualmente transmissíveis.

411

Também tuberculose genital, endometriose, pólipos ou tumores benignos, anormalidades uterinas congênitas, vaginismo e estenose cervical. Em muitos casos, a infertilidade é devido ao consumo de certos medicamentos. Em outros, o motivo não pode ser explicado.

2. Que outras doenças podem causar infertilidade?

Diabetes Mellitus, problemas hepáticos ou tireoidianos, doença celíaca, doenças renais ou supra-renais, síndrome de Kallman, disfunção hipotalâmica, hiperprolactinemia e hipopituitarismo, entre outras condições, podem causar ou auxiliar na infertilidade.

Por outro lado, há também um fator psicológico, relacionado a emoções, sensações e sentimentos que podem afetar a capacidade reprodutiva.

3. Quais são os principais sintomas da infertilidade feminina?

Além da incapacidade de conceber ou levar a gravidez a termo, outros sinais frequentes são anormalidades menstruais. Pode haver ciclos muito longos (35 dias ou mais) ou curtos (menos de 21 dias), irregulares ou ausentes. Por outro lado, também pode haver dor ou desconforto na área vaginal.

4. Quem corre mais risco de sofrer?

Mulheres com mais de 35 anos, fumantes, pessoas com sobrepeso, pessoas que sofrem de infecções sexualmente transmissíveis e pessoas que bebem álcool em excesso têm maior probabilidade de sofrer de infertilidade.

5. Como esse distúrbio é detectado?

Diante de seus sintomas, uma análise da história clínica e diferentes estudos são realizados para procurar suas causas. Os testes de fertilidade podem incluir testes genéticos e de ovulação, exames de sangue para controlar os níveis hormonais, histerossalpingografia para detectar anormalidades na cavidade uterina, ultra-sonografia pélvica e laparoscopia para observar as trompas de falópio, ovários e útero.

6. Qual é o tratamento para a infertilidade feminina?

A terapia dependerá da causa, da idade do paciente e de sua preferência pessoal. Isso pode incluir medicamentos, cirurgia ou o uso de técnicas que ajudam na concepção. Em muitos casos, os distúrbios da ovulação podem ser resolvidos com o uso de certos medicamentos, como citrato de clomifeno, gonadotrofina, metformina, letrozol ou bomocriptina. Por seu lado, a cirurgia pode corrigir ou remover anormalidades.

Na reprodução assistida, pode ser realizada inseminação artificial ou fertilização in vitro. Se a causa for outra doença ou um problema psicológico ou emocional, eles devem ser tratados. Se for devido ao consumo de um determinado medicamento, o médico poderá substituí-lo por outro.

7. O uso de medicamentos para fertilidade pode ter outras consequências?

Seu uso pode aumentar os riscos de várias gestações e causar a síndrome de hiperestimulação ovariana, que causa inflamação e dor nos ovários. Por outro lado, embora as possibilidades sejam poucas, seu uso prolongado também pode aumentar as chances de desenvolver tumores ovarianos no futuro.

8. Que outras recomendações podem ser levadas em consideração?

Para melhorar a fertilidade, é aconselhável comer saudável, exercitar-se diariamente, manter um peso corporal adequado, dormir bem, não fumar e evitar o consumo de álcool. Evite também o estresse e limite.

Por otro lado, la imposibilidad de quedar embarazada muchas veces se debe a cuestiones psicológicas y emocionales y puede generar depresión. Por ello se recomienda el acompañamiento psicológico, de ser necesario.

Capítulo 129. Fertilidade: indutores de ovulação

A maioria dos casos de infertilidade feminina ocorre devido a problemas com a ovulação, porque não é regular ou porque não ocorre diretamente. Isso pode ser devido a vários fatores, como síndrome do ovário policístico, insuficiência ovariana primária, produção excessiva de prolactina, obstrução vaginal, danos nas trompas de falópio, infecções, inflamação pélvica ou doenças sexualmente transmissíveis.

Também pode ser uma conseqüência da tuberculose genital, endometriose, pólipos ou tumores benignos, anormalidades uterinas congênitas, vaginismo, estenose cervical, distúrbios alimentares ou consumo de certos medicamentos. Em muitos casos, os distúrbios da ovulação podem ser resolvidos com o uso de certos medicamentos, como citrato de clomifeno, gonadotrofina, metformina, cabergolina ou bromocriptina.

Para falar sobre esse assunto, entrevistamos Mario Vega Carbó, endocrinologista com mais de 20 anos de experiência.

Doutor Mario,
1. Quais pacientes são prescritos como indutores de ovulação?

Esses medicamentos são usados para tratar mulheres que não ovulam regularmente. Em geral, pacientes que apresentam ciclos menstruais irregulares ou que apresentam amenorréia geralmente apresentam disfunção ovulatória. No entanto, antes de começar a usar esses medicamentos, é conveniente realizar uma avaliação diagnóstica para determinar as causas dessa condição.

2. Como esses medicamentos funcionam?

Essas drogas estimulam os ovários a produzir o crescimento de um ou vários folículos maduros por ciclo, com o objetivo de pelo menos um deles ser fertilizado e engravidar.

3. Qual é o medicamento mais usado para induzir a ovulação?

O mais comumente usado é o citrato de clomifeno, que funciona da mesma maneira que o estrogênio, um hormônio feminino que faz com que os ovários produzam ovos e liberem. Este medicamento vem como um comprimido e é geralmente tomado uma vez por dia durante 5 dias, começando no terceiro dia após a menstruação. A dose padrão é de 50 a 100 miligramas por dia.

O citrato de clomifeno é geralmente indicado para pacientes com ovário policístico ou com esterilidade de origem desconhecida. Além disso, também é usado no tratamento de anormalidades menstruais, mamas fibrocísticas e produção persistente de leite materno.

4. Quais efeitos colaterais o citrato de clomifeno pode ter?

Este medicamento pode causar uma maior incidência de gestações múltiplas, ondas de calor, mucosa cervical espessa e seca, visão turva, dores de cabeça, náusea, depressão, sensibilidade mamária, alterações de humor, sangramento vaginal, cistos ovarianos e desconforto pélvico.

O citrato de clomifeno não deve ser utilizado por mais de seis ciclos menstruais consecutivos.

5. O que são gonadotrofinas e como elas funcionam?

As gonadotrofinas são hormônios naturalmente secretados pela hipófise, responsáveis pelo desenvolvimento folicular e pela maturação do óvulo. Nos tratamentos de reprodução assistida, eles são usados para produzir o crescimento controlado de um ou vários folículos.

Este medicamento é administrado por injeção subcutânea uma vez ao dia. O tratamento geralmente começa no terceiro dia do ciclo ovariano e geralmente dura entre 7 e 12 dias, dependendo de cada caso. A dose inicial normal é geralmente entre 75 e 150 unidades por dia.

6. Quais efeitos colaterais as gonadotrofinas podem causar?

Este medicamento pode causar leve distensão abdominal, sensibilidade mamária, alterações de humor e erupções cutâneas na área de injeção.

Além disso, pode gerar a síndrome de hiperestimulação ovariana, que causa dor e inchaço dos ovários, além de um risco aumentado de gestações múltiplas.

7. Como a bomocriptina e a cabergolina podem induzir a ovulação?

Em muitos casos, os pacientes ovulam irregularmente porque a hipófise secreta muita prolactina. A hiperprolactinemia pode causar a diminuição do estrogênio e gerar galactorréia e infertilidade.

Bromocriptina e cabergolina são dois medicamentos que reduzem a quantidade de prolactina liberada pela glândula pituitária. O primeiro é tomado por via oral todos os dias, enquanto o segundo é ingerido na forma de um ou dois comprimidos, duas vezes por semana. Além disso, a bromocriptina também pode ser administrada por via vaginal.

8. Quais os efeitos colaterais que a bomocriptina e a cabergolina podem causar?

Esses medicamentos podem causar náusea, vômito, congestão nasal, dores de cabeça, cansaço, desmaios, tonturas, diminuição da pressão arterial e sonolência, entre outros efeitos colaterais. Para evitá-los, o tratamento com doses baixas geralmente é iniciado e aumentado gradualmente.

9. Que outros aspectos devem ser levados em consideração durante o uso desses medicamentos?

Antes de iniciar o tratamento, é importante informar o médico sobre qualquer outro medicamento, vitamina ou suplemento que esteja sendo usado, para avaliar se a combinação pode ser prejudicial.

Você também deve notificar se sofre de alergias ou outras condições, como hipertensão ou problemas renais, cardíacos ou hepáticos; ou sangramento vaginal.

Por outro lado, durante o tratamento, é muito importante realizar controles de ultrassom para monitorar rigorosamente o crescimento folicular, bem como diagnosticar um número excessivo de folículos em desenvolvimento que podem aumentar o risco de gestação múltipla.

Finalmente, esses medicamentos devem ser armazenados em local adequado, em temperatura ambiente e fora do alcance das crianças.

Capítulo 130. Alopecia androgênica feminina

A alopecia androgenética feminina é o tipo mais comum de perda de cabelo em mulheres. Também conhecida como calvície feminina, faz com que o cabelo fique curto, muito fino e sem pigmentação progressiva.

O afinamento dos cabelos ocorre principalmente na parte superior da cabeça, gerando perda de densidade e aparência de áreas limpas. Embora possa ocorrer em qualquer idade, é mais comum após os 50 anos. Sua manifestação pode causar baixa auto-estima e depressão.

Para saber mais sobre esse tópico, consultamos o Dr. Mario Vega Carbó, especialista em endocrinologia responsável pelo escritório Vega & Vado.

Doutor Mario,
1. Qual é a causa da alopecia androgenética feminina?

Essa condição pode ser causada pela presença de certos hormônios masculinos, como testosterona, androsterona e di-hidrotestosterona (DHT) em níveis elevados. Isso pode causar depleção dos folículos capilares, gerando maior fragilidade e menor crescimento capilar.

A alopecia androgenética feminina também pode ser causada pelo envelhecimento, razões genéticas e hereditárias, uso de certos medicamentos, situações estressantes, dieta pobre, oxidação e micro-inflamação, doenças da tireóide e uso excessivo de tratamentos e produtos para o cabelo. Geralmente se manifesta quando a menopausa é atingida.

2. Quais medicamentos podem causar essa condição médica?

A alopecia feminina androgênica pode ser causada por medicamentos para reduzir o colesterol; tratar Parkinson, úlceras estomacais, artrite, depressão e hipertensão; e anticonvulsivantes.

3. Quais são os seus principais sintomas?

Nas mulheres, os cabelos são mais finos, especialmente na parte superior da cabeça e começam com um alargamento pela área central. Ao contrário dos homens, em muito poucos casos, a alopecia progride para calvície, mas gera uma perda de densidade.

4. Qual é o tratamento da alopecia androgenética feminina?

Entre os medicamentos usados para tratar essa condição estão minoxidil, finasterida, espironolactona, cimetidina, pílulas anticoncepcionais e cetoconazol.

Por sua vez, os medicamentos vegetais Serenoa repens e Pygeun africanum ajudam a inibir a atividade da enzima 5α-redutase, que reduz a passagem da testosterona para a di-hidrotestosterona, responsável pela miniaturização dos folículos capilares.

O metilsulfonilmetano (MSM), que possui efeitos antioxidantes e anti-inflamatórios, também é usado e é uma fonte essencial de enxofre orgânico para o ciclo de vida dos cabelos. Se necessário, também é possível realizar um transplante de cabelo, o que geralmente produz resultados muito bons. Para fazer isso, pequenas porções de cabelo são removidas das áreas mais espessas e colocadas em outras que têm calvície.

Outra opção é a estimulação do couro cabeludo aplicando dióxido de carbono através de injeções subcutâneas.

5. Que outros aspectos são recomendados nesses casos?

Para ajudar a aliviar o problema, é importante adotar uma dieta saudável e bons hábitos alimentares. Também consuma suplementos vitamínicos e antioxidantes, descanse adequadamente e faça exercícios regularmente.

Além disso, massagens no couro cabeludo são recomendadas para ativar a circulação e evitar o uso de secadores, ferros e corantes.

Por outro lado, é importante evitar o estresse e tratar rapidamente problemas de depressão, ansiedade, anemia e insônia.

6. Que outras complicações a Alopecia Androgênica Feminina pode trazer?

A perda de cabelo pode diminuir a auto-estima e causar depressão e ansiedade, além de afetar a família, o trabalho e as relações sociais.

Extensões, o uso de perucas, chapéus ou cachecóis ou uma mudança de penteado podem ajudar a esconder seus efeitos e melhorar a aparência.

Capítulo 131. Hiperandrogenismo, Hirsutismo e Acne

O hiperandrogenismo é um distúrbio no qual as mulheres produzem um excesso de andrógenos, os hormônios sexuais masculinos. Esse é um problema bastante comum, que afeta entre 5 e 10% das mulheres em idade reprodutiva.

Pode levar ao desenvolvimento de características masculinas no corpo, como crescimento exagerado do cabelo (hirsutismo), diminuição do tamanho das mamas, ausência de períodos menstruais, seborreia e acne.

Para saber mais sobre esse assunto, entrevistamos Mario Vega Carbó, especialista em endocrinologia clínica.

Doutor Mario,
1. Quais são as principais causas do hiperandrogenismo?

Esse distúrbio geralmente é o resultado da produção excessiva de andrógenos nos ovários e nas glândulas supra-renais. Isso pode ser devido à hiperplasia adrenal congênita, tumores, síndrome de Cushing, síndrome do ovário policístico ou ao consumo de certos medicamentos, como danazol, corticosteróides sistêmicos e fluoxetina, entre outras possibilidades.

2. Quais são os seus principais sintomas?

O hiperandrogenismo pode causar acne grave, diminuição do tamanho dos seios, aumento dos pêlos do corpo e da face, ausência de períodos menstruais, infertilidade, espessamento da voz, aumento do tamanho do clitóris, aumento da massa muscular, calvície masculina e pele oleosa

Por outro lado, em recém-nascidos, pode se manifestar na forma de genitais ambíguos, enquanto nas meninas ocorre com aparência prematura de pelos pubianos ou axilares antes dos 9 anos de idade, acne, aumento do odor corporal e aceleração do crescimento.

3. Como esta doença é detectada?

Um exame físico e diferentes testes geralmente são feitos para medir o nível de certos hormônios e outras substâncias no sangue, incluindo testosterona, prolactina, colesterol, insulina, glicose e estimulantes da tireóide, entre outros.

Testes de diagnóstico por imagem também podem ser necessários para detectar anormalidades nos ovários, hipófise e glândulas supra-renais e um exame pélvico para procurar tumores.

4. Qual é o tratamento do hiperandrogenismo?

A terapia pode incluir o uso de antiandrogênicos, como acetato de ciproterona, espironolactona e flutamida. Se a causa desse distúrbio for um tumor ovariano ou adrenal, cirurgia, radioterapia e outros tratamentos podem ser necessários.

Por outro lado, se for causada por algum medicamento, a dose pode ser reduzida ou alterada para um similar que não produz esses sintomas.

Se a paciente sofre de obesidade, ela procura normalizar seu peso através de uma dieta hipocalórica e de atividades físicas. Isso ajuda a melhorar a condição e a eficácia dos medicamentos. No caso de meninas nascidas com órgãos genitais masculinos, a cirurgia de reparo pode ser realizada para normalizar sua aparência e função.

5. O que é hirsutismo e o que o causa?

O hirsutismo é um distúrbio que causa o crescimento excessivo de cabelos escuros e grossos na face, no peito e nas costas. Geralmente é causada por um excesso de andrógenos, embora também possa ser devido a características hereditárias.

6. Como é tratado?

Contraceptivos hormonais que contêm estrogênio e progestina e medicamentos antiandrogênicos são frequentemente usados para tratar o hirsutismo causado pela produção de hormônios masculinos.

Por outro lado, cremes tópicos também podem ser prescritos para tratar pêlos faciais excessivos no rosto ou usar terapia a laser para removê-los permanentemente. Nesses casos, a remoção de pêlos com pinça, cera ou produtos químicos ou barbear não é recomendada.

7. O que é acne e o que a causa?

A acne é uma condição da pele que ocorre quando os folículos capilares ficam entupidos com células adiposas e mortas, causando o aparecimento de cravos ou espinhas. Isso pode ser causado pela produção abundante de gordura, pela obstrução dos folículos capilares, pelas bactérias ou pelo excesso de andrógenos.

8. Como é tratado?

A terapia geralmente combina o uso de medicamentos tópicos e orais. Existem vários medicamentos para restringir a produção de gordura ou andrógenos, acelerar a renovação das células dérmicas, combater infecções bacterianas e reduzir a inflamação.

Em casos graves, podem ser utilizados tratamento a laser, peeling químico, extração de comedões e injeção de esteróides.

9. Que outras complicações o hiperandrogenismo pode trazer?

Este distúrbio pode ser acompanhado de infertilidade e problemas durante a gravidez. Por sua vez, as mulheres com Síndrome do Ovário Policístico têm um risco aumentado de diabetes, colesterol alto e pressão arterial, câncer uterino e obesidade.

Para evitar esses inconvenientes, recomenda-se adotar um estilo de vida saudável, controlando o peso, exercitando-se regularmente e seguindo uma dieta adequada.

Por outro lado, as mulheres que tomam medicamentos para tratar o hirsutismo devem evitar engravidar, devido ao risco de defeitos congênitos.

Finalmente, aqueles que sofrem dessa condição podem sofrer de falta de auto-estima, vergonha e depressão como resultado de hirsutismo e acne graves, por isso é aconselhável acompanhar o tratamento com apoio psicológico e familiar, se necessário.

Capítulo 132. Clitoromegalia ou hipertrofia do clitóris

Clitoromegalia ou hipertrofia do clitóris é um distúrbio no qual esse órgão tem um tamanho maior que o normal, que pode se assemelhar a um pênis pequeno.

O clitóris está localizado dentro da vagina e é visível do topo da vulva. É responsável por proporcionar prazer sexual às mulheres e não possui funções reprodutivas ou relacionadas à secreção de urina. O tamanho de sua parte visível pode variar entre 2 e 6 milímetros de largura e 2 e 9 milímetros de comprimento. Clitoromegalia aparece quando essas medidas são excedidas.

Para saber mais sobre esse assunto, entrevistamos o médico cubano Mario Vega Carbó, especialista em endocrinologia clínica.

Doutor Mario,
1. O que causa clitoromegalia?

Essa condição pode ser causada por causas congênitas, causadas por um aumento exagerado dos níveis de testosterona ou por outros distúrbios hormonais. Isso faz com que os órgãos genitais externos se tornem masculinizados, aumentando o clitóris.

Outro motivo pode ser a hiperplasia adrenal congênita, um distúrbio hereditário que afeta a produção de hormônios nas glândulas supra-renais. Pessoas com essa condição geram mais andrógenos, um hormônio que causa aparecimento precoce ou inadequado de características masculinas.

A clitoromegalia também pode ser devido a tumores maternos que secretam andrógenos, ao consumo de esteróides anabolizantes durante a gravidez e a um inchaço traumático dos órgãos genitais durante o trabalho de parto.

Também pode aparecer durante a terapia hormonal masculina.

2. Quais distúrbios podem gerar clitoromegalia?

Esta condição pode causar relações sexuais dolorosas e distúrbios emocionais devido à sua aparência, gerando vergonha e complexos devido à aparência de um pênis pequeno. Além disso, em quase todos os casos, o clitoromegalia é acompanhado por uma hipertrofia da tampa, ou seja, um aumento da dobra da pele que cobre o clitóris.

3. Como essa condição é tratada?

Pode ser tratado por cirurgia para reduzir seu tamanho. Durante isso, o excesso de tecido é removido e o clitóris é recolocado em sua posição correta.

Nos casos em que também há hipertrofia da tampa, isso pode ser corrigido na mesma operação. Geralmente esta cirurgia é realizada em nível ambulatorial com anestesia local.

4. Que consequências essa intervenção pode ter?

Após a cirurgia, o paciente pode sentir desconforto ou inchaço na área, que desaparece em alguns dias. Em casos de dor, podem ser tomados anti-inflamatórios e analgésicos indicados pelo médico.

A pessoa pode retomar suas atividades rapidamente após 48 horas de descanso, mas deve esperar pelo menos um mês para fazer sexo. Esta operação não afeta a sensibilidade erógena do órgão.

5. Como são tratados os casos de hiperplasia adrenal congênita?

Nesses casos, a terapia utilizada busca normalizar os níveis hormonais, aplicando hidrocortisona em substituição ao cortisol, mineralocorticóides em substituição à aldosterona e outros medicamentos.

Os objetivos são manter um equilíbrio de líquidos e sais, níveis de açúcar no sangue, evitar uma crise adrenal e garantir o crescimento físico e o desenvolvimento sexual habitual. Para isso, é essencial realizar análises periódicas para verificar se as doses utilizadas devem ser ajustadas.

No caso de meninas nascidas com órgãos genitais masculinos, a cirurgia de reparo também pode ser realizada para normalizar sua aparência e função. Geralmente é feito entre 2 e 6 meses de idade e, às vezes, novos procedimentos são necessários durante a puberdade ou mais tarde.

Se a hiperplasia for detectada antes do nascimento, também é possível evitar o efeito dos andrógenos nos órgãos genitais femininos pelo tratamento pré-natal, usando o hormônio sintético dexametasona.

Capítulo 133. Sintomas e tratamento da síndrome do ovário policístico

A Síndrome do Ovário Policístico (SOP) é um distúrbio comum em mulheres em idade reprodutiva, que possuem um nível elevado de hormônios no corpo.

Seus principais sintomas incluem menstruação irregular, crescimento excessivo de pêlos em áreas raras (lábio superior, costeletas, queixo, pescoço, aréolas mamárias, peito, umbigo, virilha, coxas e costas), acne severa e calvície masculina .

Além disso, geralmente causa distúrbios metabólicos, como hiperinsulinemia, resistência à insulina, níveis elevados de colesterol e triglicerídeos e obesidade; alterações cutâneas, infertilidade e aumento do número de cistos nos ovários. A causa exata da SOP é desconhecida, mas pode envolver uma combinação de fatores genéticos e ambientais intra-uterinos e extra-uterinos.

Para saber mais sobre esse distúrbio, entrevistamos Mario Vega Carbó, endocrinologista com mais de 20 anos de experiência.

Doutor Mario,
1. O que causa a síndrome do ovário policístico?

A SOP é geralmente associada a alterações nos níveis hormonais de estrogênio e progesterona, que contribuem para a liberação dos óvulos; e andrógenos, um hormônio masculino encontrado em pequenas quantidades nas mulheres. Também está relacionado ao excesso de insulina.

Em muitos casos, quando esse distúrbio ocorre, os óvulos não são liberados e permanecem nos ovários, o que pode contribuir para a esterilidade. Os outros sintomas relacionados a esta patologia são devidos ao alto nível de hormônios masculinos no corpo.

2. Quem tem maior probabilidade de sofrer de SOP?

Geralmente, a síndrome é diagnosticada em mulheres entre 20 e 30 anos, embora também possa afetar meninas adolescentes. Os sintomas geralmente começam quando os períodos menstruais começam. Seus sinais são geralmente mais graves em pessoas obesas. Por outro lado, as famílias de mulheres que sofreram com esse distúrbio têm um risco maior de sofrer com ele.

3. Que outras complicações você tem para a saúde?

As mulheres com SOP são mais propensas a sofrer de câncer endometrial, diabetes, infertilidade, abortos espontâneos, esteato-hepatite não alcoólica, apneia do sono, depressão, ansiedade e distúrbios alimentares.

4. Como é diagnosticada a síndrome do ovário policístico?

Primeiro, é necessário fazer uma análise do histórico médico do paciente e uma série de estudos físicos, incluindo a revisão do peso e do índice de massa corporal e a medição do tamanho do abdome.

Além disso, é habitual realizar exames pélvicos para examinar os ovários e exames de sangue para verificar os níveis de hormônios e glicose. Também testes de gravidez e função da tireóide. Com todas essas informações, além da consulta de histórico familiar, é possível fazer um diagnóstico preciso.

5. Qual é o tratamento?

O tratamento com SOP geralmente inclui pílulas anticoncepcionais e terapia com progesterona para regular a menstruação, metformina para prevenir diabetes, estatinas para controlar altos níveis de colesterol, hormônios para aumentar a fertilidade, espironolactona para bloquear andrógenos e procedimentos para diminuir e eliminar excesso de pêlos, como eletrólise e depilação a laser.

Em geral, também é esperado que o paciente normalize seu peso, através de uma dieta hipocalórica e de atividades físicas. Isso ajuda a melhorar a condição e a eficácia dos medicamentos.

6. Que resultados são esperados?

Com os devidos cuidados, os sintomas da SOP geralmente desaparecem. Além disso, as mulheres podem engravidar, embora haja um risco aumentado de aborto espontâneo e diabetes gestacional.

Após o término do tratamento, os pacientes são aconselhados a realizar verificações periódicas de peso, pressão arterial, níveis de glicose e lipídios.

Capítulo 134. Antiandrogênicos: Finasterida, Espironolactona e Flutamida

Os antiandrogênicos são um grupo de medicamentos que inibem os efeitos biológicos dos hormônios sexuais masculinos e andrógenos nos tecidos do corpo. Eles são usados para o tratamento de câncer ou hiperplasia prostática benigna; acne e hirsutismo em mulheres; alopecia androgênica; e distúrbios sexuais graves, como hipersexualidade ou parafilias nos homens.

A administração desses medicamentos pode causar uma diminuição no desenvolvimento e uma involução de características sexuais secundárias nos homens. Também pode reduzir a função dos órgãos sexuais e diminuir a libido.

Entre os antiandrogênios mais usados estão Finasterida, Espironolactona e Flutamida.

Para saber mais sobre esse assunto, entrevistamos o médico cubano Mario Vega Carbó, especialista em endocrinologia clínica.

Doutor Mario,
1. O que é o Finasteride e para que é utilizado?

A finasterida é um antiandrógeno que inibe a 5 alfa redutase, uma enzima primária na conversão da testosterona em diidrotestosterona no epitélio prostático.

Este medicamento é usado para tratar uma próstata aumentada e alguns de seus sintomas, como micção excessiva ou dificuldade em urinar. Seu uso pode diminuir a necessidade de cirurgia.

Além disso, este medicamento é usado para tratar a alopecia androgênica masculina.

2. Como este medicamento é usado?

A finasterida vem em comprimidos que são tomados por via oral, geralmente uma vez por dia.

3. Quais efeitos colaterais a finasterida pode causar?

Este medicamento pode causar impotência, diminuição da libido, volume reduzido de ejaculação, dor nos testículos e ginecomastia. Além disso, depressão e o aumento de idéias suicidas.

4. O que é espironolactona e para que é utilizado?

A espironolactona é um esteróide sintético que reduz os efeitos da aldosterona e dos andrógenos. Este medicamento é usado para tratar o hiperaldosteronismo, um distúrbio hormonal no qual as glândulas supra-renais produzem uma quantidade excessiva de aldosterona no sangue. Ajuda os rins a eliminar água e sódio desnecessários na urina, mas reduz a perda de potássio do organismo.

Além disso, também é usado no tratamento de insuficiência cardíaca e hipertensão, e em pacientes com edema causado por doença hepática ou renal. A espironolactona é usada para controlar essas condições, mas não as cura.

Por outro lado, também é usado em combinação com outros medicamentos para tratar a puberdade precoce e o hirsutismo.

5. Como este medicamento é usado?

A espironolactona vem em comprimidos e suspensões que são tomados por via oral, geralmente uma ou duas vezes por dia. É possível que você comece com uma dose baixa e aumente gradualmente.

6. Quais efeitos colaterais a espironolactona pode causar?

Este medicamento pode causar vômitos, diarréia, dor de estômago, aumento ou dor nas mamas, períodos menstruais irregulares, sangramento vaginal, atrofia testicular, disfunção erétil, aumento do crescimento de pelos no corpo, sonolência, cansaço, cãibras e náuseas.

7. O que é Flutamida e para que é utilizado?

A flutamida é um antiandrógeno não esteróide que bloqueia a atividade da testosterona. É usado para tratar certos tipos de câncer de próstata, interrompendo a multiplicação e a disseminação de células malignas.

8. Como este medicamento é usado?

A flutamida vem em comprimidos que são tomados por via oral três vezes ao dia, a cada 8 horas.

9. Quais efeitos colaterais a Flutamida pode causar?

Este medicamento pode causar danos graves no fígado. Além disso, entre os efeitos colaterais, pode haver inchaço no peito, diarréia, náusea, vômito, perda de apetite, disfunção erétil, diminuição da libido, ondas de calor e sudorese excessiva, ginecomastia e depressão.

Por outro lado, as mulheres grávidas não devem tomar este medicamento, pois pode causar danos ao feto.

10. O que deve ser feito se você esquecer de tomar uma dose desses medicamentos?

Você deve ingeri-lo assim que se lembrar. No entanto, se estiver quase na hora da próxima dose, é melhor pular e continuar com a dosagem regular.

Em nenhum caso deve ser tomada uma dose dupla para compensar a que foi esquecida.

11. Que outros aspectos devem ser levados em consideração ao usar esses antiandrogênicos?

Antes de iniciar o tratamento, é importante informar o médico sobre qualquer outro medicamento, vitamina ou suplemento que esteja sendo usado, para avaliar se a combinação pode ser prejudicial.

Você também deve notificar se sofre de alergias ou outras condições, como hipertensão ou problemas nos rins, coração, fígado ou próstata; se você estiver grávida ou planejando engravidar a curto prazo, ou se estiver amamentando.

Finalmente, esses medicamentos devem ser armazenados em local adequado, em temperatura ambiente e fora do alcance das crianças.

Capítulo 135. Insuficiência Ovariana Primária

A Insuficiência Ovariana Primária, também conhecida como Insuficiência Ovariana Prematura, é um distúrbio que ocorre quando os ovários param de funcionar normalmente antes dos 40 anos.

Quando as quatro décadas de vida passam, as mulheres se tornam menos férteis e podem começar a ter períodos menstruais irregulares ao entrar na menopausa.

No entanto, quando sofrem dessa condição, isso começa a ocorrer precocemente, quando ainda são jovens e até na adolescência.

Insuficiência ovariana primária não é a mesma que menopausa prematura, onde os períodos param antes dos 40 anos e a mulher não pode mais engravidar. Nesse caso, a pessoa ainda tem menstruações ocasionais e pode até conceber.

Para saber mais sobre esse assunto, entrevistamos o médico cubano Mario Vega Carbó, especialista em endocrinologia.

Doutor Mario,
1. Qual é a causa da insuficiência ovariana primária?

Na maioria dos casos, o motivo exato dessa falha é desconhecido, mas acredita-se que esteja relacionado a problemas nos folículos que contêm óvulos imaturos. Estes deixam de funcionar adequadamente, devido a doenças genéticas (síndrome de Turner e síndrome do cromossomo X frágil), tratamentos de quimioterapia ou radioterapia, distúrbios metabólicos ou exposição a algumas toxinas.

Da mesma forma, certos medicamentos para doenças autoimunes ou para prevenir a rejeição de transplantes de órgãos também podem estar relacionados.

2. Quais são os seus sintomas?

O primeiro sinal de insuficiência ovariana primária é períodos irregulares ou ausentes. Além disso, as mulheres podem ter sintomas semelhantes aos da menopausa, como ondas de calor repentinas, suores noturnos, irritabilidade, falta de concentração, diminuição do desejo sexual, dor durante a relação sexual, secura vaginal, dificuldade para dormir e infertilidade.

3. Quais outros distúrbios podem causar essa condição?

Como consequência de alterações hormonais, os pacientes podem sofrer de ansiedade, depressão, problemas oculares, endurecimento das artérias e doenças cardíacas, hipotireoidismo e osteoporose.

4. Como é diagnosticada a Insuficiência Ovariana Prematura?

Para confirmar essa condição, é necessário analisar o histórico médico da paciente, verificar se ela tem histórico familiar com esse mesmo problema e realizar um exame físico para descartar outras doenças que possam estar causando os sintomas.

Por outro lado, geralmente é realizado um exame de sangue para verificar os níveis hormonais, um ultra-som pélvico para controlar os ovários e folículos e um teste cromossômico conhecido como cariótipo. Durante o diagnóstico, a gravidez também deve ser descartada.

5. Qual é o tratamento da Insuficiência Ovariana Primária?

No momento, não há tratamento para restaurar o funcionamento normal dos ovários. Existem terapias para atenuar seus sintomas. Por exemplo, um tratamento de reposição hormonal com estrogênio e progesterona melhora a saúde sexual e diminui os riscos de doenças cardíacas e osteoporose.

Geralmente, essa terapia é recomendada até os 50 anos, pois após essa idade pode aumentar o risco de câncer de mama e derrame.

Para tratar a diminuição da densidade do tecido ósseo, recomenda-se também a suplementação de cálcio e vitamina D, atividade física regular e controle de peso.

Se o paciente desejar ter filhos, poderá considerar a opção de fertilização in vitro com óvulos de um doador ou adotar. No entanto, uma pequena porcentagem de mulheres com esse problema pode conceber espontaneamente, como resultado da função ovariana intermitente nos estágios iniciais do distúrbio.

Por outro lado, após estimulação hormonal, oócitos ou embriões humanos de pessoas em risco de falência ovariana primária podem ser criopreservados.

6. Que outros aspectos devem ser levados em consideração diante da Insuficiência Ovariana Primária?

Em alguns casos, a perda da função ovariana e a incapacidade de engravidar podem levar à depressão. Portanto, o apoio psicológico é recomendado, se necessário.

Por outro lado, para atenuar os sintomas desse distúrbio, também é aconselhável fazer melhorias no estilo de vida. Isso inclui não fumar, a aquisição de padrões alimentares saudáveis, a prática de atividade física constante e a prevenção de álcool e bebidas que contenham cafeína.

Capítulo 136. Terapia de reposição hormonal durante a menopausa

Menopausa é o período da vida de uma mulher em que ela deixa de menstruar. Geralmente ocorre naturalmente, geralmente entre 45 e 55, quando os ovários param de produzir estrogênio e progesterona.

Os sinais e sintomas que ocorrem durante esse estágio são conhecidos como Síndrome do Climaterio. Os mais comuns são aquecimento súbito do corpo (ondas de calor), mudanças de humor, diminuição da densidade de massa óssea (osteoporose), aumento do risco cardiovascular e distúrbios geniturinários.

Durante essa fase, as mulheres também podem ter dificuldade para dormir e se concentrar, suores noturnos, dor durante a relação sexual, secura vaginal, perda de cabelo, aumento de pêlos faciais e depressão.

Para saber mais sobre o tratamento desse problema, entrevistamos o Dr. Mario Vega Carbó, especialista em endocrinologia com mais de 20 anos de experiência.

Doutor Mario,
1. O que uma mulher pode fazer durante a menopausa?

Durante os anos pré e pós-menopausa, os níveis hormonais femininos geralmente aumentam e diminuem, causando todos os tipos de distúrbios. Para aliviar esses sintomas, é possível realizar um tratamento de reposição hormonal, no qual estrogênios e progestógenos exógenos são aplicados para substituir os hormônios que não estão sendo produzidos naturalmente.

Este procedimento também ajuda a proteger as mulheres contra a osteoporose e a prevenir infecções recorrentes do trato urinário. Além disso, os estrogênios melhoram o humor dos pacientes com sintomas depressivos.

2. Para quem esse tratamento é recomendado?

Para algumas mulheres, os sintomas da menopausa são leves e desaparecem por conta própria. Mas em outros, seus sinais são mais poderosos e podem ser muito irritantes. Para esses casos, é recomendado um tratamento de reposição hormonal.

No entanto, é importante esclarecer que esse procedimento não é adequado para pessoas com problemas de sangramento vaginal ou que tiveram certos tipos de câncer, derrames, ataques cardíacos, coágulos sanguíneos ou doenças hepáticas.

Portanto, antes de iniciar a terapia, é importante revisar o histórico médico e o histórico familiar do paciente, considerar suas características e avaliação de risco.

3. Com que idade esse tratamento é recomendado?

A terapia de reposição hormonal pode ser iniciada nos primeiros 10 anos da menopausa ou em mulheres com menos de 60 anos que não têm contra-indicações. Para isso, é aconselhável fazer uma análise prévia completa e iniciar sua implementação quando for considerada a melhor opção terapêutica para seus sintomas, uma vez que seu uso não é recomendado por um período prolongado.

4. Como é a administração desses hormônios?

Existem diferentes formas de administração. Os mais comuns são através de pílulas orais, mas também existem manchas na pele, cremes vaginais, gel e comprimidos. Todos são igualmente eficazes.

A dosagem é variável de acordo com a via de administração selecionada, o tipo de estrogênio e progesterona e os esquemas terapêuticos utilizados. Recomenda-se começar com doses baixas e aumentar se os sintomas persistirem.

5. Em geral, quanto tempo dura o tratamento de reposição hormonal?

Sua duração varia de paciente para paciente, mas geralmente é aconselhável que a terapia combinada seja mantida por um período inferior a 3 anos e a terapia estrogênica simples por aproximadamente 7 anos.

6. Que outras iniciativas podem ser implementadas para aliviar os sintomas da menopausa?

Antes, durante e após esse período, é aconselhável fazer melhorias no estilo de vida do paciente. Isso inclui não fumar, adquirir padrões alimentares saudáveis, praticar atividade física constante e evitar álcool e bebidas que contenham cafeína.

Por outro lado, nos últimos anos, o uso do chamado medicamento naturopata, que utiliza ervas, homeopatia, acupuntura e outras alternativas, vem aumentando para aliviar os sintomas relacionados à menopausa.

Capítulo 137. Tratamento com estrogênio e progesterona

Nas mulheres, os óvulos geram principalmente estrogênio e progesterona e uma pequena quantidade de testosterona. Esses hormônios regulam o ciclo menstrual e a gravidez, características sexuais secundárias e atuam em outros órgãos e sistemas do corpo.

Em pacientes com hipogonadismo, uma condição que ocorre quando as gônadas não geram a quantidade adequada dessas substâncias, a terapia de reposição hormonal é uma das alternativas disponíveis.

Existem diferentes maneiras de aplicar estrogênio e progesterona, como injeções, adesivos de pele, cremes vaginais, gel e comprimidos, todos igualmente eficazes.

Para saber mais sobre esse tópico, entrevistamos o Dr. Mario Vega Carbó, especialista em endocrinologia clínica.

Doutor Mario,
1. Que distúrbios o hipogonadismo causa nas mulheres?

Esta condição médica pode afetar o desenvolvimento e a altura dos seios e causar ciclos menstruais ausentes, ondas de calor, secura vaginal, alterações de humor e infertilidade. Sua condição é normal durante a menopausa.

Por outro lado, o hipogonadismo também pode causar alterações mentais e emocionais e genitais anormais.

2. Em quais casos a terapia com estrogênio e progesterona é usada?

Durante os anos pré e pós-menopausa, os níveis hormonais femininos geralmente aumentam e diminuem, causando todos os tipos de distúrbios. Os mais comuns são aquecimento súbito do corpo (ondas de calor), mudanças de humor, diminuição da densidade de massa óssea

442

(osteoporose), aumento do risco cardiovascular e distúrbios geniturinários.

Durante essa fase, as mulheres também podem ter dificuldade para dormir e se concentrar, suores noturnos, dor durante a relação sexual, secura vaginal, perda de cabelo, aumento de pêlos faciais e depressão.

Para aliviar esses sintomas, é possível realizar um tratamento de reposição hormonal para substituir aqueles que não ocorrem naturalmente.

Em meninas e adolescentes, seu uso pode interromper o crescimento e afetar a velocidade do desenvolvimento sexual. Naqueles com hipogonadismo, a terapia permite que a puberdade evolua normalmente e características sexuais secundárias apareçam.

Nos homens, pode causar uma diminuição da libido e crescimento de pelos faciais e corporais, um aumento no tecido mamário, uma distribuição adequada de gordura e uma ligeira alteração no tom de voz.

Estrogênio e progesterona também são usados na terapia hormonal feminina para casos de desordem de identidade de gênero. Seu uso durante a gravidez pode prejudicar o bebê.

3. Quais benefícios o tratamento oferece?

A terapia de reposição hormonal pode estimular o desenvolvimento de mamas, pelos pubianos e outras características sexuais durante a adolescência.

Durante a pré e pós-menopausa, o estrogênio reduz a sensação de calor na parte superior do corpo e ondas de calor, ardor e prurido vaginal e dificuldade em urinar e ajuda a proteger contra a osteoporose. Por sua vez, a progesterona reduz o risco de câncer uterino e também é usada para produzir menstruação em mulheres em idade fértil que tiveram períodos normais e depois pararam.

443

4. Como é a administração desses hormônios?

Existem diferentes formas de administração, como injeções, manchas na pele, cremes vaginais, gel e comprimidos. Todos são igualmente eficazes.

A dosagem é variável de acordo com a via de administração selecionada, o tipo de estrogênio e progesterona e os esquemas terapêuticos utilizados. Recomenda-se começar com doses baixas e aumentar se os sintomas persistirem.

5. Em geral, quanto tempo dura o tratamento de reposição hormonal?

Sua duração varia de paciente para paciente, mas geralmente é aconselhável que a terapia combinada seja mantida por um período inferior a 3 anos e a terapia simples com estrogênio por aproximadamente 7 anos.

6. Quais efeitos colaterais podem ter o uso de estrogênio e progesterona?

A terapia de reposição hormonal pode aumentar o risco de ataques cardíacos, derrames, câncer de mama e endometrial e doenças da vesícula biliar. Além disso, os efeitos colaterais podem incluir dor de cabeça, vômito, diarréia, constipação, alterações no apetite e peso, nervosismo, acne, sonolência, inchaço das mãos e pernas, escurecimento da pele, corrimento vaginal, alterações na fluxo menstrual e dificuldade em usar lentes de contato.

En casos graves puede haber cefalea, problemas para hablar, pérdida total o parcial de la visión, adormecimiento de brazo o pierna, tos con sangre, dificultad para pensar con claridad y bultos u otros cambios en los senos. La progesterona también puede causar anormalidades en la coagulación y cortar el suministro de sangre al cerebro, al corazón, los pulmones o los ojos y provocar graves problemas.

7. ¿Qué otros aspectos se deben tener en cuenta durante su uso?

Antes de iniciar el tratamiento es importante informar al médico sobre cualquier otro medicamento, vitamina o suplemento que se esté utilizando, para que este evalúe si la combinación puede ser perjudicial.

También se debe notificar si se sufrió o padecen alergias u otras afecciones, como hipertensión, bultos en los senos, sangrado vaginal, ataque cardíaco, accidente cerebrovascular, coágulos, colesterol alto, diabetes o problemas renales, en la vesícula biliar o el corazón. Si se está embaraza, si se planea concebir en el corto plazo o si se está en lactancia.

Por otro lado, durante la terapia hormonal se recomienda realizar exámenes de mama de manera frecuente. Estos medicamentos deben conservarse en un lugar adecuado, a temperatura ambiente y fuera del alcance de los niños.

Parte IX. Testículos

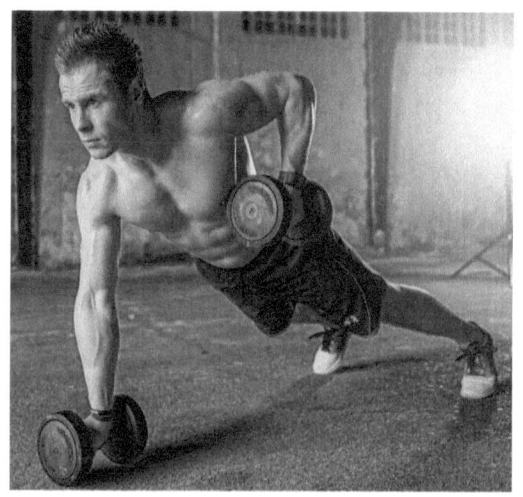

Capítulo 138. Transtorno da identidade de gênero

Transtorno de identidade de gênero (GIT) é uma condição pela qual uma pessoa com um sexo biológico específico se identifica com as características do sexo oposto, sentindo o desejo e a necessidade de viver e se comportar como tal.

Essa situação pode ocorrer de homem para mulher e de mulher para homem.

O TIG refere-se à identidade e não à orientação sexual, pois o homossexual, por exemplo, não rejeita seu estado biológico, mas sente atração por alguém do mesmo sexo.

O principal sintoma dessa condição é o desconforto e o desconforto que os pacientes sofrem por se encontrarem dentro de um corpo com o qual não se sentem confortáveis. Isso causa um grande sofrimento emocional ao ter um papel na sociedade que não seja o desejado.

Para saber como a endocrinologia pode ajudá-los a melhorar sua qualidade de vida, entrevistamos o Dr. Mario Vega Carbó, endocrinologista com mais de 20 anos de experiência.

Doutor Mario,
1. Existe uma razão específica que causa transtorno de identidade de gênero?

No momento, a causa da TIG ainda não é conhecida. Os estudos realizados destacam que as condições psicossociais não seriam conclusivas, a educação e o ambiente em que a pessoa se desenvolve não teriam papel decisivo nesse aspecto. Não há fatores hormonais que os diferenciam daqueles sem essa condição.

2. Qual é o procedimento seguido com um paciente com um distúrbio de identidade de gênero?

Primeiro, um psiquiatra ou psicólogo avalia o paciente e faz um diagnóstico para verificar se os sintomas a que ele se refere são compatíveis com o GIT. Nesse caso, é realizada uma terapia de redesignação sexual, onde, através de uma série de tratamentos psiquiátricos, médicos e cirúrgicos, é alcançada uma transição gradual do sexo com o qual o paciente nasceu e com quem ele se identifica.

3. Como a endocrinologia entra em todo esse processo?

Endocrinologia é a ciência que estuda o sistema endócrino e os hormônios responsáveis pela regulação do nosso corpo.

No caso de um paciente com TIG, é realizado um tratamento hormonal de acordo com o sexo ao qual você deseja pertencer, diminuindo ou aumentando os hormônios masculino ou feminino em seu corpo. Isso ajuda a melhorar significativamente a qualidade de vida da pessoa, obtendo uma aceitação de si mesma.

4. Que efeitos esses tipos de tratamentos têm nos pacientes?

No caso de pessoas com sexo biológico masculino que se sentem femininas, elas recebem hormônios femininos (estrógenos) que causam uma diminuição da libido e crescimento de pelos faciais e corporais, um aumento no tecido mamário, uma distribuição consistente da gordura e uma ligeira modificação no tom de voz.

Caso contrário, eles recebem hormônios masculinos (testosterona) que causam a interrupção da menstruação, aumento dos pêlos faciais e da libido, aparecimento de acne, aumento do desenvolvimento muscular e gravidade da voz e diminuição do tecido mama

5. Quanto tempo leva para ter efeitos perceptíveis?

O tratamento começará a ter resultados visíveis de 3 a 6 meses e deve ser mantido por toda a vida, caso contrário seus efeitos serão perdidos.

O endocrinologista será responsável por fornecer a dose hormonal apropriada, para garantir seu sucesso e impedir a ocorrência de sequelas indesejadas.

6. Com que idade é aconselhável iniciar o tratamento hormonal em pacientes com TIG?

As crianças que não se identificam com o seu sexo devem ser avaliadas e tratadas por um especialista em saúde mental. Se essa condição for mantida ao longo do tempo e o especialista considerar que não será modificada, um tratamento hormonal poderá ser iniciado após 16 anos. No entanto, é importante analisar cada caso de uma maneira específica.

7. Com um tratamento hormonal é possível obter uma modificação corporal completa?

Embora muitas mudanças sejam alcançadas que permitam se assemelhar ao gênero desejado, algumas características físicas não podem ser modificadas e requerem intervenções cirúrgicas para concluir a transição. Nos casos de mudança de homem para mulher, os órgãos genitais externos são removidos e uma vagina artificial é criada, e o tamanho da mama é aumentado por cirurgia.

Caso contrário, o tecido mamário, o útero, os ovários e a vagina são removidos, e são criados um pênis e testículos artificiais que cumprem sua função sexual.

É importante esclarecer que a autonomia e a liberdade do paciente para administrar seu próprio corpo são respeitadas em todos os momentos, e é ele quem decide qual estágio médico ou cirúrgico ele deseja alcançar.

8. Qual é o grau de satisfação do paciente com esses tratamentos?

Geralmente, quando realizados com suporte psicológico adequado, esses tratamentos apresentam resultados muito bons, com índices de satisfação acima de 90%.

Pelo contrário, as taxas de arrependimento são inferiores a 3% e, na maioria dos casos, são devidas à perda de apoio familiar e social, instabilidade pessoal ou ocorrência de eventos traumáticos.

Capítulo 139. Terapia hormonal da masculinização

A terapia hormonal da masculinização está relacionada ao comportamento a seguir na presença de transtorno de identidade de gênero (GIT).

Para saber como é a terapia hormonal masculina, entrevistamos o Dr. Mario Vega Carbó, endocrinologista, com mais de 20 anos de experiência.

Doutor Mario,
1. Existe uma razão específica que causa transtorno de identidade de gênero?

No momento, a causa da TIG ainda não é conhecida. Os estudos realizados destacam que as condições psicossociais não seriam conclusivas e a educação e o ambiente em que a pessoa se desenvolve não teriam papel decisivo nesse aspecto.

Por outro lado, não há fatores hormonais que os diferenciam daqueles sem essa condição.

2. Qual é o procedimento seguido com um paciente com um distúrbio de identidade de gênero?

Primeiro, um psiquiatra ou psicólogo avalia o paciente e faz um diagnóstico para verificar se os sintomas a que ele se refere são compatíveis com o GIT.

Nesse caso, é realizada uma terapia de redesignação sexual, onde, através de uma série de tratamentos psiquiátricos, médicos e cirúrgicos, é alcançada uma transição gradual do sexo com o qual o paciente nasceu e com quem ele se identifica.

3. Como a endocrinologia entra em todo esse processo?

Endocrinologia é a ciência que estuda o sistema endócrino e os hormônios responsáveis pela regulação do nosso corpo.

Em um paciente com TIG, um tratamento hormonal é realizado de acordo com o sexo ao qual você deseja pertencer, diminuindo ou aumentando os hormônios masculino ou feminino em seu corpo. Isso ajuda a melhorar significativamente a qualidade de vida da pessoa, obtendo uma aceitação de si mesma.

4. Como é o tratamento da hormonalização masculina?

No caso de pessoas com sexo biológico feminino que se sentem masculinas, elas recebem hormônios masculinos (testosterona) que causam a interrupção da menstruação, aumento de pêlos faciais e libido, aparecimento de acne, aumento do desenvolvimento muscular e severidade na voz e diminuição do tecido mamário.

5. Quanto tempo leva para ter efeitos perceptíveis?

O tratamento começará a ter resultados visíveis de 3 a 6 meses e deve ser mantido por toda a vida, caso contrário seus efeitos serão perdidos.

O endocrinologista será responsável por fornecer a dose hormonal apropriada, para garantir seu sucesso e impedir a ocorrência de sequelas indesejadas.

6. Com que idade é aconselhável iniciar o tratamento hormonal nesses pacientes?

As meninas que não se sentem identificadas com o seu próprio sexo devem ser avaliadas e tratadas por um especialista em saúde mental. Se essa condição for mantida ao longo do tempo e o especialista considerar que não será modificada, um tratamento hormonal poderá ser iniciado após 16 anos.

Se o tratamento for iniciado antes das primeiras alterações na puberdade, as características sexuais secundárias femininas, como o desenvolvimento das mamas, podem ser evitadas. No entanto, é importante analisar cada caso de uma maneira específica. A terapia hormonal geralmente não é usada em meninas.

7. Quais são os riscos da terapia hormonal de masculinização?

Algumas das complicações são superprodução de glóbulos vermelhos, ganho de peso, acne, calvície masculina, apneia do sono, análise da função hepática alta, quantidade anormal de lipídios no sangue, agravamento de um distúrbio psicótico ou maníaco preexistente e hipertensão.

Por outro lado, o risco de esterilidade permanente aumenta com o uso prolongado de hormônios, especialmente quando o tratamento é iniciado antes da puberdade.

8. Com um tratamento hormonal, é possível obter uma modificação corporal completa?

Embora muitas mudanças sejam alcançadas que permitam se assemelhar ao gênero desejado, algumas características físicas não podem ser modificadas e requerem intervenções cirúrgicas para concluir a transição.

Nos casos de mudança de mulher para homem, o tecido mamário, o útero, os ovários e a vagina são removidos, e um pênis e testículos artificiais são criados para cumprir sua função sexual.

É importante esclarecer que a autonomia e a liberdade do paciente para administrar seu próprio corpo são respeitadas em todos os momentos, e é ele quem decide qual estágio médico ou cirúrgico ele deseja alcançar.

Capítulo 140. Os micropênis e seu tratamento

Um pênis com uma estrutura normal, mas cujo tamanho é menor que o intervalo comum para um bebê, é definido como micropênis. Geralmente, o comprimento desse órgão em um recém-nascido masculino varia entre 2,8 e 4,2 centímetros, com uma circunferência de 0,9 a 1,3 centímetros.

Quando tem um comprimento inferior a 1,9 centímetros, é considerado um micropênis. Geralmente, essa condição médica é consequência de alterações no eixo hipotálamo-hipófise-testicular, que causa níveis anormais de hormônios que participam do desenvolvimento dos órgãos sexuais.

Para saber mais sobre essa condição, consultamos o Dr. Mario Vega Carbó, especialista em endocrinologia, que atualmente trabalha no escritório da Vega & Vado.

Doutor Mario,
1. Quais são as causas dos micropênis?

Este distúrbio é devido a uma anormalidade hormonal produzida a partir da décima segunda semana de gestação. A causa mais frequente é a idiopática, seguida de hipogonadismo, iatrogênio, malformações genitais e síndromes polimórficas.

2. Como essa condição é detectada?

Após um exame físico, no qual é constante que o pênis tenha menos de 1,9 centímetros, deve ser realizado um estudo endocrinológico completo do eixo hipotálamo-hipófise-testicular. Em alguns casos, essa condição médica pode ser acompanhada por uma baixa contagem de espermatozóides, cuja conseqüência pode ser a infertilidade ou uma diminuição nela.

Por outro lado, também é importante diferenciar os micropênis das situações em que o órgão é normal, mas parece menor devido a outros fatores. Por exemplo, o pênis enterrado está oculto na gordura suprapúbica, que pode aparecer em crianças obesas ou secundária a fimose maior.

Da mesma forma, o pênis caído é devido a uma alteração do ligamento suspensor, enquanto no pênis com membranas a pele escrotal se estende para o lado ventral do órgão, o que faz com que seja fixado ao escroto.

3. Qual é o tratamento para os micropênis?

A terapia dependerá da idade do paciente, seu estado geral de saúde e histórico médico, a gravidade da doença e a tolerância aos medicamentos. Uma das opções é o tratamento hormonal com testosterona para estimular o crescimento do pênis. Recomenda-se iniciá-lo durante os primeiros meses de vida, pois nesta fase existe uma maior dotação e afinidade dos receptores androgênicos, seguidos de doses mais altas no início da puberdade.

Por outro lado, as injeções de hormônio da hipófise podem ajudar a produzir espermatozóides. Se esse tratamento não for satisfatório, a cirurgia reconstrutiva pode ser realizada quando você atingir a idade adulta.

Capítulo 141. Ginecomastia e seios aumentados em homens

A ginecomastia é um distúrbio no qual o tecido mamário do homem incha, como resultado da redução dos hormônios masculinos (testosterona) ou do aumento dos hormônios femininos (estrogênio).

Em alguns casos, essa condição pode ocorrer durante a puberdade e resolver espontaneamente. Também pode ocorrer em bebês nascidos, idosos ou ser o resultado do consumo de certos medicamentos ou medicações. Esta condição médica pode afetar um ou ambos os seios, às vezes de maneira desigual.

A ginecomastia geralmente não é um problema sério, mas pode prejudicar a auto-estima do paciente e fazê-lo sentir-se desconfortável e envergonhado.

Para saber mais sobre esse problema, entrevistamos o Dr. Mario Vega Carbó, especialista em endocrinologia clínica.

Doutor Mario,
1. Quais são os principais sintomas da ginecomastia?

Seus sinais característicos são a inflamação do tecido das glândulas mamárias e a dor ao toque, que pode ser leve ou constante. Em alguns casos, também pode haver secreções do mamilo de um ou de ambos os seios.

2. Quais são as suas causas?

Ginecomastia é causada por uma diminuição na quantidade de testosterona em comparação com a quantidade de estrogênio no corpo. Isso pode ser uma consequência de alterações hormonais ou outros fatores externos.

Em bebês recém-nascidos, geralmente é devido aos efeitos do estrogênio da mãe e seus sintomas geralmente desaparecem duas a três semanas após o nascimento.

Na puberdade, ocorre com bastante frequência e se dissipa sem tratamento. Nos adultos, afeta 1 em cada 4 homens entre 50 e 70 anos, como resultado de alterações hormonais que ocorrem durante o envelhecimento.

Por outro lado, entre os medicamentos que podem causar essa doença estão os antiandrogênicos usados no tratamento da próstata aumentada, esteróides anabolizantes e andrógenos usados para melhorar o desempenho atlético, efavirenz, ansiolíticos como diazepam, antidepressivos tricíclicos, antibióticos e alguns remédios para a úlcera e o coração.

3. Quais doenças podem afetar o equilíbrio normal desses hormônios?

Existem várias condições que podem causar ginecomastia. Entre eles estão o hipogonadismo, no qual o corpo não produz testosterona suficiente; Síndrome de Klinefelter, uma condição genética sofrida por homens que têm dois ou mais cromossomos X; alguns tumores como os que afetam os testículos, glândulas supra-renais ou hipófise; hipertireoidismo; insuficiência renal ou hepática; cirrose; a obesidade; Desnutrição e fome.

4. Que outras substâncias podem causar ginecomastia?

Beber álcool e drogas como maconha, heroína, metadona e anfetaminas também pode causar essa condição. Algumas ervas, como lavanda, óleo de tea tree e dong quai, usadas em xampus, sabonetes e loções, também foram associadas a esse distúrbio.

5. Como essa condição é diagnosticada?

Para confirmar seus sintomas, o médico geralmente realiza um exame físico que pode incluir uma avaliação do tecido mamário, abdômen, axila e genitais. Exames de sangue, mamografias e outros exames podem ser indicados para determinar sua causa e excluir outras condições que podem causar os mesmos sinais, como tecido adiposo no peito, câncer de mama ou mastite.

Além disso, podem ser necessários estudos para determinar se o fígado, os rins e a tireóide estão funcionando adequadamente.

6. Qual é o tratamento da ginecomastia?

O tratamento dependerá da causa que o causa. Se é uma consequência de uma doença pré-existente, como hipogonadismo ou certos tumores, essas condições devem ser tratadas com suas respectivas terapias.

Se a condição for devida a um medicamento, o profissional que segue a terapia pode recomendar que você pare de tomá-lo ou substitua-o por outro. Em casos muito irritantes e notórios, é possível realizar cirurgias para remover o excesso de tecido mamário, seja por lipoaspiração ou mastectomia. Por outro lado, andrógenos, anti-estrogênios, inibidores da aromatase e danazol também podem ser usados para tratar essa condição. A terapia com radiação de baixa dose pode ser eficaz em alguns casos particulares.

De qualquer forma, na maioria dos casos, a Ginecomastia resolve com o tempo sem fazer nada.

7. Que outros aspectos devem ser levados em consideração durante o tratamento?

Ginecomastia pode causar problemas emocionais e psicológicos. É uma condição difícil de esconder que prejudica a auto-estima do paciente e, principalmente na adolescência, pode gerar muitos conflitos, isolamento social, ansiedade, estresse e depressão. Portanto, recomenda-se acompanhar o tratamento com apoio psicológico e familiar.

8. Esta doença pode ser evitada?

Em alguns casos sim e em outros não. Para reduzir seus riscos, recomenda-se levar uma vida e dieta saudáveis, exercitar-se regularmente, não consumir álcool ou drogas ilegais e controlar os medicamentos que são tomados para verificar se a Ginecomastia está entre seus efeitos colaterais.

Capítulo 142. Síndrome de Klinefelter

A síndrome de Klinefelter (SK) é uma condição genética sofrida por homens que têm dois ou mais cromossomos X em seus cromossomos sexuais. A grande maioria das pessoas afetadas possui testículos pequenos e firmes, que têm funções diminuídas e produzem menos testosterona. Outros sintomas comuns são infertilidade, aumento anormal das mamas, cabelos curtos, estatura alta, tamanho reduzido do pênis e proporções corporais pouco frequentes, como quadris largos e pernas e braços longos em relação ao tronco.

Durante a adolescência, pode haver uma puberdade ausente, atrasada ou incompleta, embora os sinais variem de uma pessoa para outra. Esta condição médica ocorre em 1 em 500 a 1.000 bebês nascidos.

Para saber mais sobre esse tópico, entrevistamos o Dr. Mario Vega Carbó, especialista em endocrinologia clínica.

Doutor Mario,
1. Quais são as causas da síndrome de Klinefelter?

A maioria dos humanos possui 46 cromossomos, que contêm suas informações genéticas. Os dois cromossomos sexuais, conhecidos como X e Y, determinam se serão masculinos ou femininos.

Os homens geralmente têm 1 cromossomo X e outro Y. A síndrome de Klinefelter ocorre quando eles têm mais de um cromossomo X entre os cromossomos sexuais, o que ocorre devido a causas desconhecidas que não são herdadas.

2. Como o SK é descoberto?

Em geral, a síndrome de Klinefelter é diagnosticada na idade adulta, quando ocorrem problemas sexuais e de infertilidade, porque na infância geralmente não há sinais de diferenças.

Para confirmar a condição, é realizada uma análise dos cromossomos conhecidos como cariótipo e testes hormonais de sangue, urina e sêmen.

3. Existem características especiais que podem ser percebidas durante a infância e a adolescência?

As crianças com SK costumam ter problemas de aprendizagem, principalmente nas áreas de comunicação e expressão verbal.

Na adolescência, esse comportamento está associado a um aumento de agressão e irritabilidade, dificuldades de socialização e tendência a conduzir e atividades solitárias.

4. Uma criança com síndrome de Klinefelter tem retardo mental?

Embora não haja retardo mental, como eu disse antes, é muito possível que você tenha problemas de aprendizado em algumas áreas, o que é bom para tratar a tempo. Por outro lado, muitos pacientes com SK têm talentos diferentes que são importantes para procurar e desenvolver.

5. Se confirmado, qual é o tratamento da síndrome de Klinefelter?

Em geral, um tratamento hormonal com testosterona é usado para promover o crescimento dos pêlos do corpo, uma voz séria, aumento da massa corporal, concentração, auto-estima, energia e desejo sexual. Isso também pode melhorar a densidade óssea e reduzir o risco de fraturas.

Juntamente com um endocrinologista, a terapia também deve incluir a consulta de um fisioterapeuta, especialista em medicina reprodutiva e apoio psicológico ou psiquiátrico. A maioria dos homens com Síndrome de Klinefelter continuará infértil, mas os procedimentos atuais de reprodução assistida permitem que alguns tenham filhos.

Por outro lado, pessoas que têm uma mama aumentada podem remover o excesso de tecido através de cirurgia.

6. Que outras complicações essa doença pode trazer?

Pessoas com SK podem ter um dente aumentado conhecido como taurodontismo, que é caracterizado pela forma alongada da câmara pulpar. É mais provável que sofram de hiperatividade e distúrbios do déficit de atenção, câncer de mama, ansiedade, depressão, dislexia, diabetes, hipotireoidismo, leucemia, lúpus, artrite reumatóide, doenças pulmonares e cardíacas, osteoporose e tumores testiculares.

7. O SK afeta a identidade de gênero e as preferências sexuais do paciente?

A quantidade extra de cromossomos X não está relacionada à identificação, orientação e preferências sexuais, que são determinadas por outros fatores.

Quanto à aparência física, além dos sinais já mencionados que podem ser evitados com a administração de testosterona, a conformação corporal é quase idêntica à de um homem não afetado.

Capítulo 143. Síndrome de Kallmann e o sentido do olfato

A síndrome de Kallmann é um distúrbio genético raro que afeta o funcionamento normal do hipotálamo e das glândulas sexuais. É caracterizada pela deficiência do hormônio liberador de gonadotrofinas (GnRH) e perda do olfato.

Essa condição é uma das causas do hipogonadismo, uma doença que aparece quando as gônadas não secretam a quantidade adequada de hormônios, causando esterilidade e outros distúrbios. Os sintomas da síndrome de Kallmann variam de acordo com a idade.

Para saber mais sobre esse problema, entrevistamos o Dr. Mario Vega Carbó, especialista em endocrinologia clínica.

Doutor Mario,
1. O que causa a síndrome de Kallmann?

Este distúrbio tem uma origem genética, principalmente associada aos genes KAL1, FGFR1, FGF8, PROK2 e PROKR2. Os pacientes geralmente apresentam mutações em um ou mais desses genes, devido a fatores ambientais e hereditários.

2. Quais são os seus principais sintomas?

A principal característica da síndrome de Kallmann é a perda parcial ou total do olfato. Quando ocorre na infância, as crianças também costumam apresentar micropênis e ausência de um ou dois testículos na bolsa escrotal. Enquanto isso, na adolescência, há uma maturação sexual incompleta e sinais de hipogonadismo.

Na idade adulta, pode haver problemas de crescimento nos homens; baixa massa óssea e muscular; fraco desenvolvimento dos órgãos genitais, pêlos do corpo e voz; infertilidade; disfunção erétil e perda de desejo sexual.

Nas mulheres, pode afetar o desenvolvimento dos seios e da altura e causar ciclos menstruais ausentes, ondas de calor, secura vaginal, alterações de humor e esterilidade. Outros sintomas menos frequentes são defeitos dentários, lábio leporino, problemas auditivos e renais e daltonismo.

3. Como esta doença é detectada?

Diante de seus sintomas, geralmente é realizado um exame físico em busca de alterações no desenvolvimento sexual e testes para medir os níveis hormonais e a capacidade olfativa. Estudos de neuroimagem também podem ser necessários para avaliar estruturas cerebrais e testes genéticos.

4. Qual é o seu tratamento?

Geralmente é aplicada uma terapia de reposição hormonal, com o objetivo de induzir a puberdade e, posteriormente, a fertilidade. Nos homens, o mais comum é a administração de testosterona, gonadotrofina coriônica e hormônio folículo-estimulante, para alcançar um desenvolvimento completo das características sexuais masculinas e estimular a produção de esperma.

Nas mulheres, estrogênios, gonadotrofinas e progestágenos são aplicados para estimular o desenvolvimento das mamas, pelos pubianos e outras características sexuais femininas, além do ciclo endometrial.

5. Como é a administração desses hormônios?

Existem diferentes formas de administração. Os mais comuns são através de pílulas orais, mas também existem manchas na pele, cremes, géis, injeções e comprimidos. Todos são igualmente eficazes.

6. O que você pode esperar dessa terapia?

O tratamento hormonal adequado causará o início da puberdade, maturação sexual e poderá restaurar a fertilidade. No entanto, no momento não há terapia para tratar a perda de olfato.

7. Que outras complicações a síndrome de Kallmann pode trazer?

Entre outros inconvenientes, essa doença pode causar atraso na puberdade, esterilidade, baixa densidade óssea e problemas sexuais e emocionais. Se necessário, recomenda-se apoio psicológico.

Capítulo 144. Causas e principais sintomas da síndrome de Noonan

A síndrome de Noonan é um distúrbio genético que causa desenvolvimento anormal em várias partes do corpo. Em muitos casos, pode ser transmitido de pais para filhos, embora também possa ser causado por uma mutação espontânea, sem histórico familiar. Essa condição pode causar características faciais incomuns, baixa estatura, problemas cardíacos e possíveis atrasos no desenvolvimento.

Para saber mais sobre esse tópico, entrevistamos Mario Vega Carbó, especialista em endocrinologia, responsável pelo escritório Vega & Vado em Manágua, Nicarágua.

Doutor Mario,
1. O que causa a síndrome de Noonan?

Este distúrbio é causado por uma mutação genética. Em geral, esses defeitos fazem com que certas proteínas se tornem hiperativas e interrompam o processo normal de crescimento e divisão celular.

Mutações podem ser herdadas ou presentes aleatoriamente. Os filhos de um pai com Síndrome de Noonan têm 50% de chance de conseguir.

2. Quais são seus principais sintomas físicos?

Os sinais variam de uma pessoa para outra e podem ser leves ou graves. A maioria apresenta diferenças na forma do rosto e da cabeça, que são mais visíveis em bebês e crianças pequenas. Algumas características são olhos azuis ou verdes amplamente separados, orelhas grossas e baixo implante, sulco profundo entre o nariz e a boca, pequena mandíbula inferior, pescoço curto, pálpebras caídas e dentes tortos.

Além disso, eles podem ter baixa estatura, esterno afundado, mamilos separados, pênis pequeno e testículos não descidos.

3. Quais outros recursos eles costumam ter?

Aqueles que sofrem da síndrome de Noonan geralmente apresentam atraso na puberdade, problemas de visão e audição, hematomas e sangramento excessivo e ganho de peso lento.

Por outro lado, eles podem ter defeitos cardíacos, doenças de pele, problemas de crescimento e alimentação, dificuldades de aprendizado e uma leve deficiência intelectual. Também distúrbios emocionais e comportamentais.

4. Como é detectada a síndrome de Nooman?

Em vista de seus sintomas, o histórico clínico e familiar do paciente é geralmente analisado e um exame físico é realizado para confirmar o diagnóstico.

Além disso, dependendo do caso, uma contagem de plaquetas, mensuração do nível hormonal, radiografia de tórax, ecocardiograma, audiometria e testes genéticos, entre outros estudos, pode ser realizada.

5. Qual é o seu tratamento?

A síndrome de Nooman não tem cura, uma vez que não há como reparar as alterações que produz nos genes. No entanto, diferentes terapias podem ser seguidas para aliviar seus sintomas. Por exemplo, um tratamento com hormônio do crescimento pode tratar baixa estatura, enquanto alguns medicamentos podem corrigir sangramentos e sangramentos.

Por outro lado, certos medicamentos e cirurgias podem resolver alguns problemas cardíacos e corrigir testículos não descidos. O uso de óculos resolve a maioria dos problemas de visão e os programas educacionais podem ajudar uma criança que tem dificuldades de aprendizado. A mesma terapia da fala e fisioterapia.

6. Que outras complicações a Síndrome de Nooman pode causar?

Essa condição pode causar acúmulo de líquido nos tecidos do corpo, atrasos no desenvolvimento, infecções urinárias, aumento do risco de leucemia e outros tipos de câncer, infertilidade masculina e problemas com a estrutura do coração. Além disso, como consequência de sintomas físicos, pode haver depressão, baixa auto-estima e problemas sociais.

Capítulo 145. Disfunção Erétil

Disfunção erétil é a incapacidade frequente que um homem tem para obter ou manter uma ereção, a fim de ter um sexo satisfatório. Isso pode ocorrer em qualquer idade, mas é mais comum após os 65 anos.

Na maioria dos casos, é devido a problemas físicos, embora também possa ser devido a problemas psicológicos ou emocionais, uma combinação de ambos ou de um fator externo, como a ingestão de certos medicamentos. Alguns homens podem ter inconvenientes esporádicos para obter uma ereção. Se isso ocorrer continuamente, é aconselhável consultar um médico.

Além do desconforto sexual, a Disfunção Erétil pode ser um sinal de outros problemas de saúde, como vasos sangüíneos obstruídos ou lesão de nervo.

Para falar sobre esse tópico, entrevistamos o Dr. Mario Vega Carbó, especialista em endocrinologia com mais de 20 anos de experiência clínica.

Doutor Mario,
1. Quais são as principais razões para a disfunção erétil?

Entre as causas físicas, isso pode ser devido a doenças como diabetes, pressão alta, doenças cardíacas ou tireoidianas, vasos sanguíneos obstruídos, baixos níveis de testosterona, lesão medular, Parkinson, esclerose múltipla, colesterol alto, obesidade ou distúrbios do sistema nervoso.

Entre os psicológicos, destacam-se o estresse, ansiedade, depressão, falta de auto-estima, episódios sexuais traumáticos anteriores, medo de falhar, distúrbios do sono, problemas de comunicação e relacionamento precários.

Por outro lado, a Disfunção Erétil também pode ocorrer devido ao uso de certos medicamentos, como antidepressivos ou pílulas para dormir, ou uso excessivo de álcool e drogas.

As causas físicas são mais comuns em homens mais velhos e as causas emocionais em jovens.

2. Quais são os seus sintomas?

Os sinais mais frequentes são problemas persistentes para alcançar ou manter uma ereção, ou que isso não seja firme o suficiente para ter um relacionamento sexual. Também pode haver falta de desejo e menos interesse em sexo.

3. Como são detectadas as causas desse distúrbio?

Diante de seus sinais, exames físicos, sanguíneos e de urina serão realizados para medir o nível hormonal, colesterol e glicose, e procurar condições como diabetes ou problemas cardíacos.

Por outro lado, pode ser necessário um ultrassom do pênis para procurar problemas de circulação e testes psicológicos para analisar possíveis causas emocionais. Se o paciente tiver ereções de manhã ou à noite enquanto dorme, provavelmente não é um problema físico.

4. Qual é o seu tratamento?

A terapia dependerá da causa do problema. Se houver diferença hormonal, a testosterona pode ser aplicada através de adesivos na pele, gel ou injeções intramusculares. No caso de diabetes, problemas cardíacos ou outras doenças crônicas, eles devem ser controlados.

Certos medicamentos para consumo oral, como sildenafil (Viagra), avanafil, vardenafil e tadalafil, são muito eficazes no tratamento da Disfunção Erétil. Outros medicamentos que são colocados na uretra ou injetados no pênis (alprostadil) melhoram o fluxo sanguíneo. Alguns pacientes preferem o uso da bomba peniana, um dispositivo que ajuda na ereção.

Se esses tratamentos não funcionarem, por cirurgia, os implantes podem ser colocados no pênis. Se o inconveniente for um medicamento que está sendo tomado, ele poderá ser substituído por outro.

Do ponto de vista emocional e psicológico, é recomendável conversar abertamente sobre o assunto com o casal e, se necessário, consultar um terapeuta especializado em problemas sexuais e de relacionamento.

5. Viagra e outros medicamentos relacionados podem ter efeitos colaterais sérios?

Sim, esses medicamentos podem causar dores de cabeça e músculos, congestão nasal, vermelhidão, distúrbios visuais e dor de estômago, até um ataque cardíaco. Portanto, eles não são recomendados para pacientes com doença cardíaca grave ou que sofreram derrame ou ataque cardíaco recente.

Também não é recomendado para pessoas com diabetes descontrolada ou com pressão arterial muito baixa ou muito alta. É importante que eles sejam prescritos por um médico. Por outro lado, se o uso desses medicamentos causar uma ereção que dura mais de 4 horas, procure ajuda com urgência.

6. Que outras recomendações podem ser levadas em consideração?

Para ter uma vida sexual melhor, é aconselhável comer de forma saudável, exercitar-se diariamente, manter um peso corporal adequado, dormir bem, não fumar e evitar o uso de álcool e drogas. Evite também situações de estresse e conflito e aprenda a melhorar a auto-estima e a aceitar o corpo como ele é. Se você tem diabetes, é importante manter o nível de açúcar no sangue bem controlado.

Capítulo 146. Infertilidade masculina

Infertilidade masculina é um termo médico usado quando um homem tem dificuldade em engravidar uma mulher, após um ano de relações sexuais freqüentes sem proteção. Isso pode ser devido a várias razões, como problemas físicos ou hormonais, lesões, doenças, fatores ambientais ou relacionados ao estilo de vida.

Uma vez encontrada a causa, ela pode ser tratada com medicação, cirurgia ou uso de técnicas de reprodução assistida.

Para saber mais sobre esse tópico, consultamos o Dr. Mario Vega Carbó, especialista em endocrinologia, responsável pelo escritório Vega & Vado.

Doutor Mario,
1. Quais são as principais causas da infertilidade masculina?

Existem muitas razões que podem causar isso. Na grande maioria dos casos, o problema está nos testículos, responsáveis pela produção de esperma e testosterona, o hormônio sexual masculino.

Lesões, infecções, radiação, quimioterapia, cirurgias ou certas doenças genéticas podem danificá-las e afetar seu funcionamento. O calor também pode prejudicar a produção de espermatozóides, como é o caso das varicoceles (veias aumentadas ao redor dos testículos).

A infertilidade também pode ser causada por uma obstrução do ducto deferente, tubos que levam o sêmen ao pênis. Isso pode ser resultado de uma infecção, vasectomia ou fibrose cística. Outras causas possíveis são deficiências hormonais, problemas de ejaculação, testículos não descidos, doenças crônicas, tumores, obesidade, uso de certos medicamentos e uso de drogas.

Além disso, a exposição excessiva a certos elementos ambientais, como calor, toxinas e produtos químicos, também pode reduzir a produção ou função de esperma.

2. Que outras doenças podem causar infertilidade?

Algumas condições herdadas, como a síndrome de Klinefelter, sofridas por homens que têm dois ou mais cromossomos X, podem causar desenvolvimento anormal dos órgãos reprodutivos. Doença celíaca, fibrose cística, síndrome de Kallmann e síndrome de Kartagener também podem causar infertilidade.

3. Quais são os principais sintomas da infertilidade masculina?

Além da incapacidade de conceber, outros sinais frequentes são dificuldades na ejaculação, diminuição da libido, disfunção erétil, dor ou inchaço na área dos testículos, incapacidade de sentir odores, crescimento anormal da mama e queda de pelos no corpo.

4. Quem corre mais risco de sofrer?

Homens que fumam tabaco, pessoas com sobrepeso, pessoas que sofreram infecções sexualmente transmissíveis, pessoas que bebem álcool em excesso e pessoas que usam drogas ilegais têm maior probabilidade de sofrer de infertilidade. Também aqueles que sofrem de estresse ou depressão, aqueles que são expostos a certas toxinas, aqueles que sofreram trauma nos testículos ou cirurgia pélvica e aqueles que têm certas doenças.

5. Como esse distúrbio é detectado?

Contra seus sintomas, uma análise do histórico médico do paciente, e diferentes estudos são realizados para procurar suas causas. Os testes podem incluir exames físicos e sanguíneos para controlar os níveis hormonais; testes genéticos, de sêmen e de urina; ultrassonografia do escroto e transretal para detectar veias, tumores ou obstruções aumentadas; e biópsia testicular.

6. Qual é o tratamento para a infertilidade masculina?

A terapia dependerá da causa. Isso pode incluir medicamentos, cirurgia ou o uso de técnicas que ajudam na concepção. A cirurgia pode reparar obstruções e varicoceles e vasectomias reversas. Enquanto isso, se houver uma deficiência hormonal, o tratamento pode melhorar a produção de espermatozóides.

Antibióticos podem curar infecções no trato reprodutivo e certos medicamentos podem tratar a disfunção erétil. Na reprodução assistida, pode ser realizada inseminação artificial ou fertilização in vitro.

Se a causa for outra doença ou um problema psicológico ou emocional, eles devem ser tratados. Se for devido ao consumo de um determinado medicamento, o médico poderá substituí-lo por outro.

7. Que outras recomendações podem ser levadas em consideração?

Para aumentar as chances de sucesso, é recomendável levar um estilo de vida saudável. É aconselhável comer de forma saudável, exercitar-se diariamente, manter um peso corporal adequado, dormir bem, não fumar e evitar o consumo de álcool. Evite também o estresse, a exposição a toxinas e situações em que os testículos podem ficar expostos ao calor por muito tempo.

Por outro lado, a infertilidade masculina geralmente ocorre devido a problemas psicológicos e emocionais e pode levar à depressão. Portanto, o apoio psicológico é recomendado, se necessário.

Capítulo 147. Espermatograma

O espermatograma é uma análise que é realizada para medir a quantidade e a qualidade do sêmen e do esperma de um homem. Ele permite que você verifique sua capacidade reprodutiva e encontre anormalidades que dificultam a concepção.

Durante o estudo, os parâmetros macroscópicos e microscópicos dos espermatozóides são avaliados, incluindo volume ejaculado, cor, viscosidade, pH e liquefação.

A maneira pela qual o sêmen se solidifica e depois se torna líquido, também é analisada sua espessura, acidez e a presença de ligantes e glóbulos brancos.

Da mesma forma, é realizada uma contagem de espermatozóides e sua mobilidade, vitalidade e morfologia são estudadas.

Para saber mais sobre esse assunto, entrevistamos o médico cubano Mario Vega Carbó, especialista em endocrinologia clínica.

Doutor Mario,
1. Para que é feito um espermatograma?

Este estudo é feito para avaliar a fertilidade de um homem e determinar se algum inconveniente na produção ou qualidade do esperma está causando problemas para conceber. Seus resultados são muito úteis para indicar tratamentos personalizados para o casal.

Por outro lado, o teste também pode ser realizado após uma vasectomia para confirmar que não há esperma no sêmen e, assim, garantir o sucesso da intervenção. Esse teste é feito para diagnosticar a síndrome de Klinefelter, uma condição genética sofrida por homens que têm dois ou mais cromossomos X.

2. Qual é a preparação para este exame?

Antes do estudo, o paciente deve evitar qualquer atividade sexual que gere uma ejaculação por 3 dias, para garantir a qualidade do esperma.

3. Como é feita a coleta de amostras?

A pessoa deve se masturbar e ejacular em uma jarra ou copo estéril. Recomenda-se que a amostra seja examinada por um especialista dentro de meia hora, pois, quanto mais rápida for a análise, mais precisos serão os resultados.

Por outro lado, considerando as flutuações diárias na qualidade do sêmen, é aconselhável avaliar duas ou três amostras de dias diferentes, para obter um diagnóstico mais confiável.

4. Quais são os resultados esperados durante este estudo?

Em geral, dentro dos valores normais, o volume de sêmen varia de 1,5 a 5 mililitros por ejaculação e deve ser totalmente liquefeito após 60 minutos.

Quanto ao esperma, o número por mililitro deve ser superior a 15 milhões, pelo menos 60% deve estar vivo e ter movimento normal, e a morfologia deve ser superior a 4%. Enquanto isso, o valor do pH deve ser maior que 7,1.

No entanto, um resultado anormal nem sempre significa que o paciente não pode conceber.

5. O que os resultados anormais podem significar?

Nesses casos, se a contagem de espermatozóides for muito baixa ou muito alta, isso pode significar que a pessoa é menos fértil. Por outro lado, a acidez e a presença de glóbulos brancos podem marcar a existência de uma infecção, enquanto um pH menor que 7,1 pode indicar a ausência de esperma ou processos inflamatórios crônicos.

Enquanto isso, se a amostra for muito viscosa, pode ser devido a disfunção da próstata. Além disso, se mais de 50% dos espermatozóides estiverem ligados a outras células ou partículas, pode haver um problema imunológico.

6. Quais aspectos podem afetar a fertilidade de um homem?

Existem muitas razões que podem afetá-lo. Na grande maioria dos casos, o problema está nos testículos, responsáveis pela produção de esperma e testosterona, o hormônio sexual masculino. Lesões, infecções, radiação, quimioterapia, cirurgias ou certas doenças genéticas podem danificá-las e afetar seu funcionamento.

O calor também pode prejudicar a produção de espermatozóides, como é o caso das varicoceles (veias aumentadas ao redor dos testículos). A infertilidade também pode ser causada por uma obstrução do ducto deferente, tubos que levam o sêmen ao pênis. Isso pode ser resultado de uma infecção, vasectomia ou fibrose cística.

Outras causas possíveis são deficiências hormonais, problemas de ejaculação, testículos não descidos, doenças crônicas, tumores, obesidade, uso de certos medicamentos e consumo de álcool e drogas.

Além disso, a exposição excessiva a certos elementos ambientais, como calor, toxinas e produtos químicos, também pode reduzir a produção ou função de esperma.

Capítulo 148. Hipogonadismo e glândulas sexuais

O hipogonadismo é uma condição que ocorre quando as glândulas sexuais, conhecidas como gônadas, não secretam a quantidade adequada de hormônios.

Nos homens, essas glândulas são os testículos e produzem testosterona, que influencia o desenvolvimento dos órgãos sexuais, a manutenção dos ossos e músculos, a produção de espermatozóides e glóbulos brancos e a libido. Nas mulheres, são os óvulos, que geram principalmente estrogênio e progesterona, e uma pequena quantidade de testosterona.

Esses hormônios regulam o ciclo menstrual e a gravidez, características sexuais secundárias e atuam em outros órgãos e sistemas do corpo.

O hipogonadismo pode ter várias causas, ser congênito ou aparecer ao longo dos anos. Uma de suas principais consequências é a esterilidade.

Para saber mais sobre esse distúrbio, entrevistamos Mario Vega Carbó, endocrinologista com mais de 20 anos de experiência.

Doutor Mario,
1. O que causa hipogonadismo?

Essa condição pode ocorrer por vários motivos. Por um lado, pode haver algum problema específico nos testículos e ovários que os impedem de funcionar corretamente. Pode ser uma conseqüência de inconvenientes no sistema imunológico, infecções, doenças hepáticas e renais, trauma e exposição a cirurgia, radiação ou quimioterapia.

Também pode haver distúrbios genéticos e do desenvolvimento, como as síndromes Turner, Kallman e Klinefelter, ou devido a outras doenças, como um problema no hipotálamo ou na hipófise, anorexia nervosa, tumores e traumas, além de certos medicamentos, deficiências nutricionais e Excesso de ferro são outros gatilhos.

478

2. Quais são os seus sintomas?

Nas mulheres, o hipogonadismo pode afetar o desenvolvimento e a altura dos seios e causar ciclos menstruais ausentes, ondas de calor, secura vaginal, alterações de humor e infertilidade. Sua condição é normal durante a menopausa. Nos homens, também causa problemas de crescimento e afeta o desenvolvimento dos músculos, genitais, pêlos do corpo e da voz. Além disso, pode causar crescimento dos seios, infertilidade, disfunção erétil e perda do desejo sexual.

Por outro lado, o hipogonadismo também pode causar alterações mentais e emocionais e genitais anormais.

3. Como esta doença é detectada?

Diante de seus sintomas, geralmente é realizado um exame físico; testes para medir os níveis hormonais e a função da hipófise e da tireóide; análise de sangue e cromossomo; contagem de espermatozóides e outros estudos para confirmar seu diagnóstico.

4. Qual é o seu tratamento?

Nestes casos, geralmente é aplicada uma terapia de reposição hormonal, para substituir aquelas que não ocorrem naturalmente.

Para as mulheres, estrogênios e progesterona são usados, o que estimula o desenvolvimento dos pelos pubianos e mamários e outras características sexuais. Esses hormônios também ajudam a proteger contra a osteoporose e alguns tipos de câncer, previnem infecções urinárias e melhoram o humor. Em alguns casos, injeções ou pílulas podem ser usadas para estimular a ovulação.

Nos homens, a testosterona é usada para promover o crescimento dos pêlos, voz séria, aumento da massa corporal, concentração, energia e desejo sexual. Injeções de hormônio da hipófise podem ajudá-los a produzir esperma

5. Como é a administração desses hormônios?

Existem diferentes formas de administração. Os mais comuns são através de pílulas orais, mas também existem manchas na pele, cremes, géis, injeções e comprimidos. Todos são igualmente eficazes.

6. Que outras complicações esta doença pode trazer?

O hipogonadismo pode aumentar os riscos de osteoporose e doenças cardíacas. Em algumas mulheres, o uso prolongado de terapia hormonal pode aumentar as chances de câncer de mama, coágulos sanguíneos e doenças cardíacas.

7. Que outras recomendações são fornecidas para esses casos?

Uma boa condição física, com peso corporal normal e hábitos alimentares saudáveis, pode ajudar na prevenção de alguns casos de hipogonadismo.

Capítulo 149. Andropausa ou "menopausa masculina"

Andropausa é chamada de queda no nível hormonal nos homens que ocorre com o envelhecimento. Embora não sejam muito semelhantes, geralmente estão associadas à menopausa feminina, porque apresentam sintomas semelhantes. Esse distúrbio começa a se manifestar a partir dos 40 anos de idade, embora seus sinais não sejam tão definidos como no caso das mulheres.

Todos os homens têm uma diminuição nos níveis de testosterona a partir dos 30 anos. Quando eles caem muito, Andropausa aparece. Além de fatores físicos, aspectos psicológicos, sociais e emocionais também influenciam sua aparência.

Para saber mais sobre esse assunto, entrevistamos Mario Vega Carbó, endocrinologista com mais de 20 anos de experiência.

Doutor Mario,
1. O que é testosterona e qual é a sua função?

A testosterona é um hormônio produzido nos testículos que influencia muitas funções físicas, bioquímicas e mentais do homem. É essencial no desenvolvimento e crescimento e, quando você atinge a idade adulta, é responsável por manter ossos e músculos fortes, desejo e capacidade sexual e produzir glóbulos vermelhos e espermatozóides, entre outras tarefas.

2. Quais são os sintomas da Andropausa?

Seus principais sinais são cansaço progressivo, diminuição do desejo sexual e alterações na ejaculação. Também menos força e resistência física, cabelos e pele mais secos, mãos e pés frios e perda de memória e concentração.

481

Por outro lado, visão, tamanho testicular e quantidade de sêmen são reduzidos; e aumenta a transpiração, fraqueza muscular e gordura corporal. Pode haver disfunção erétil e tendência a mau humor, sinais de depressão, dores de cabeça prolongadas e aumento da ansiedade, irritabilidade e insônia.

3. Algumas doenças podem aumentar seus riscos?

Sim, pessoas que sofrem de síndrome metabólica, diabetes mellitus, distúrbios do sistema cardiovascular ou pressão alta têm maior probabilidade de sofrer de Andropausa.

4. Qual é o seu tratamento?

Com o envelhecimento, é normal que esses sintomas ocorram gradualmente. Se os níveis de testosterona são muito baixos e a diminuição ocorre repentinamente, um tratamento de reposição hormonal pode ser realizado e aplicado por via oral, em gel ou através de injeções intramusculares.

5. Quais benefícios essa terapia oferece?

O tratamento com testosterona permite ao paciente alcançar um aumento no desejo e na atividade sexual, um aumento na ereção e sentir-se mais energizado. Isso também pode aumentar a massa muscular e melhorar a densidade óssea e o humor geral.

6. Qual é o perigo da automedicação com altas doses de testosterona?

Níveis elevados de testosterona podem causar aumento da próstata, glóbulos vermelhos e colesterol. Seu uso também contribui para a apneia do sono e a formação de coágulos sanguíneos nas veias. Por outro lado, aumenta os riscos de câncer de próstata, ataque cardíaco e derrame.

É por isso que é importante consultar um médico para ver se o tratamento hormonal é adequado e realmente necessário.

7. Que outras recomendações aqueles que sofrem de Andropausa podem levar em consideração?

Para melhorar seus sintomas, é aconselhável levar uma vida saudável. Isso inclui uma dieta balanceada, exercícios diários, manutenção de um peso corporal adequado, sono bem, não fumar e evitar o consumo de cafeína, álcool e drogas.

Evite também o estresse e, em caso de depressão, procure ajuda terapêutica e discuta o assunto com o casal e amigos da mesma idade.

Capítulo 150. Tratamento com testosterona

Nos homens, os testículos são responsáveis pela secreção de testosterona, um hormônio que influencia o desenvolvimento dos órgãos sexuais, a manutenção dos ossos e músculos, a produção de espermatozóides e glóbulos brancos e a libido.

Em pacientes com hipogonadismo, uma condição que ocorre quando as gônadas não geram a quantidade adequada dessa substância, a terapia de reposição hormonal é uma das alternativas disponíveis.

Existem diferentes maneiras de aplicar testosterona. O mais comum é através de pílulas orais, mas também pode ser fornecido por cremes, géis, injeções e comprimidos, sendo todos igualmente eficazes.

Para saber mais sobre esse tópico, entrevistamos o Dr. Mario Vega Carbó, especialista em endocrinologia clínica.

Doutor Mario,
1. Em quais casos a terapia com testosterona é usada?

Este tratamento é geralmente usado em homens adultos com baixos níveis do hormônio causados por distúrbios nos testículos, glândula pituitária ou hipotálamo.

Em crianças e adolescentes, seu uso pode interromper o crescimento ósseo e causar puberdade precoce. Naqueles com hipogonadismo, permite que a puberdade evolua normalmente e caracteres sexuais secundários apareçam.

Nas mulheres, pode causar uma voz séria, crescimento de pêlos em locais incomuns, aumento genital, diminuição do tamanho dos seios, perda de cabelo com padrão masculino e ciclos menstruais irregulares. Seu uso durante a gravidez ou a amamentação pode prejudicar o bebê.

2. Quais benefícios o tratamento com testosterona oferece?

Dependendo do uso, ele pode promover o crescimento do cabelo e aumentar a massa corporal, a concentração, a energia e o desejo sexual. Também pode melhorar a densidade óssea, ereções e humor geral.

3. Como este medicamento é usado?

Testosterona através de pílulas é geralmente tomada com as refeições duas vezes por dia. A apresentação tópica em gel é aplicada uma vez ao dia pela manhã e deve-se secar. Não deve ser colocado no pênis ou no escroto ou em áreas da pele com feridas, cortes ou irritação. Você também deve evitar o contato com os olhos.

Enquanto isso, as injeções subcutâneas são aplicadas a cada 10 ou 20 dias, enquanto as injeções intramusculares são realizadas a cada 3 meses.

4. O que deve ser feito se você esquecer de tomar uma dose deste medicamento?

Você deve ingeri-lo assim que se lembrar. No entanto, se estiver quase na hora da próxima dose, é melhor pular e continuar com a dosagem regular. Em nenhum caso deve ser tomada uma dose dupla para compensar a que foi esquecida.

5. Quais efeitos colaterais o uso de testosterona pode ter?

Níveis elevados de testosterona podem causar aumento da próstata, glóbulos vermelhos e colesterol. Seu uso também contribui para a apneia do sono e a formação de coágulos sanguíneos nas veias. Por outro lado, aumenta os riscos de ataque cardíaco e derrame.

Outros possíveis efeitos colaterais são acidente vascular cerebral, doença hepática, azia, diarréia, gases, dor de cabeça, aumento dos seios, falta de ar, diminuição da contagem de espermatozóides, convulsões e alterações

485

na saúde mental, como depressão, comportamento agressivo ou hostis e alucinações.

É por isso que é importante consultar um médico para ver se o tratamento hormonal é adequado e realmente necessário. Se sim, a testosterona deve ser tomada exatamente como indicado pelo médico.

6. Que outros aspectos devem ser levados em consideração durante o uso?

Antes de iniciar o tratamento, é importante informar o médico sobre qualquer outro medicamento, vitamina ou suplemento que esteja sendo usado, para avaliar se a combinação pode ser prejudicial. Você deve notificar se sofre de alergias ou outras condições, como hipertensão ou problemas renais, cardíacos ou da próstata.

Por outro lado, os produtos tópicos de testosterona podem causar efeitos nocivos às pessoas que tocam a pele na área onde o gel ou solução foi aplicada.

Por sua vez, a injeção pode causar sérios problemas respiratórios e reações alérgicas durante ou imediatamente após a aplicação.

Finalmente, esses medicamentos devem ser armazenados em local adequado, em temperatura ambiente e fora do alcance das crianças.

Capítulo 151. Esteróides anabolizantes e seus perigos

Esteróides anabolizantes são hormônios sexuais masculinos, ou substâncias sintéticas com base neles, usados para diferentes fins.

No campo da medicina, eles são usados para tratar problemas hormonais, puberdade tardia e perda de massa muscular como resultado de várias doenças. Nos esportes e no atletismo, eles são usados para melhorar o desempenho. No entanto, seu consumo é ilícito e pode causar sérios problemas de saúde.

Entre outros efeitos nocivos, os esteróides anabolizantes podem causar problemas cardiovasculares e o desenvolvimento de tumores hepáticos ou testiculares.

Para falar sobre esse tópico, entrevistamos o Dr. Mario Vega Carbó, especialista em endocrinologia, responsável pelo escritório Vega & Vado.

Doutor Mario,
1. Por que algumas pessoas usam esteróides anabolizantes para fins não médicos?

Essas substâncias promovem o desenvolvimento muscular e aumentam a força. Eles também reduzem os danos aos músculos e ajudam os atletas a se recuperarem mais rapidamente após uma árdua sessão de treinamento. Algumas pessoas gostam da aparência muscular gerada pelo consumo desses esteróides.

2. Quais efeitos indesejados seu uso pode gerar?

Os esteróides anabolizantes podem causar problemas cardíacos graves, incluindo ataque cardíaco e desenvolvimento de tumores hepáticos ou testiculares. Outros efeitos indesejados são acne intensa, aumento da pressão arterial, comportamento agressivo e violento, níveis anormais de colesterol, distúrbios psiquiátricos e dependência de drogas.

Nas mulheres, também pode causar espessamento da voz, crescimento do clitóris e pelos corporais, calvície e problemas menstruais. Nos homens, infertilidade, aumento dos seios, redução dos testículos e aumento da próstata. Em adolescentes, inibição do crescimento e risco de futuros problemas de saúde.

3. O que é creatina e quais os riscos?

A creatina é um composto natural do corpo que ajuda os músculos a liberar energia. É vendido como um suplemento nutricional e é usado para aumentar a massa muscular e força.

Entre outros efeitos colaterais, pode causar cãibras no estômago e nos músculos, ganho de peso, retenção de água e desidratação.

4. O que é Androstenediona?

É um hormônio que o corpo converte em testosterona e uma forma de estrogênio. É usado para aumentar a massa muscular e alcançar uma recuperação rápida após o treinamento, embora estudos científicos não confirmem sua eficácia.

Entre outros riscos, esta substância pode danificar o coração e os vasos sanguíneos. Além disso, pode gerar acne, reduzir a produção de esperma, aumentar os seios e diminuir o tamanho dos testículos nos homens, e calvície e voz masculina nas mulheres.

5. Como é possível detectar se um adolescente está usando esteróides anabolizantes?

Alguns sinais são crescimento muscular acelerado, aumento da agressão e marcas de acne e agulha nas nádegas ou nas coxas. Também as mudanças emocionais e psicológicas.

Nos homens, pode haver um aumento nos seios e um encolhimento dos testículos. Nas mulheres, diminuição das mamas, espessamento da voz e crescimento excessivo de pêlos no corpo.

6. Como você obtém essas substâncias?

Na maioria dos países, sua venda é proibida para uso esportivo. É por isso que eles geralmente são adquiridos ilegalmente e, em muitos casos, são feitos em laboratórios clandestinos, o que aumenta ainda mais seus riscos.

Capítulo 152. Alopecia androgênica masculina

A alopecia masculina androgênica é o tipo mais comum de perda de cabelo nos homens e está relacionada aos hormônios e genes sexuais masculinos. É caracterizada por um padrão de linha de implantação capilar que regride, afinando e perdendo pêlos nas regiões temporal, fronto-parietal e vértice. Estima-se que afeta 45% dos homens e suas causas mais frequentes são fator hereditário e idade.

Para saber mais sobre esse tópico, consultamos o Dr. Mario Vega Carbó, especialista em endocrinologia clínica.

Doutor Mario,
1. O que causa a alopecia androgênica masculina?

Essa condição médica pode ser gerada por vários fatores, incluindo predisposição genética, idade, alterações hormonais e doenças crônicas, como resistência à insulina e síndrome metabólica. Andrógenos, especialmente dihidrotestosterona, têm um papel muito importante na causa desse tipo de calvície.

Por outro lado, pode ser causado pelo uso de certos medicamentos, como os usados para tratar câncer, artrite, depressão, problemas cardíacos, gota e hipertensão; radioterapia; situações de estresse; má alimentação e uso excessivo de tratamentos e produtos para o cabelo.

2. Como essa condição ocorre?

A alopecia masculina androgênica pode aparecer de várias maneiras, dependendo do motivo que a causa. Pode surgir repentina ou gradualmente, afetando apenas o couro cabeludo ou todo o corpo. Em alguns casos, é temporário, enquanto na maioria é permanente.

O padrão típico da calvície masculina começa na linha de implantação capilar, que se retrai gradualmente e forma um "M". Então, o cabelo fica mais fino e flutua em uma ferradura ao redor dos lados da cabeça.

Quando a perda de cabelo ocorre nos remendos, há vermelhidão, descamação, pus ou dor, pode ser causada por outras causas. Nesses casos, é recomendável realizar biópsia da pele, exames de sangue ou outros procedimentos para detectar outros distúrbios.

3. Qual é o tratamento da Alopecia Androgênica Masculina?

Entre os medicamentos usados para tratar essa condição estão minoxidil em loção a 5% e espuma a 5% e finasterida, em doses de 1 miligrama por dia.

Em alguns casos, este último apresenta efeitos colaterais como diminuição da libido, sêmen reduzido, disfunção erétil, catarata e síndrome da íris mole.

Drogas vegetais *Serenoa repens e Pygeun africanum* ajudam a inibir a atividade da enzima 5α-redutase, que reduz a passagem da testosterona para a di-hidrotestosterona, responsável pela miniaturização dos folículos capilares.

Por outro lado, outros antioxidantes tópicos e sistêmicos também são eficazes e seguros para combater a perda de cabelo.

É possível realizar um transplante de cabelo, o que geralmente dá resultados muito bons. Para fazer isso, pequenas porções de cabelo são removidas das áreas mais espessas e colocadas em outras que têm calvície. Outra opção é a terapia com luz de baixa intensidade.

Se a pessoa estiver confortável com sua aparência, o tratamento não será necessário.

4. Que outros aspectos são recomendados nesses casos?

A perda de cabelo pode diminuir a auto-estima e causar depressão. Extensões de cabelo, uso de toupees, chapéus ou bandanas ou uma mudança de penteado podem ajudar a esconder seus efeitos e melhorar a aparência.

Recomenda-se massagens no couro cabeludo para ativar a circulação, evitar o estresse e tratar rapidamente problemas de depressão, ansiedade, anemia e insônia, para evitar possíveis gatilhos da alopecia androgênica.

Parte X. Endocrinologia em Pediatria

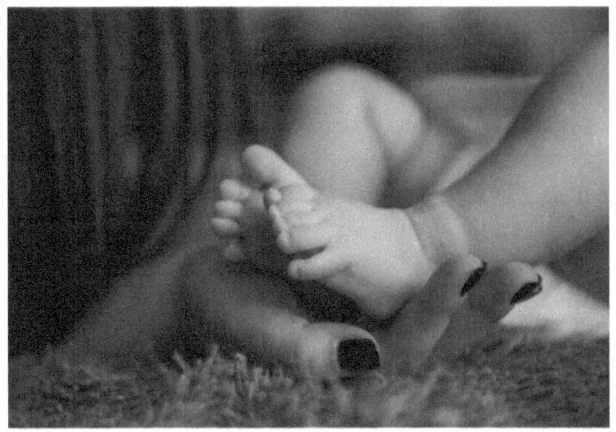

Capítulo 153. Endocrinologia Pediátrica

A Endocrinologia Pediátrica é uma especialidade médica que trata doenças relacionadas ao sistema endócrino em crianças e adolescentes. Isso inclui o conjunto de órgãos e tecidos do corpo responsáveis pelas secreções hormonais, substâncias que regulam várias das principais funções do corpo.

As alterações neste sistema podem causar problemas de crescimento e desenvolvimento, metabolismo, sono e aspectos relacionados ao comportamento, entre outros inconvenientes. É por isso que é importante estar atento aos seus sintomas, realizar verificações periódicas e consultar um especialista para qualquer anomalia.

Para saber mais sobre essa especialidade, entrevistamos Mario Vega Carbó, endocrinologista com mais de 20 anos de experiência.

Doutor Mario,
1. Qual é a principal função da Endocrinologia Pediátrica?

A principal função é restaurar o equilíbrio hormonal no corpo da criança, caso tenha sido alterado por algum fator. Para isso, glândulas importantes como a tireóide, a paratireóide, o pâncreas, as glândulas supra-renais, a hipófise, os ovários e os testículos e as substâncias que eles geram são controladas e tratadas.

2. Quais sintomas anormais os pais de crianças e adolescentes devem estar alertas?

É importante prestar atenção a sinais como obesidade e problemas de crescimento, porque a criança é baixa ou muito alta para a idade ou em relação ao tamanho dos pais. Esteja atento às anormalidades da puberdade, como o aparecimento de pelos pubianos e desenvolvimento mamário em mulheres e testículo em homens antes dos 9 anos de idade ou por sua ausência superior a 13.

Outros sintomas que não devem ser esquecidos são perda ou ganho de peso exagerado, fadiga, sonolência, desempenho escolar ruim, tristeza, nervosismo, poliúria, palpitações e tremores.

3. Como é a primeira consulta com um endocrinologista pediátrico?

Geralmente, o histórico médico e o histórico familiar da criança são analisados primeiro e, em seguida, ele é interrogado sobre um possível desconforto.

Uma avaliação antropométrica é então realizada, na qual são medidos seu tamanho, peso, perímetro da cabeça e outras proporções corporais e um exame físico.

No caso de detectar anormalidades, outros estudos e testes são solicitados e, com base em seus resultados, é feito um diagnóstico e, em seguida, realizado um tratamento.

4. Quais são as principais causas de consulta a crianças e adolescentes?

Os mais comuns estão relacionados a problemas de crescimento e obesidade, um distúrbio cada vez mais comum na infância. Uma criança obesa é mais provável que seja também na vida adulta.

Além disso, essa condição está relacionada à síndrome metabólica, uma série de condições que ocorrem em conjunto e incluem pressão alta, níveis elevados de açúcar no sangue, excesso de gordura corporal na cintura e níveis anormais de colesterol e triglicerídeos. Isso aumenta os riscos de sofrer de doença cardíaca ou renal, derrame ou diabetes.

5. Que outras doenças um endocrinologista pediátrico trata?

Além da obesidade e baixa estatura, outras doenças comuns são Diabetes, Hipoglicemia, Hipotireoidismo, Hipertireoidismo, Raquitismo, Hipocalcemia, Hipoparatireoidismo, Hiperparatireoidismo, Hirsutismo, Ovário Policístico, Hiperplasia Adrenal Congênita, Síndrome da Hipófise, Síndrome da Puberdade, Síndrome da Puberdade, Turner e outras alterações hormonais devido a tumores localizados nas glândulas endócrinas.

6. Que outros aspectos são importantes na Endocrinologia Pediátrica?

Nesta fase da vida, a prevenção e a educação são fundamentais, pois os hábitos adquiridos na infância são frequentemente mantidos ao longo da vida. Práticas saudáveis iniciadas e adquiridas na infância reduzem os riscos de osteoporose, sobrepeso, obesidade e outros distúrbios na idade adulta.

Capítulo 154. Diagnóstico e tratamento da hiperplasia adrenal congênita

A Hiperplasia Adrenal Congênita (HAC) é um distúrbio hereditário que afeta a produção de hormônios nas glândulas supra-renais, encontrados na parte superior dos rins. Esses hormônios, como cortisol e aldosterona, são essenciais para a vida, permitindo o crescimento normal e regulando o metabolismo, entre outras funções essenciais.

O cortisol ajusta os níveis de energia, pressão arterial, concentrações de glicose no sangue, sistema imunológico e resposta ao estresse, enquanto a aldosterona ajuda a manter a quantidade certa de sódio no organismo, regulando sua eliminação por urina, glândulas sudoríparas e intestino. Pessoas com HAC também geram mais andrógenos, um hormônio que causa aparecimento precoce ou inadequado de características masculinas.

Para saber mais sobre essa condição, consultamos o Dr. Mario Vega Carbó, especialista em endocrinologia, responsável pelo escritório Vega & Vado.

Doutor Mario,
1. Quais são as causas da hiperplasia adrenal congênita?

As pessoas com HAC não possuem uma das enzimas usadas pelas glândulas supra-renais para produzir hormônios, na grande maioria dos casos, a 21-hidroxilase. É um distúrbio herdado, onde ambos os pais geralmente têm HAC ou são portadores da mutação genética que o causa.

2. Quais são os sintomas de uma pessoa com Hiperplasia Adrenal Congênita?

Os sintomas podem variar, dependendo do tipo de HAC que o paciente possui e da idade em que é detectado. Na infância, se a condição é leve, é possível que a pessoa não tenha sinais e seja diagnosticada recentemente na adolescência.

Em casos mais graves, as meninas geralmente apresentam órgãos genitais anormais ao nascer, enquanto nos meninos os sintomas aparecem em 2 ou 3 semanas e incluem dieta pobre, vômitos, desidratação, níveis anormais de sódio e potássio e ritmo cardíaco alterado.

3. Como é detectado na adolescência?

Mulheres com condições leves geralmente têm órgãos reprodutivos normais e, durante a adolescência, podem começar a ter períodos menstruais pouco frequentes ou inexistentes, excesso de pêlos no corpo, acne grave e aumento do clitóris. Os machos, por outro lado, podem sofrer de puberdade precoce e ter uma voz grossa, crescimento precoce de pêlos no corpo e músculos bem desenvolvidos.

Nos dois casos, eles serão altos quando crianças, mas inferiores ao normal quando adultos.

4. Qual é a principal complicação que esse distúrbio pode trazer?

Pessoas com HAC grave correm o risco de sofrer uma crise adrenal, como resultado de níveis muito baixos de cortisol no sangue. Isso causa diarréia, vômito, desidratação e uma queda de açúcar no corpo que requer atenção imediata.

5. Qual é o tratamento da Hiperplasia Adrenal Congênita?

A terapia utilizada visa normalizar os níveis hormonais, aplicando hidrocortisona em substituição ao cortisol, mineralocorticóides em substituição à aldosterona e outros medicamentos.

Os objetivos são manter um equilíbrio de líquidos e sais, níveis de açúcar no sangue, evitar uma crise adrenal e garantir o crescimento físico e o desenvolvimento sexual habitual. Para isso, é essencial realizar análises periódicas para verificar se as doses utilizadas devem ser ajustadas.

No caso de meninas nascidas com órgãos genitais masculinos, a cirurgia de reparo pode ser realizada para normalizar sua aparência e função. Geralmente é feito entre 2 e 6 meses de idade e, às vezes, novos procedimentos são necessários durante a puberdade ou mais tarde.

Se o HAC for detectado antes do nascimento, também é possível evitar o efeito dos andrógenos nos órgãos genitais femininos por tratamento pré-natal, usando o hormônio sintético dexametasona.

6. Como você executa esses hormônios?

Existem diferentes formas de administração, podendo ser por meio de comprimidos ou por injeção intramuscular ou intravenosa.

7. Eles podem causar efeitos colaterais?

O tratamento geralmente não causa efeitos indesejados, como obesidade ou ossos fracos, uma vez que a dose usada é suplantar os hormônios que o corpo não produz naturalmente.

No entanto, se a quantidade de esteróides for alta e permanecer alta por um longo tempo, poderá causar diminuição da velocidade de crescimento e ganho excessivo de peso.

8. Quais são os resultados esperados do tratamento?

Com a terapia adequada, as pessoas com HAC geralmente podem levar uma vida normal, embora devam sempre ser medicadas. A maioria não apresentará riscos especiais ou diferentes para a população em geral. Em situações de doença ou estresse significativos, eles podem precisar tomar doses mais altas dos medicamentos.

Capítulo 155. Genitais ambíguos

O termo órgãos genitais ambíguos refere-se ao fato de que os órgãos genitais externos de um recém-nascido não têm a aparência típica de menino ou menina. É um distúrbio congênito raro, o que significa que os médicos não podem determinar imediatamente o sexo do bebê. Nestes casos, os órgãos genitais podem estar incompletos ou apresentar características femininas e masculinas. Também pode acontecer que os órgãos sexuais externos não coincidam com os internos ou com o sexo genético do bebê.

Para aprender mais sobre esse assunto, entrevistamos Mario Vega Carbó, especialista em endocrinologia com mais de 20 anos de experiência.

Doutor Mario,
1. Por que os órgãos genitais ambíguos são gerados?

A primeira coisa a observar é que o sexo genético de uma pessoa é estabelecido no mesmo momento da concepção. Se o esperma do pai contiver um cromossomo X, o bebê será feminino e, se possuir um cromossomo Y, será masculino.

Por outro lado, os órgãos reprodutores masculino e feminino se desenvolvem a partir do mesmo tecido no feto, e sua determinação depende dos cromossomos e da presença ou ausência de hormônios masculinos. Quando esse processo é alterado ou interrompido por alguma circunstância, como anormalidades hormonais ou a mutação de certos genes, podem surgir genitais ambíguos.

2. Quais características esses órgãos genitais podem ter?

No caso de pessoas do sexo genético feminino, o clitóris aumentado pode ter a aparência de um pênis pequeno, a abertura da uretra pode estar mal localizada e os lábios vaginais podem estar fechados e parecer um escroto com testículos não descidos.

Enquanto isso, as pessoas do sexo genético masculino podem ter um pênis pequeno que se parece com um clitóris aumentado; a abertura da uretra pode estar mal localizada; o escroto pode ser pequeno e separado, parecendo lábios vaginais; e os testículos geralmente não são descidos.

3. Quais são as causas dos órgãos genitais ambíguos?

Entre outras razões, isso pode ser uma conseqüência do hermafroditismo, onde a criança pode ter partes dos órgãos genitais masculinos e femininos, ou pseudo-hermafroditismo, onde algumas características físicas do outro sexo aparecem.

Também pode ser causada por uma hiperplasia adrenal congênita, um distúrbio hereditário que afeta a produção de hormônios nas glândulas supra-renais. Outras razões são anomalias cromossômicas, como as síndromes de Klinefelter e Turner, falta de produção de certos hormônios ou consumo de certos medicamentos durante a gravidez.

Em ocasiões muito raras, a mãe também pode ter um tumor que gera hormônios masculinos e causa genitais ambíguos.

4. Quem tem mais riscos de sofrer deste distúrbio?

Como muitas causas dos órgãos genitais ambíguos têm uma origem genética hereditária, é importante prestar atenção especial à história da família.

Entre os fatores que devem ser levados em consideração estão mortes inexplicáveis na primeira infância, infertilidade, falta de menstruação, problemas genitais, desenvolvimento físico anormal durante a puberdade e hiperplasia adrenal congênita.

5. Como os órgãos genitais ambíguos são detectados?

A equipe médica que realiza o parto geralmente diagnostica esse distúrbio no momento do nascimento. Contra seus sinais físicos, os testes genéticos podem determinar se um bebê é geneticamente masculino ou feminino.

Em casos mais complicados, uma análise cromossômica e outros testes como endoscopia, radiografia abdominal e ultra-sonografia da pelve podem ser realizados para determinar a presença de estruturas genitais internas e o funcionamento dos órgãos reprodutivos. Uma laparoscopia ou uma biópsia das gônadas também podem ser necessárias.

6. Como é determinado o sexo definitivo de um bebê com órgãos genitais ambíguos?

A decisão é tomada após a conclusão de todos os exames e provas mencionados acima. Levando em conta a causa desse distúrbio, o sexo genético, a anatomia e o possível futuro sexual e reprodutivo do bebê, a equipe médica recomenda aos pais o sexo e eles devem decidir se são criados como homem ou como mulher.

Esta é uma decisão difícil, cujo impacto social e psicológico a longo prazo é imprevisível. À medida que a criança cresce, ela pode tomar outra decisão sobre sua identidade sexual.

7. Qual é o tratamento dos órgãos genitais ambíguos?

Uma vez escolhido o sexo do bebê, pode começar a terapia, que procurará preservar a atividade sexual futura, a fertilidade e a identidade estável. A cirurgia pode normalizar a aparência estética e a função dos órgãos genitais. Os médicos podem sugerir operar alguns pacientes durante a infância. Em outros casos, os pais podem adiar a intervenção até que a criança tenha idade suficiente para ajudar a decidir.

Por outro lado, a terapia hormonal durante a puberdade pode resolver desequilíbrios nesse aspecto.

8. Que outras complicações esse distúrbio pode trazer?

Em muitos casos, os órgãos genitais ambíguos podem causar infertilidade, problemas sexuais e psicológicos e maiores riscos de certos tipos de câncer. Por outro lado, algumas cirurgias de reparo podem ter resultados estéticos e funcionais imperfeitos.

9. Que outros aspectos devem ser levados em consideração durante esse distúrbio?

Dada a complexidade da situação, o apoio terapêutico é recomendado para os pais e para a criança em todos os momentos. Também os exames médicos periódicos para monitorar a evolução.

Capítulo 156. Criptorquidia ou testículo não descido

A criptorquidia é um distúrbio do desenvolvimento no qual um ou ambos os testículos não conseguem baixar o escroto antes do nascimento. Esta condição é rara e afeta cerca de 3% dos homens. No entanto, esse número aumenta para quase 30% em bebês prematuros. Na maioria dos casos, o testículo não descido se move espontaneamente para sua posição correta, nos primeiros 4 meses de vida. Quando isso não acontece, pode ser realocado por cirurgia.

Para saber mais sobre esse distúrbio, entrevistamos Mario Vega Carbó, endocrinologista com mais de 20 anos de experiência.

Doutor Mario,
1. O que causa criptorquidia?

As causas que a causam não são conhecidas exatamente, mas estima-se que seja devido a uma combinação de fatores genéticos, ambientais e de saúde da mãe, que alteram hormônios e atividade nervosa que influenciam o desenvolvimento dos testículos.

2. Quem tem mais riscos de tê-lo?

Bebês prematuros, com baixo peso ao nascer, com histórico familiar de criptorquidia ou outros problemas de desenvolvimento genital ou com síndrome de Down, apresentam maior risco de sofrer com isso.
Também os filhos de mães que consomem álcool ou fumaça durante a gravidez ou de pais que foram expostos a pesticidas.

3. O testículo não descido pode ocorrer durante a infância ou pré-adolescência?

Em crianças que não tiveram criptorquidia ao nascer, quando seus sintomas aparecem mais tarde, isso pode ser devido a um testículo retrátil, que pode se mover de um lado para o outro entre o escroto e a virilha. O testículo retrátil não requer tratamento.

4. Como é diagnosticada a criptorquidia?

Essa condição geralmente é detectada em um exame físico após o nascimento. Nos casos em que o médico não consegue encontrar os testículos no escroto, podem ser realizados exames de imagem para determinar se eles não estão presentes ou se não desceram.

5. Por que o tratamento é necessário?

Nesses casos, estando localizados mais alto no corpo, os testículos não descidos são expostos a uma temperatura mais alta que o normal. Isso poderia inibir seu desenvolvimento e sua capacidade de produzir espermatozóides no futuro, causando esterilidade. Além disso, há mais riscos de desenvolver tumores e câncer, sofrer lesões e desenvolver hérnias inguinais.

6. Qual é o tratamento?

Esse distúrbio geralmente é corrigido com cirurgia na qual o testículo é realocado dentro do escroto. Nos casos em que o bebê tem uma hérnia inguinal associada ao criptorquidismo, ele também é tratado durante a intervenção. Recomenda-se realizar a operação entre 6 e 12 meses de vida, pois o tratamento precoce reduz os riscos de complicações futuras.

Outra opção é realizar terapia hormonal para realocar o testículo, embora seja menos eficaz que a cirurgia.

7. Que complicações o criptorquidismo pode trazer?

Como eu disse, esse distúrbio pode gerar dano testicular, esterilidade e aumento dos riscos de câncer. Após a cirurgia, pacientes com apenas um testículo descido geralmente apresentam uma fertilidade quase normal.

Nos casos em que a criptorquidia afeta os dois testículos, os riscos de ter um número baixo de espermatozóides, esperma de baixa qualidade e esterilidade são muito maiores.

Capítulo 157. Diagnóstico e tratamento do hipotireoidismo congênito

O hipotireoidismo congênito (HC) é uma condição na qual a glândula tireóide está ausente ou não está funcionando adequadamente. Essa condição ocorre em 1 em 2.500 a 4.000 bebês nascidos, geralmente é permanente e requer tratamento ao longo da vida.

O hormônio tireoidiano é essencial para o desenvolvimento e crescimento do cérebro; portanto, se o paciente não receber tratamento a tempo, ele poderá sofrer de deficiências intelectuais e um atraso maturacional. No entanto, com terapia oportuna e adequada, eles podem levar uma vida normal.

Para falar sobre esse assunto, entrevistamos o Dr. Mario Vega Carbó, especialista em endocrinologia responsável pelo escritório Vega & Vado em Manágua, Nicarágua.

Doutor Mario,
1. Quais são as causas do hipotireoidismo congênito?

Normalmente, o HC ocorre quando a glândula tireóide não se desenvolve adequadamente, ou porque está ausente, porque é muito pequena ou porque está em uma parte inadequada do pescoço. Em alguns casos, a glândula é desenvolvida, mas não produz hormônios convenientemente ou não capta o sinal da hipófise.

Por outro lado, essa condição também pode ser devido à falta de iodo ou medicamentos tomados pela mãe durante a gravidez. Sua condição geralmente não é hereditária.

2. Quais são os principais sintomas do HC?

Nas primeiras semanas de vida, não é fácil detectá-lo sem estudos. No entanto, em casos graves, o bebê pode ter um rosto inchado, má alimentação, sono excessivo, choro fraco, constipação, língua grande e um tom amarelado na pele.

No entanto, devido à dificuldade de diagnóstico em recém-nascidos, geralmente são realizados testes para descobrir a doença. Esse teste é conhecido como triagem neonatal e é praticado em centros médicos na maioria dos países de língua espanhola.

3. Qual é a função da tireóide?

Essa glândula é responsável por produzir e enviar hormônios da tireóide ao sangue, que participam da regulação do metabolismo, ou seja, a velocidade com que o corpo usa os alimentos para produzir a energia necessária para desempenhar suas funções diárias.

A existência de níveis usuais desse hormônio no corpo é essencial para o crescimento e desenvolvimento normais na infância e para o funcionamento do cérebro ao longo da vida.

4. Qual é o tratamento do hipotireoidismo congênito?

O HC é tratado com levotiroxina, uma pílula que contém hormônio da tireóide. No caso de bebês, ele deve ser triturado e administrado misturado com água ou leite materno usando um conta-gotas ou seringa.

A dose administrada dependerá do tamanho do corpo e do seu grau de maturação e precisará ser ajustada regularmente com base nos resultados do teste. Com este medicamento e verificações periódicas, o paciente terá crescimento e desenvolvimento cerebral normais. Na maioria dos casos, a levotiroxina deve ser tomada por toda a vida.

5. O que acontece se uma dose maior que a adequada é dada?

Se ingerido mais do que o necessário, o paciente pode ter pulso acelerado, perda de peso, cansaço e hiperatividade. É por isso que as verificações periódicas são essenciais para sua administração correta, uma vez que na dose adequada ela não apresenta efeitos colaterais.

6. A levotiroxina pode ser aplicada juntamente com outros medicamentos?

Sim, não há limitação para a aplicação de vacinas em crianças ou problemas com o uso de outros medicamentos.

7. O que pode acontecer se o HC não for tratado a tempo?

O desenvolvimento do cérebro e do sistema nervoso é muito importante durante os primeiros meses de vida. Portanto, se não for tratado, o HC pode causar danos irreversíveis, como sérias deficiências intelectuais e problemas de crescimento.

8. Um paciente com hipotireoidismo congênito é mais propenso a outras doenças?

Em geral, não. A maioria não apresentará riscos especiais ou diferentes para o restante da população.

Capítulo 158. Crianças com problemas de crescimento

É comum que os pais comparem a altura de seus filhos com a de amigos ou colegas da mesma idade. Quando percebem que o tamanho difere da média, tendem a se preocupar e recorrem ao médico para confirmar se há um problema de crescimento. No entanto, apenas 20% das crianças que procuram o pediatra em baixa estatura sofrem de algum tipo de doença.

Na maioria dos casos, eles estão se desenvolvendo normalmente e as diferenças se devem a problemas hereditários ou a um atraso puberal passageiro. O crescimento atual depende da combinação de vários fatores, incluindo boa saúde, nutrição adequada e características genéticas normais.

Problemas de desenvolvimento podem resultar de anormalidades cromossômicas, doenças hormonais ou sistêmicas, desnutrição, distúrbios congênitos ou distúrbios nos ossos e cartilagens.

Para saber mais sobre esse assunto, entrevistamos Mario Vega Carbó, especialista em endocrinologia, com mais de 20 anos de experiência.

Doutor Mario,
1. Qual a importância de controlar periodicamente o tamanho das crianças?

O crescimento representa um indicador muito sensível para avaliar o estado geral de saúde de uma criança e qualquer desvio dos parâmetros normais representa um alarme.

Por isso, é importante avaliar o peso, a altura e a velocidade de desenvolvimento regularmente, para evitar possíveis doenças. No caso de encontrar qualquer anomalia, é essencial procurar a causa e resolvê-la.

2. Como você define se uma criança tem problemas de crescimento?

Antes de fazer um diagnóstico, o médico realiza uma série de estudos nos quais mede o tamanho, peso e perímetro da cabeça da criança; e analisa as proporções corporais, o estado geral de saúde e a altura dos pais. Você também pode realizar testes de função hormonal; exames cromossômicos, de urina e de sangue; e um hemograma.

3. Qual é o tratamento para esses casos?

O tipo de terapia implementada depende das causas que estão causando o problema de crescimento. Por exemplo, nos casos em que é uma consequência de doenças gastrointestinais, cardiovasculares ou renais, uma intolerância ao glúten ou uma deficiência hormonal, a patologia determinada é tratada para favorecer o desenvolvimento normal do paciente.

4. Qual é a principal razão da baixa estatura na infância e puberdade?

Uma das causas mais freqüentes se deve ao chamado retardo constitucional do crescimento, onde há uma taxa de maturação mais lenta, herdada de um ou de ambos os pais.

Nesses casos, geralmente há uma história de familiares que eram relativamente curtos na infância, começaram a puberdade mais tarde e levaram mais tempo para terminar de crescer, mas eventualmente conseguiram atingir um tamanho normal quando adultos.

5. Quais são as causas de uma deficiência de hormônio do crescimento?

Sua insuficiência pode ser devida a danos na hipófise ou no hipotálamo, seja como resultado de um tumor, distúrbios hereditários, pancadas no crânio ou inflamação ou infecção no cérebro. Em alguns casos, não é possível determinar a causa exata.

6. Quando é recomendado o uso de um tratamento hormonal?

Essa terapia é indicada para casos de deficiência de hormônio do crescimento, insuficiência renal ou síndrome de Turner (uma condição genética que algumas mulheres sofrem, causada pela ausência ou anormalidade do cromossomo X).

Também para crianças nascidas pequenas e que não recuperam o nível normal de desenvolvimento ou aquelas com baixa estatura sem motivo para explicar.

7. Como esses hormônios são aplicados?

O hormônio do crescimento é aplicado através de injeções, geralmente à noite, uma vez ao dia, na frente da coxa, na parte de trás dos braços, no abdômen ou nas nádegas. Esse tratamento é de longo prazo e geralmente dura vários anos, nos quais são necessários controles periódicos para ajustar a dose para garantir sua eficácia.

O mesmo deve ser seguido até que o paciente atinja a idade óssea do adulto, momento em que o osso não pode mais crescer. Em alguns casos, quando há uma deficiência hormonal, a terapia continua ao longo da vida.

8. Qual é o efeito esperado?

Quanto mais cedo o tratamento é iniciado, maior a probabilidade de o paciente atingir uma altura de adulto próxima ao normal. Com a terapia hormonal, as crianças geralmente crescem cerca de dez centímetros durante o primeiro ano e cerca de 7,5 centímetros nos próximos dois. Então a taxa diminui progressivamente.

O hormônio do crescimento tem sido usado por muitos anos com grande sucesso. Um dos casos mais conhecidos é o do jogador de futebol argentino Lionel Messi.

9. Esta terapia pode causar efeitos colaterais?

O tratamento hormonal é seguro e não apresenta efeitos colaterais graves. Em alguns casos, pode haver irritação da pele, dor de cabeça, retenção de líquidos, dores nas articulações e nos músculos e alterações nos ossos do quadril.

10. Qual é o caso de crianças que produzem hormônio do crescimento maior que o normal?

Excesso de hormônio do crescimento pode causar gigantismo; nesse caso, os ossos e o corpo crescem demais. Isso geralmente ocorre devido a um tumor não carcinogênico na hipófise, que deve ser tratado com radioterapia ou removido por cirurgia.

Nos adultos, esse distúrbio pode causar acromegalia, o que torna as mãos, pés e rosto maiores que o normal.

Capítulo 159. Puberdade precoce

A puberdade é o período da vida em que as características sexuais e físicas de uma pessoa se desenvolvem e a capacidade de se reproduzir é alcançada. É chamada de puberdade precoce quando essas alterações ocorrem mais cedo do que o normal.

Considera-se que isso ocorre quando o corpo de uma criança começa a se tornar o de um adulto antes dos 8 anos de idade no caso de mulheres e 9 anos no caso de homens. Às vezes, a puberdade precoce é simplesmente uma variante do crescimento normal. Em outros, pode ser devido a infecções, distúrbios hormonais ou genéticos, tumores ou anormalidades cerebrais.

Para falar sobre esse tópico, entrevistamos o Dr. Mario Vega Carbó, especialista em endocrinologia que atualmente trabalha como endocrinologista no Centro Médico de Santa Fe e no Escritório Vega & Vado.

Doutor Mario,
1. Quais são os principais sinais da puberdade precoce?

Alguns dos sinais frequentes são: aparecimento de pêlos pubianos e nas axilas, crescimento rápido da altura, acne e odor corporal quando adulto. No caso das meninas, pode haver um desenvolvimento avançado das mamas e sangramento vaginal, e nos meninos um crescimento dos testículos e pênis, crescimento muscular, espessamento da voz e pelos faciais.

2. Por que a puberdade precoce é gerada?

Em alguns casos, o processo de desenvolvimento do corpo ocorre normalmente, apenas antes do habitual. Isso se chama Puberdade Precoce Central e geralmente não tem causa aparente ou problema médico oculto.

Raramente, pode ser devido a um tumor, lesão cerebral ou medula espinhal, exposição a radiação, inflamação ou doenças como meningite, síndrome de McCune-Albright, hiperplasia adrenal congênita ou hipotireoidismo.

Por outro lado, se o desenvolvimento inicial do corpo é uma conseqüência da produção prematura de hormônios sexuais, isso é conhecido como Puberdade Precoce Periférica. Pode ser devido a problemas nos ovários, testículos, glândulas pituitárias ou glândulas supra-renais.

Outra causa pode ser a exposição externa a hormônios sexuais, como o uso de cremes ou pomadas de estrogênio ou testosterona.

3. Como essa condição é detectada?

Em vista de seus sintomas, o histórico clínico e familiar do paciente é geralmente analisado e é realizado um exame físico e de sangue para verificar os níveis hormonais. Uma tomografia computadorizada ou ressonância magnética do cérebro ou abdômen podem ser realizadas para descartar tumores e um raio-x para verificar se os ossos estão crescendo muito rápido.

4. Qual é o seu tratamento?

A terapia dependerá da causa da puberdade precoce. Se for uma conseqüência de um tumor, ele será removido por cirurgia. Se for devido a uma secreção precoce de hormônios sexuais, medicamentos podem ser prescritos para retardar seu desenvolvimento. Se é uma conseqüência do uso de cremes de estrogênio ou testosterona, seu uso deve ser evitado.

5. Que outras complicações a puberdade precoce pode trazer?

Crianças com essa condição podem ser curtas quando atingem adultos. Isso ocorre porque seus ossos amadurecem mais rápido que o normal e interrompem seu crescimento mais cedo. O tratamento precoce pode ajudá-los a serem mais altos.

Por outro lado, a puberdade precoce pode gerar problemas sociais e emocionais na criança, sentindo-se diferente do desenvolvimento antes de seus pares. Isso pode afetar sua auto-estima e aumentar os riscos de depressão. Se necessário, é recomendável procurar apoio psicológico.

Capítulo 160. Puberdade atrasada

É chamado de atraso ou puberdade atrasada, quando não começa antes dos 13 anos de idade em meninas e 14 em meninos. A puberdade é o período da vida em que as características sexuais e físicas de uma pessoa se desenvolvem e a capacidade de se reproduzir é alcançada.

No caso da puberdade tardia, essas alterações podem não ocorrer ou progredir muito lentamente. Isso é mais comum em homens do que em mulheres. Na maioria dos casos, a criança se desenvolve mais tarde que seus pares, mas a maturação sexual ocorre normalmente. Em outros, o atraso pode ser devido a infecções, distúrbios hormonais ou genéticos, tumores, problemas alimentares ou outras doenças.

Para falar sobre esse tópico, entrevistamos o Dr. Mario Vega Carbó, especialista em endocrinologia responsável pelo escritório Vega & Vado.

Doutor Mario,
1. Quais são os principais sinais de uma puberdade atrasada?

Nos homens, os sinais típicos incluem a ausência de crescimento testicular aos 14 anos, o pênis é pequeno e imaturo, há pouco crescimento de pelos, o corpo permanece magro e curto e a voz permanece aguda.

Nas mulheres, os principais sintomas são a ausência de desenvolvimento mamário aos 13 anos e a menstruação aos 16. Geralmente, não há pelos pubianos, o útero não se desenvolveu, a altura é curta e o crescimento é lento.

2. Por que a puberdade atrasada ocorre?

Às vezes, é simplesmente uma variante do crescimento normal, que pode ser herdada. Em outros, pode ser causado por condições crônicas, como diabetes, hipogonadismo, doença celíaca, doença inflamatória intestinal, deficiências renais ou hepáticas, distúrbios autoimunes ou genéticos,

517

anemia, fibrose cística ou tumores na glândula pituitária ou no hipotálamo.

Nos homens, também pode ser causado por trauma, infecções ou lesões nos testículos ou por sua ausência. Nas mulheres, é uma consequência de distúrbios alimentares, como bulimia ou anorexia, ou magreza extrema.

Finalmente, também pode ocorrer em adolescentes que se exercitam excessivamente ou que receberam radioterapia ou quimioterapia em tratamentos contra o câncer.

3. Como essa condição é detectada?

Em vista de seus sintomas, o histórico clínico e familiar do paciente é geralmente estudado e é realizado um exame físico e de sangue para verificar os níveis hormonais e uma análise cromossômica. Uma tomografia computadorizada ou ressonância magnética do cérebro ou abdômen podem ser realizadas para descartar tumores, ultrassonografia dos órgãos genitais e um raio-x para determinar o nível de maturidade óssea.

4. Qual é o seu tratamento?

A terapia depende da causa da puberdade tardia. Se houver um histórico familiar de atraso maturacional, o tratamento geralmente não é necessário e ele começa sozinho com o tempo. Se necessário, hormônios sexuais (testosterona ou estrogênio) podem ser aplicados para iniciar o processo. Se o atraso for uma consequência de um tumor, ele será removido por cirurgia. Se for causado por outra doença subjacente, deve ser tratado.

5. Que outras complicações a Puberdade Atrasada pode trazer?

O baixo nível de hormônios pode causar problemas de ereção ou menopausa precoce, infertilidade e osteoporose. Esse distúrbio pode gerar problemas sociais e emocionais na criança, sentindo-se diferente porque não se desenvolve da mesma forma que seus pares, o que pode afetar sua auto-estima e aumentar os riscos de depressão. Se necessário, é recomendável procurar apoio psicológico.

Capítulo 161. Cuidados e tratamentos da Síndrome de Turner

A síndrome de Turner (ST) é uma condição genética que algumas mulheres sofrem, causada pela ausência ou anormalidade do cromossomo X. É uma patologia frequente que afeta 1 em cada 2.500 pessoas do sexo feminino, sem conhecer seus Causas

Entre outros sintomas, aqueles que sofrem com isso geralmente têm uma altura menor que o normal e insuficiência ovariana, com falta de características sexuais secundárias. Eles também podem ter doenças cardíacas congênitas, anormalidades renais, doenças do ouvido médio e interno e anormalidades esqueléticas.

Do ponto de vista físico, outros sinais visíveis da síndrome de Turner são o baixo implante das orelhas, pescoço curto ou alado, peito largo, palato estreito, dedos e unhas pequenos, mãos e pés gordos, mandíbula inferior e pálpebras caídas.

Para saber mais sobre essa condição, consultamos o Dr. Mario Vega Carbó, especialista em endocrinologia, responsável pelo escritório Vega & Vado.

Doutor Mario,
1. Como é detectada a síndrome de Turner?

O ST pode ser diagnosticado em qualquer estágio da vida, mesmo antes do nascimento, se uma análise cromossômica for realizada durante um exame pré-natal. A baixa estatura é a manifestação mais frequente. No entanto, em muitos casos, as anomalias derivadas da síndrome podem se tornar muito sutis e podem não ser notadas antes dos 11 anos de idade.

Em geral, se isso acontecer, a análise é realizada tardiamente, quando o adolescente consulta, por exemplo, a ausência de menstruação ou uma mulher adulta devido à infertilidade.

2. Além dos sinais físicos visíveis, que outros sintomas as mulheres com ST têm?

Quando chegam à adolescência, podem apresentar infantilismo sexual, não desenvolver mamas e ter períodos menstruais ausentes ou muito leves. Também sofrem de secura vaginal, dor durante a relação sexual e infertilidade.

Em geral, pacientes com ST têm inteligência normal, embora em alguns casos possam apresentar alguma deficiência intelectual e déficit de aprendizado.

3. O ST também tem outras consequências para a saúde?

Mulheres com síndrome de Turner são mais suscetíveis a problemas cardíacos, renais, tireoidianos e de fertilidade. Além disso, eles podem ter um desenvolvimento neurocognitivo específico e maior incidência de doenças autoimunes.

Por outro lado, eles são mais propensos a perda auditiva, pressão alta, diabetes, osteoporose, catarata, estrabismo, obesidade e depressão.

4. Qual é o tratamento de ST?

O hormônio do crescimento pode ajudar uma garota com síndrome de Turner a aumentar sua altura. Por sua vez, o estrogênio e outros hormônios também estimulam o desenvolvimento dos seios, pêlos pubianos e outras características sexuais.

Seu uso também melhora a atividade motora fina, memória verbal e de trabalho, atenção, visualização, autopercepção e memória. Em suma, nesses pacientes, uma terapia de reposição hormonal é essencial para garantir uma feminização e adaptação social convenientes, melhorar a função cognitiva e evitar a síndrome metabólica derivada da insuficiência ovariana precoce.

5. As mulheres com ST podem ter filhos e levar uma vida normal?

Existem técnicas de reprodução disponíveis que podem permitir que elas engravidem. Em qualquer caso, a gravidez deve ser discutida com o médico especialista, devido à alta incidência de malformações fetais e casos de mortalidade materna.

No entanto, através de técnicas especiais de fertilidade assistida e usando um óvulo doado, já é possível que elas possam engravidar em seu próprio útero.

Por outro lado, com os controles certos, as mulheres com Síndrome de Turner podem ter uma vida completamente normal.

Capítulo 162. Hiperidrose e transpiração excessiva

A hiperidrose é uma condição para a qual uma pessoa transpira excessivamente, mesmo quando a temperatura está baixa e ela não realiza nenhuma atividade física.

A transpiração é a maneira pela qual o corpo regula a temperatura corporal. Através dele eliminamos água, sais minerais e toxinas. O suor ocorre principalmente sob os braços, pés e palmas das mãos. Quando misturado com as bactérias encontradas na superfície da pele, pode gerar um cheiro ruim.

As pessoas transpiram mais quando está quente, quando se exercitam, quando estão com febre ou em resposta a situações que as deixam nervosas, zangadas, ansiosas, envergonhadas ou com medo.

No entanto, se você suar excessivamente, pode ser devido a um distúrbio da tireóide ou do sistema nervoso, uma diminuição no açúcar no sangue ou outro problema de saúde.

Para saber mais sobre esse assunto, consultamos o Dr. Mario Vega Carbó, especialista em endocrinologia, com mais de 20 anos de experiência.

Doutor Mario,
1. Qual é a causa dessa condição?

A hiperidrose é uma transpiração exagerada que ocorre sem motivo aparente. Quando afeta as mãos, pés e axilas, é conhecida como hiperidrose primária e, na maioria dos casos, sua causa é desconhecida, o que parece ser hereditário. Se a transpiração é uma consequência de outras doenças, é chamada de hiperidrose secundária e pode ocorrer em todo o corpo ou apenas em uma área específica.

2. Que outras doenças podem causar esse distúrbio?

Acromegalia, condições de ansiedade, câncer, síndrome carcinóide, abuso de certos medicamentos e substâncias, consumo de álcool, diabetes, problemas de tireóide, menopausa, doença de Parkinson, tuberculose, infecções e algumas doenças pulmonares, nervosas ou cardíacas podem causar hiperidrose.

3. Quais são os seus principais sintomas?

Além da transpiração excessiva, o paciente pode apresentar um forte odor corporal, perda de peso ou apetite, dor no peito, batimentos cardíacos rápidos e muito intensos, náusea, falta de ar, tontura, infecções de pele e febre.

4. Como você diferencia a transpiração normal da transpiração excessiva?

No caso da hiperidrose, o suor excessivo ocorre mesmo a temperaturas moderadas e sem atividade física. A pessoa geralmente tem halos de transpiração debaixo dos braços, manchas de umidade nas roupas e gotas de suor escorrem pelo rosto, afetando sua vida normal. As mãos ficam pegajosas, frias e molhadas, e os pés e sapatos também ficam molhados e cheiram mal. Para aqueles que sofrem desta condição, isso acontece pelo menos uma vez por semana.

5. Como esta doença é diagnosticada?

Para corroborar os sinais de suor visível, testes de amido e iodo ou testes em papel podem ser realizados para confirmar o diagnóstico. Exames de sangue e urina e outros estudos também podem ser feitos para analisar o funcionamento da glândula tireóide e procurar tumores e outras condições que possam ser a causa desse problema.

6. Qual é o tratamento para a hiperidrose?

Se houver uma condição preexistente, essa doença deve ser tratada. A transpiração excessiva pode ser controlada com poderosos antitranspirantes, que obstruem os dutos de suor. Esses produtos devem conter altas doses de cloreto de alumínio, que é aplicado nas áreas afetadas e pode irritar a pele.

Certos medicamentos que impedem a estimulação das glândulas que causam transpiração também podem ser prescritos. Eles geralmente têm efeitos colaterais, como secura, visão turva, problemas na bexiga e não são adequados para todas as pessoas. Alguns cremes de glicopirrolato podem ajudar a controlar a transpiração do rosto e da cabeça.

Outra terapia disponível é conhecida como iontoforese, que usa eletricidade para desativar temporariamente as glândulas sudoríparas.

Por seu turno, as injeções de Botox são usadas no tratamento das axilas, pés e mãos, bloqueando os nervos que estimulam a transpiração.

Em casos graves, é possível realizar uma cirurgia para remover as glândulas nas axilas ou uma simpatectomia para desconectar os nervos responsáveis pela superprodução de suor.

7. Que outras recomendações são fornecidas para esses casos?

A hiperidrose intensa pode causar interrupção das atividades normais do paciente e causar sofrimento emocional, depressão, ansiedade e retraimento social. Portanto, pode ser necessário acompanhar a terapia com um tratamento psicológico.

Além do uso de antitranspirantes e do banho regular, também é recomendável usar roupas leves de materiais naturais, como algodão, lã e seda e sapatos de couro, que permitam respirar a pele.

É importante ventilar os pés, trocar as meias com frequência, evitar alimentos apimentados e exposição ao sol, além do consumo de álcool e café. Além disso, podem ser utilizados adesivos axilares que absorvem a transpiração e protegem as roupas.

Finalmente, é aconselhável praticar técnicas de relaxamento, como ioga ou meditação, que ajudam a controlar o estresse causado pela transpiração.

Capítulo 163. Diabetes tipo 1 ou diabetes juvenil

O diabetes tipo 1, também conhecido como diabetes juvenil, é um distúrbio crônico no qual o pâncreas não produz insulina suficiente. Esse hormônio é responsável pela regulação do açúcar no organismo e seu uso como fonte de energia nos músculos e outros tecidos.

Sua falta faz com que um excesso de glicose permaneça no sangue, o que pode causar sérios problemas no coração, olhos, rins, nervos e pés.

O diabetes tipo 1 geralmente aparece durante a infância, embora também possa ocorrer na adolescência e na idade adulta. Embora não tenha cura, pode ser controlado com tratamento, dieta adequada, exercício físico regular, perda de peso e medicamentos.

Para saber mais sobre esse assunto, entrevistamos Mario Vega Carbó, endocrinologista, com mais de 20 anos de experiência.

Doutor Mario,
1. O que causa o diabetes tipo 1?

As razões que causam isso não são conhecidas exatamente. Na maioria dos casos, o sistema imunológico ataca por engano o pâncreas e destrói as células que produzem insulina. A doença pode ser devida à exposição a certos vírus e fatores genéticos e ambientais.

2. Quais são os seus principais sintomas?

Seus principais sinais são um aumento da fome, sede e necessidade de urinar. Outros sintomas comuns são a sensação permanente de cansaço, perda de peso sem motivo aparente, presença de feridas que levam tempo para cicatrizar, pele seca, visão turva, coceira, formigamento nos pés, irritabilidade e outras mudanças de humor.

3. Como esta doença é detectada?

Em vista de seus sintomas, geralmente é realizada uma análise do histórico médico do paciente, um exame físico e os níveis de glicose no sangue, hemoglobina e lipídios. Também é possível que sejam realizados exames de urina, osmolaridade, frequência cardíaca, pressão arterial e outros testes para confirmar o diagnóstico.

4. Qual é o tratamento da diabetes tipo 1?

A terapia envolve a aplicação de três ou mais injeções diárias de insulina para manter um nível normal de açúcar no sangue. Outra opção é o uso de uma bomba de insulina, um dispositivo do tamanho de um telefone celular que administra o hormônio continuamente por 24 horas. Para fazer isso, um tubo conecta o reservatório de insulina a um cateter, que é inserido sob a pele do abdômen.

O paciente deve aprender a medir seu nível de açúcar no sangue e realizar verificações periódicas. Com base nesses resultados, o tratamento será ajustado de acordo com as necessidades para manter um intervalo apropriado.

Se necessário, também podem ser prescritos medicamentos para pressão alta e redução do colesterol, e o uso diário de aspirina para proteger o coração.

É importante que o paciente adote um estilo de vida saudável. Nesse sentido, você deve controlar seu peso e comer uma dieta bem equilibrada, com menos calorias, carboidratos refinados e gorduras saturadas e mais frutas, vegetais e fibras. Também faça atividades físicas regularmente e evite fumar e consumir álcool em excesso. Este tratamento deve ser seguido ao longo da vida.

5. Que outras complicações esta doença pode trazer?

Pessoas com diabetes tipo 1 têm maior risco de doenças circulatórias e cardíacas; lesões nervosas; danos nos rins, olhos e pés; infecções de pele e boca; e complicações na gravidez.

6. Que outros aspectos esses pacientes devem levar em consideração?

Pessoas com diabetes tipo 1 são recomendadas para medir seus níveis de glicose antes de dirigir ou operar uma máquina. Além disso, eles usam uma pulseira ou cartão especial que indica sua condição, para notificar outras pessoas em situações de emergência.

Da mesma forma, é bom alertar familiares, amigos e colegas de trabalho e dizer-lhes como agir em uma crise. Finalmente, viver com diabetes pode ser muito estressante e causar depressão e angústia. É por isso que também é importante cuidar da saúde emocional.

Nesse sentido, eles são aconselhados a praticar meditação para libertar a mente de preocupações, fazer yoga e outras atividades relaxantes. Se necessário, também é recomendado apoio psicológico e terapêutico.

Capítulo 164. Obesidade na infância

A obesidade é uma doença crônica caracterizada pelo acúmulo excessivo de gordura no corpo, que produz um claro aumento do risco à saúde. Esse distúrbio é cada vez mais comum entre crianças e adolescentes e os leva a adquirir doenças que antes eram consideradas exclusivas para adultos, como o diabetes.

O excesso de peso está relacionado à síndrome metabólica, uma série de condições que ocorrem juntas e incluem pressão alta, níveis elevados de açúcar no sangue, excesso de gordura corporal na cintura e níveis anormais de colesterol e triglicerídeos.

Prevenção, educação e aquisição de hábitos de vida saudáveis são essenciais para o tratamento da obesidade em crianças.

Para saber mais sobre esse tópico, entrevistamos o Dr. Mario Vega Carbó, especialista em endocrinologia, com mais de 20 anos de experiência.

Doutor Mario,
1. Quais são as principais causas da obesidade infantil?

Esse distúrbio pode ser devido a várias razões, incluindo fatores genéticos, hormonais, nutricionais, sociais, culturais e hereditários. No entanto, a principal causa da obesidade na infância está relacionada ao estilo de vida.

Nas últimas décadas, o consumo de alimentos e bebidas com muitas calorias, baixa atividade física e tempo excessivo investido em telefones celulares, computadores, televisões e consoles de vídeo geraram um aumento dessa condição em crianças e adolescentes.

Por outro lado, certas doenças, o consumo de certos medicamentos e distúrbios emocionais também são algumas das possíveis causas da obesidade.

2. Quem tem mais riscos de sofrer desta doença?

Crianças que não praticam atividade física diária, que comem comidas rápidas, congeladas ou com alto teor calórico e consomem doces, refrigerantes e outras bebidas açucaradas têm maior risco de serem obesas.

O mesmo vale para aqueles que levam uma vida sedentária, aqueles que vêm de uma família de pessoas com sobrepeso e aqueles que sofrem de problemas emocionais e psicológicos.

3. Que papel o ambiente desempenha nesses casos?

O ambiente ao redor da criança é muito importante. É essencial que você tenha a possibilidade de seguir um modelo de estilo de vida saudável, com acesso a alimentos adequados e locais com espaços para recreação e exercícios. Uma das melhores estratégias para reduzir a obesidade infantil é melhorar os hábitos de todo o grupo familiar.

Nesta fase da vida, a prevenção e a educação são fundamentais, uma vez que as práticas adquiridas na infância são frequentemente mantidas ao longo da vida.

Hábitos saudáveis que começam na infância reduzem os riscos de osteoporose, excesso de peso, obesidade e outros distúrbios na idade adulta. Por outro lado, é mais provável que uma criança obesa também o seja quando crescer.

4. Como é diagnosticada a obesidade?

Geralmente, o médico realiza um exame físico da criança e compara seus valores com o Índice de Massa Corporal (IMC), para verificar se o peso é excedido com base na altura e na idade. Ele também analisa seu histórico médico, seu histórico familiar, seus hábitos alimentares e seu nível de atividade física.

531

Por outro lado, um exame de sangue pode ser necessário para medir os níveis de colesterol, açúcar, vitamina D e hormonais.

5. Qual é o seu tratamento?

A terapia geralmente aponta para a adaptação de hábitos de vida saudáveis. A primeira coisa a fazer é que a criança siga uma dieta equilibrada em que refrigerantes e junk food, como batatas fritas, hambúrgueres, salsichas, biscoitos e sorvetes, sejam reduzidos, e o consumo de frutas, vegetais, legumes e cereais seja aumentado. Integral e frutas secas.

Também é importante que você faça atividades físicas diárias, para as quais os pais devem incentivá-lo a brincar, correr, nadar, andar de bicicleta e praticar algum esporte nas horas vagas. Se a obesidade é uma consequência de outra doença, ela deve ser tratada.

Em casos graves, a cirurgia pode ser uma opção para adolescentes que não perdem peso com mudanças no estilo de vida. Geralmente, medicamentos para perda de peso não são recomendados para crianças.

6. Que outras complicações a Obesidade Infantil pode trazer?

Crianças com esse distúrbio são mais propensas a ter diabetes; hipertensão; colesterol anormal e triglicerídeos; doenças cardíacas, hepáticas e renais; problemas nos ossos e articulações; asma e apneia do sono.

Por outro lado, a obesidade também geralmente gera baixa auto-estima, depressão e problemas sociais e comportamentais.

Se necessário, é recomendável procurar apoio psicológico.

7. Que outros aspectos podem ser levados em consideração para melhorar esse distúrbio?

Para garantir o sucesso do tratamento, é importante o apoio da família e a participação de todos na terapia e na adoção de hábitos saudáveis.

Parte XI Endocrinologia em Obstetrícia

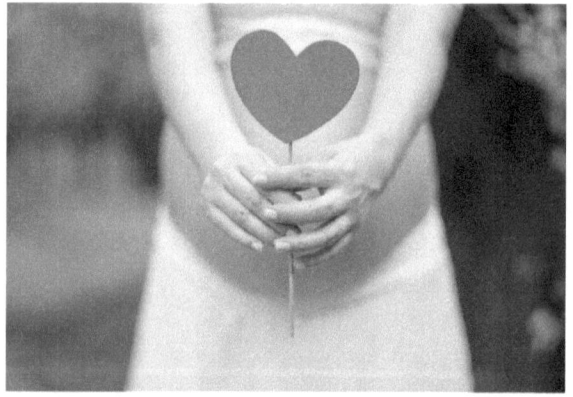

Capítulo 165. Nutrição e gravidez

El embarazo requiere de una serie de cuidados especiales entre los que se encuentra la necesidad de una alimentación saludable.todo lo que la madre come impacta en el bebé y en su normal desarrollo, ya que los nutrientes que precisa le llegan a través de la placenta.

Una dieta inadecuada incrementa los riesgos de parto prematuro, bajo peso al nacer y defectos congénitos. Por el contrario, la alimentación apropiada es uno de los pilares fundamentales del bienestar tanto de la madre como del bebé.

Para conocer más sobre este tema, entrevistamos al doctor Mario Vega Carbó, especialista en endocrinología, a cargo del Consultorio Vega & Vado.

Doutor Mario,
1. Por que a nutrição é tão importante durante a gravidez?

Uma dieta saudável e equilibrada permite que o corpo receba os nutrientes necessários para funcionar e crescer. Isso inclui proteínas, carboidratos, gorduras, vitaminas, minerais e água. Durante a gravidez, a alimentação é mais importante do que nunca, pois a necessidade de nutrientes aumenta.

Deficiências de cálcio, ferro, vitamina A ou iodo podem colocar em risco a mãe e o bebê. Pelo contrário, uma alimentação saudável ajuda a se desenvolver normalmente.

2. Como a nutrição muda durante a gravidez?

Nesta fase, a mulher precisa consumir mais ácido fólico, ferro, cálcio e vitamina D do que antes da gravidez. O ácido fólico ajuda a prevenir

535

certos defeitos congênitos; o ferro é essencial para o crescimento da criança e o desenvolvimento do cérebro; O cálcio reduz o risco de hipertensão súbita e, juntamente com a vitamina D, são importantes para a formação de ossos e dentes.

Por outro lado, durante a gravidez, a necessidade de proteína e água também aumenta, por isso é essencial manter-se sempre bem hidratado.

3. Quantos quilos devem ser ganhos durante a gravidez?

Isso dependerá da saúde e condição da mãe antes de engravidar. Se você tinha um peso normal, geralmente é estimado que você deva ganhar entre 11 e 14 kg. Se ela era muito magra, deveria subir mais. Se você estava acima do peso, deveria subir menos.

O ganho de peso deve ocorrer gradualmente durante a gravidez.

4. Quais alimentos são recomendados durante a gravidez?

Comer bem durante a gravidez não significa simplesmente comer demais. É importante prestar atenção ao que você come, sempre buscando alimentos saudáveis.

Pão fortificado e grãos integrais são importantes para obter ácido fólico suficiente. Também espinafre, alface, laranja, limão, manga, tomate, kiwi e legumes, alguns dos quais também fornecem vitamina C.

Frutas e vegetais contêm diferentes vitaminas e minerais essenciais, além de fibras para ajudar na digestão.

Enquanto isso, carnes, peixes, mariscos e ovos fornecem proteínas, vitamina B e ferro, enquanto o leite e seus derivados fornecem cálcio.

Da mesma forma, peixes, nozes, sementes e abacates fornecem gorduras saudáveis, como o Ômega-3. Por outro lado, é aconselhável beber 3 litros de água por dia.

5. Quais alimentos devem ser evitados?

Nesta fase, é importante evitar álcool, peixe com altos níveis de mercúrio, carnes processadas, como linguiças e embutidos, leite e queijos não pasteurizados, ovos crus e cafeína.

6. Os suplementos nutricionais são recomendados?

Na maioria dos casos, eles são recomendados, para garantir que as necessidades nutricionais durante a gravidez sejam bem atendidas. No entanto, esses suplementos não substituem uma dieta saudável, mas a complementam.

Capítulo 166. Obesidade e gravidez

A obesidade durante a gravidez pode afetar seriamente a saúde da mãe e do bebê. Além de prejudicar a fertilidade, o acúmulo excessivo de gordura no corpo aumenta os riscos de pressão alta, diabetes gestacional e abortos.

Por outro lado, filhos de mães obesas podem nascer com sobrepeso, defeitos congênitos e sofrer lesões durante o parto. Dieta adequada, exercício físico e exames médicos regulares podem ajudar a evitar esses distúrbios.

Para aprender mais sobre esse tópico, entrevistamos o Dr. Mario Vega Carbó, especialista em endocrinologia, com mais de 20 anos de experiência.

Doutor Mario,
1. Quando alguém é considerado obeso?

A obesidade é uma doença crônica que se caracteriza pelo acúmulo excessivo de gordura no corpo. Alguém é considerado obeso quando a porcentagem de gordura excede 25% do peso corporal nos homens e 33% nas mulheres.

A obesidade também pode ser classificada de acordo com o índice de massa corporal (IMC).

2. Como a obesidade afeta a fertilidade?

Esse distúrbio pode contribuir para o aparecimento de problemas de ovulação, períodos menstruais irregulares e abortos espontâneos. Mulheres obesas têm uma resposta mais baixa a tratamentos de infertilidade, como fertilização in vitro.

Por outro lado, a Síndrome do Ovário Policístico também está relacionada ao sobrepeso e esterilidade.

3. Como esse distúrbio afeta a gravidez?

Durante a gravidez, a obesidade aumenta os riscos de abortos e nascimentos de fetos mortos. As mulheres com esse distúrbio têm maior probabilidade de ter diabetes gestacional, uma condição na qual os níveis de açúcar no sangue são elevados e aumenta as chances de desenvolver o diabetes mellitus posteriormente.

Outras possíveis complicações são a pré-eclâmpsia, um tipo de hipertensão associada à gravidez que afeta órgãos importantes como fígado, rins e causa perda de proteínas; disfunção cardíaca e apneia do sono.

Por outro lado, a obesidade dificulta o parto vaginal e aumenta a necessidade de uma cesariana.

4. Como a obesidade afeta o bebê?

Os filhos de mulheres com esse distúrbio geralmente nascem com mais gordura corporal do que o normal, o que aumenta os riscos de síndrome metabólica e obesidade infantil.

Eles também podem ter defeitos no tubo neural, nos quais o cérebro ou a coluna não se formam adequadamente nos estágios iniciais do desenvolvimento; problemas cardíacos ou lesões durante o parto devido ao seu tamanho maior.

5. Quantos quilos devem ser ganhos durante a gravidez?

Isso dependerá da saúde e condição da mãe antes de engravidar. No caso de mulheres obesas, o ganho de peso recomendado é entre 5 e 9 quilos.

6. O que é recomendado para uma mulher obesa antes de engravidar?

Em geral, recomenda-se que você faça uma verificação pré-conceitual, para que seu médico possa recomendar um tratamento especial para alimentos saudáveis e exercícios físicos específicos para ela. Dessa forma, você pode perder peso antes de engravidar.

7. O que é recomendado para uma mulher obesa durante a gravidez?

Nestes casos, é importante que sejam realizadas verificações regulares desde o início da gravidez. Entre outros estudos, o médico pode recomendar testes para detecção precoce de diabetes gestacional e apneia obstrutiva do sono.

Por outro lado, ter uma boa nutrição, permanecer ativo e aumentar a quantidade certa de peso são formas importantes de promover uma gravidez saudável.

Durante esta fase, as dietas não são recomendadas para perder peso, pois podem reduzir os nutrientes que o bebê precisa desenvolver normalmente. Portanto, é essencial falar com um nutricionista para seguir um regime alimentar adequado.

Ao mesmo tempo, é aconselhável seguir uma rotina de exercícios físicos seguros, como caminhadas, natação, ciclismo estacionário ou ioga.

Capítulo 167. Diabetes e gravidez

A gravidez é um período da vida em que você deve ter um cuidado especial com os níveis de açúcar no sangue. O diabetes não controlado pode levar a sérias complicações de saúde durante a gravidez e o parto, tanto para a mãe quanto para o bebê.

Além da doença convencional, há outra variante dela que aparece nesta fase, conhecida como diabetes gestacional. Essa condição começa quando o corpo não pode produzir ou usar toda a insulina necessária para a gravidez.

Para saber mais sobre esse assunto, entrevistamos Mario Vega Carbó, endocrinologista, com mais de 20 anos de experiência.

Doutor Mario,
1. O que é diabetes gestacional e o que a causa?

É uma condição em que uma mulher que nunca teve diabetes começa a ter um nível alto de glicose no sangue durante a gravidez. Não se sabe ao certo o que o causa, mas sabe-se que os hormônios da placenta, que contribuem para o desenvolvimento do bebê, também bloqueiam a ação da insulina, fazendo com que o açúcar se acumule mais facilmente no sangue. O diabetes gestacional geralmente ocorre no último estágio da gravidez.

2. Quais são os sintomas do diabetes gestacional?

Geralmente não apresenta sintomas, mas é detectado durante as consultas pré-natais.

3. Quem tem mais riscos de tê-lo?

Mulheres que tiveram diabetes gestacional em uma gravidez anterior; aqueles que deram à luz bebês acima de 4 quilos; aqueles com doença cardiovascular, hipertensão ou obesidade; Aqueles que têm parentes com diabetes ou têm mais de 30 anos têm maior probabilidade de sofrer com isso. Também aqueles com distúrbios associados à resistência à insulina, como Síndrome do Ovário Policístico ou Acanthosis Nigricans.

4. O que uma pessoa com diabetes antes da gravidez deve fazer?

Se a pessoa já tem diabetes, é importante que ela controle a doença antes de engravidar. Por outro lado, durante a gravidez, devem ser realizados check-ups regulares e seguir um plano de alimentação saudável, atividade física e tratamento seguros estabelecidos por um médico especialista. É possível que os medicamentos para diabetes mudem durante a gravidez.

5. Quais distúrbios o diabetes pode gerar durante a gravidez?

Diabetes anterior pode aumentar os riscos de abortos, defeitos congênitos e pré-eclâmpsia, um tipo de pressão alta que danifica os rins e causa perda de proteínas

No caso de diabetes gestacional, como aparece no final da gravidez, quando o corpo do bebê já se formou, o dano é pequeno. No entanto, ambos os casos podem fazer com que a criança seja excessivamente grande (macrossomia) e tenha um aumento dos órgãos, distocia do ombro, hipoglicemia, problemas respiratórios e complicações metabólicas.

Além disso, bebês muito grandes têm mais riscos de ficar presos no canal do parto, sofrer ferimentos ou precisar de uma cesariana. Diabetes pode causar partos prematuros.

6. Qual é o tratamento do diabetes durante a gravidez?

Geralmente, a primeira coisa a ser feita é implementar um plano nutricional adequado e uma rotina de exercícios físicos seguros, como caminhadas, natação, ciclismo estacionário ou ioga.

A distribuição de calorias é muito importante e você deve evitar carboidratos com alto índice glicêmico e estimular o consumo de grãos integrais, frutas e legumes. É aconselhável distribuir alimentos ao longo do dia. Além disso, o paciente deve aprender a medir seu nível de açúcar no sangue e realizar controles permanentes.

Se necessário, insulina será aplicada ou medicamentos que ajudem a reduzir o açúcar no sangue, como metformina e glibenclamida, serão recomendados; no entanto, não há evidências científicas suficientes para apoiar a segurança desses medicamentos durante a gravidez.

7. Que outras complicações essa doença pode trazer?

Nos casos de diabetes gestacional, a glicemia geralmente retorna aos valores normais após o parto. No entanto, essas mulheres têm mais riscos de contrair diabetes mellitus no futuro, portanto devem continuar com os cuidados.

Durante a gravidez geralmente aumenta a produção de cetonas, ácidos presentes no sangue. Em casos graves, isso pode causar acúmulo de líquido no cérebro, ataque cardíaco e insuficiência renal, por isso deve ser monitorado.

Finalmente, os bebês de mães com diabetes gestacional também são mais propensos a sofrer de obesidade e diabetes mellitus mais tarde.

Capítulo 168. Abortos recorrentes

É definido como aborto recorrente quando ocorrem três ou mais abortos consecutivos antes de 20 semanas de gestação. Estima-se que entre 1 e 3% dos casais em idade reprodutiva sofram desse distúrbio.

Na maioria dos casos, os abortos naturais são causados por problemas cromossômicos, que fazem com que o feto não se desenvolva normalmente. Eles também podem ser uma conseqüência de doenças sistêmicas não controladas, como diabetes ou hipotireoidismo.

Para aprender mais sobre o assunto, entrevistamos o Dr. Mario Vega Carbó, especialista em endocrinologia, com mais de 20 anos de experiência.

Doutor Mario,
1. O que causa abortos recorrentes?

Em muitos casos, ocorrem sem causa aparente e, em seguida, o casal consegue conceber normalmente sem a necessidade de qualquer tratamento. Em outros, podem ser causados por um defeito congênito do feto ou problemas cromossômicos relacionados aos genes do pai ou da mãe, exposição a certas toxinas ambientais, lesões graves, infecções ou anormalidades estruturais nos órgãos reprodutivos.

Outras causas possíveis estão sendo excesso de peso; diabetes, hipotireoidismo, doença celíaca ou doença renal crônica não controlada; problemas hormonais ou imunológicos; o tabagismo; e o uso de drogas ou álcool.

2. Que porcentagens de abortos espontâneos ocorrem?

Estima-se que cerca de 50% dos óvulos fertilizados morrem espontaneamente, geralmente antes da mulher descobrir que está grávida. No caso dos reconhecidos, o percentual está entre 10 e 15%.

A maioria dos abortos naturais ocorre durante as primeiras 12 semanas de gestação.

3. Quem tem mais riscos de sofrer?

Mulheres com mais de 35 anos; aqueles que sofreram abortos anteriores; aqueles com anormalidades no útero, condições crônicas não controladas ou excesso de peso; e aqueles que fumam, bebem álcool ou usam drogas são mais propensos a sofrer.

4. Quais são os seus principais sintomas?

Alguns dos sinais mais comuns são dor ou cãibras no abdômen e hemorragias, incluindo sangramento e vazamento de líquidos ou tecidos da vagina.

5. Como é detectado?

Através de um exame pélvico, posso ver se o colo do útero se dilatou ou se tornou mais fino. Por sua vez, um ultrassom pode verificar o desenvolvimento do bebê e de seus batimentos cardíacos.

6. Qual é o seu tratamento?

Após um aborto, o tecido que sai da vagina é geralmente examinado para investigar anormalidades. Também é importante detectar se restos de placenta e embrião ainda permanecem no útero. Se eles não forem removidos do corpo naturalmente, pode ser necessário tratamento médico ou cirúrgico para removê-los.

Geralmente, as mulheres podem engravidar novamente durante o próximo ciclo menstrual após o aborto espontâneo. No entanto, eles são aconselhados a avaliar com seus parceiros se eles estão física e emocionalmente preparados para enfrentá-lo.

7. Que outras complicações esse distúrbio pode trazer?

Em alguns casos, o que é conhecido como aborto séptico, uma infecção intra-uterina grave, pode ocorrer. Entre seus sinais habituais estão febre, calafrios, corrimento vaginal com mau cheiro e peritonite.

Por outro lado, após o aborto espontâneo, algumas mulheres geralmente sentem tristeza, ansiedade, culpa e depressão. Se necessário, recomenda-se suporte terapêutico.

8. O que é recomendado em caso de abortos recorrentes?

Diante de dois ou três abortos espontâneos seguidos, é importante realizar estudos para tentar descobrir os motivos que o causam, como problemas cromossômicos ou anormalidades uterinas.

Se forem uma conseqüência de uma doença sistêmica, ela deve ser controlada e tratada antes de engravidar novamente. Por outro lado, nesses casos, é aconselhável evitar qualquer tipo de fator de risco, como consumo de álcool e drogas, cafeína, tabagismo e exposição a raios-X.

Na maioria dos casos em que não há causa aparente, o aborto espontâneo não se repete e as próximas gestações são concretizadas.

Capítulo 169. Hipotireoidismo e gravidez

O hipotireoidismo é uma doença na qual a glândula tireóide não produz hormônio tireoidiano suficiente. Esse distúrbio pode ocorrer durante a gravidez, por isso é importante estar atento a seus sintomas, pois, se não for tratado, pode causar infecções, problemas cardíacos, infertilidade, aborto espontâneo, parto prematuro e bebês com defeitos congênitos, entre outras complicações.

As condições da tireóide são particularmente comuns em mulheres em idade reprodutiva. Como seus sinais são semelhantes aos de outras patologias, algumas vezes o hipotireoidismo pode passar despercebido.

Para falar sobre esse tópico, entrevistamos o Dr. Mario Vega Carbó, especialista em endocrinologia, responsável pelo escritório Vega & Vado.

Doutor Mario,
1. Quais são os principais sintomas do hipotireoidismo?

Os sinais mais comuns são constipação, dificuldade de concentração, pele seca e pálida, inchaço na frente da garganta, fadiga, cabelos e unhas quebradiços, menstruação irregular, aumento da sensibilidade ao frio, aumento de peso, depressão, dor nas articulações e fraqueza muscular.

Se não tratada, em casos mais graves, pode haver uma diminuição do paladar e do olfato, rouquidão, espessamento da pele, batimentos cardíacos lentos e inchaço do rosto, mãos e pés.

2. Como esse distúrbio pode afetar antes e durante a gravidez?

Antes da gravidez, o hipotireoidismo pode ser a causa da infertilidade, pois impede a produção de óvulos, causa irregularidades no ciclo menstrual e aumenta os níveis de prolactina.

547

Após a concepção, aumenta o risco de aborto espontâneo, parto prematuro e pré-eclâmpsia, um tipo de pressão alta que danifica os rins e causa perda de proteínas

3. Como o hipotireoidismo pode afetar o bebê?

Nos primeiros meses de gravidez, o bebê depende da mãe para receber hormônios da tireóide. Estes desempenham um papel muito importante no desenvolvimento normal do cérebro e no crescimento do feto. Portanto, a falta desses hormônios pode causar defeitos congênitos e, com o tempo, as crianças apresentam baixo índice de inteligência e outras dificuldades de aprendizado.

4. Como o hipotireoidismo é detectado?

Um exame físico e vários estudos geralmente são feitos para medir os níveis de hormônio tireoidiano, hormônio estimulador da tireóide, colesterol e glicose e um teste de anticorpos. Outros testes especializados da glândula também podem ser necessários.

5. Qual é o seu tratamento durante a gravidez?

A terapia é semelhante à usada em pessoas não grávidas e consiste em substituir o hormônio da tireóide que está faltando no corpo pela levotiroxina. Este medicamento oral restaura níveis adequados e reverte os sinais e sintomas da doença.

Por outro lado, controles periódicos são essenciais durante o tratamento, uma vez que na dose apropriada esse medicamento não apresenta efeitos colaterais.

Por sua vez, os requisitos de levotiroxina geralmente aumentam durante a gravidez, às vezes em 25 ou 50%.

6. As vitaminas pré-natais podem influenciar o hipotireoidismo?

Sim. Tanto as vitaminas pré-natais quanto os suplementos de ferro e certos alimentos interferem na absorção do hormônio da tireóide. Portanto, recomenda-se tomar levotiroxina com o estômago vazio, uma hora antes das refeições e, em seguida, aguarde um período de duas horas para ingerir vitaminas ou suplementos.

7. Os bebês de mães com hipotireoidismo também nascerão com a doença?

Este distúrbio é muito raro em bebês e crianças. Se é transmitido geneticamente, geralmente não se manifesta até que a pessoa seja adulta.

Capítulo 170. Hipertireoidismo e gravidez

O hipertireoidismo, ou tireóide hiperativa, é uma condição na qual a glândula tireóide produz excesso de hormônio tireoidiano. Quando ocorre durante a gravidez, pode causar trabalho de parto prematuro e outras complicações, por isso é importante tratá-lo adequadamente.

Como seus sintomas iniciais podem ser confundidos com as alterações fisiológicas características da concepção, às vezes passam despercebidos ou são diagnosticados tardiamente.

O motivo mais comum de hipertireoidismo durante a gravidez é a doença de Graves, uma condição na qual o sistema imunológico produz anticorpos que atacam e danificam a tireóide.

Para falar sobre esse tópico, entrevistamos o Dr. Mario Vega Carbó, especialista em endocrinologia, responsável pelo escritório Vega & Vado.

Doutor Mario,
1. Quais são os principais sintomas do hipertireoidismo?

Seus sinais mais comuns são ansiedade, nervosismo, fadiga, dificuldade de concentração, diarréia, cabelos finos e frágeis, tremor das mãos, intolerância ao calor, aumento do apetite, sudorese, palpitações, problemas de sono e perda de peso.

Outros sintomas incluem inchaço ou crescimento anormal da tireóide, pressão alta, irritação ocular, náusea, vômito, pele quente e vermelhidão, alterações nas unhas, depressão e erupções cutâneas.

2. Como esse distúrbio afeta a fertilidade?

O hipertireoidismo pode afetar os períodos menstruais, tornando-os irregulares, pouco abundantes ou diretamente presentes. As mulheres com esta doença demoram mais tempo para engravidar e têm mais riscos, por isso é ideal que seja controlada antes de conceber.

3. Como o hipertireoidismo afeta a gravidez?

Se a doença não for tratada corretamente, pode aumentar as chances de aborto espontâneo, parto prematuro, taquicardia fetal e bebês com baixo peso ao nascer.

Além disso, pode gerar outras complicações na mãe, como pré-eclâmpsia e, em casos graves, uma tempestade tireoidiana, na qual há um aumento agudo dos sintomas de hipertireoidismo. Este último pode aparecer como resultado de uma situação de estresse, infecção, cirurgia ou trabalho de parto e requer atenção imediata, pois pode causar febre alta, diarréia, taquicardia, choque e morte.

4. Como o hipertireoidismo é tratado durante a gravidez?

A terapia dependerá da causa e da gravidade dos seus sintomas. Se a doença é leve, nenhum tratamento é necessário. Os casos moderados são geralmente tratados com medicamentos antitireoidianos, buscando a dose mínima possível, para não causar hipotireoidismo no bebê.

Por outro lado, os betabloqueadores podem ajudar a melhorar distúrbios do ritmo cardíaco, tremores e ansiedade, embora devam ser interrompidos algumas semanas antes do término da gravidez. Durante a concepção, o uso de iodo radioativo ou tratamento cirúrgico não é recomendado. Em todos os casos, é essencial o monitoramento permanente dos níveis da tireóide.

5. A terapia pode afetar o bebê?

Em doses apertadas e controladas, os medicamentos antitireoidianos não afetam o bebê ou de maneira transitória que não afeta seu desenvolvimento.

551

6. Como o hipertireoidismo afeta um recém-nascido?

A mãe com hipertireoidismo durante a gravidez pode transmiti-lo ao filho. No entanto, os sintomas geralmente desaparecem em alguns meses. Um bebê com esta doença pode ter irritabilidade, batimento cardíaco acelerado, fechamento prematuro das fontanelas, baixo ganho de peso, febre, vômito, diarréia, bócio e hipertensão intracraniana.

Capítulo 171. Prolactinoma e gravidez

O prolactinoma é um tumor hipofisário não-canceroso (benigno) que geralmente causa um nível mais alto de prolactina no sangue. Esse hormônio é responsável por estimular a produção de leite materno após o nascimento.

Esses tumores aparecem com mais frequência em pessoas com menos de 40 anos e são mais comuns em mulheres, que podem apresentar galactorréia, sensibilidade mamária, diminuição do interesse sexual, dor de cabeça, infertilidade e alterações no ciclo menstrual e no visão

Durante a gravidez, a produção de estrogênio aumenta. Isso pode causar um aumento no prolactinoma e seus sintomas associados.

Para saber mais sobre esse assunto, entrevistamos o médico cubano Mario Vega Carbó, especialista em endocrinologia clínica.

Doutor Mario,
1. Qual é o tratamento da hiperprolactinemia?

Se a condição é causada por um prolactinoma, certos medicamentos como bromocriptina ou cabergolina diminuem a produção desse hormônio e ajudam a reduzir o tamanho do tumor. No entanto, esses medicamentos podem causar náusea, vômito, congestão nasal, dores de cabeça e sonolência, entre outros efeitos colaterais.

Estes podem diminuir se o tratamento com doses baixas for iniciado e os comprimidos forem tomados durante a noite com alimentos. Nos casos em que o tumor precisa ser removido devido ao seu crescimento progressivo, cirurgia ou tratamento com radiação pode ser realizado.

2. As mulheres com prolactinoma podem engravidar?

Sim, medicamentos para o tratamento desses tumores são muito eficazes para restaurar a fertilidade. No entanto, é importante planejar a concepção com assistência médica. No caso de macroprolactinomas, a gravidez não deve ser autorizada até que haja um controle rigoroso da prolactinemia e do desenvolvimento do tumor.

3. Como é o tratamento de prolactinomas durante a gravidez?

Nos casos em que o tumor hipofisário é inferior a 10 milímetros, o tratamento medicamentoso deve ser interrompido durante a gravidez, pois o risco de crescimento de prolactinoma é mínimo.

Se for mais velho, recomenda-se continuar a terapia com bromocriptina, cujo uso não está associado a malformações fetais ou aumento da frequência de abortos ou gestações múltiplas.

Com a cabergolina no momento, não há evidências de que provoque efeitos deletérios, mas como há muito menos experiência em seu uso, é aconselhável mudar para a bromocriptina durante esse período.

Em casos de tumores muito grandes, alguns especialistas recomendam cirurgia antes da gravidez.

4. É possível realizar uma cirurgia de excisão durante a gravidez?

Sim, nos casos em que o uso de bromocriptina não funciona e o tumor continua a crescer, é possível uma ressecção transesfenoidal.

Estudos realizados até o momento não indicam que haja um aumento significativo de risco para a mãe e o feto durante a cirurgia.

5. O que acontece com a hipófise durante a gravidez?

Essa glândula aumenta de tamanho durante a gravidez, mas é normal que não cause transtornos. Nos meses após o parto, a glândula pituitária rapidamente envolve e retorna ao seu tamanho anterior.

6. Que outros aspectos devem ser levados em consideração no tratamento do prolactinoma nesses casos?

As mulheres que têm um macroadenoma secretor de prolactina devem ser submetidas a um controle rigoroso durante toda a gravidez, realizando campimetrias periódicas para avaliar anormalidades no campo visual e confirmar qualquer aumento do tumor por ressonância magnética.

Capítulo 172. Síndrome de Cushing e Gravidez

A síndrome de Cushing é um distúrbio causado pela exposição prolongada a um excesso do hormônio cortisol, produzido pelas glândulas supra-renais.

Entre outras condições, essa doença geralmente causa esterilidade e períodos menstruais irregulares ou inexistentes nas mulheres, portanto, não é comum ocorrer durante a gravidez.

No entanto, quando parece perigosamente aumentar os riscos de mortalidade, tanto da mãe quanto do bebê, é importante detectá-lo a tempo e controlá-lo adequadamente.

Para saber mais sobre esse assunto, entrevistamos Mario Vega Carbó, especialista em endocrinologia com mais de 20 anos de experiência.

Doutor Mario,
1. O que causa a síndrome de Cushing?

A causa dessa condição geralmente ocorre devido a um tumor benigno na hipófise ou ao uso crônico de glicocorticóides e outros medicamentos para tratar doenças inflamatórias, como asma e artrite reumatóide.

Outra causa são anormalidades nas glândulas supra-renais.

2. Quais são os seus principais sintomas?

Os sinais usuais desse distúrbio são obesidade no meio e na parte superior do corpo e rosto arredondado e vermelho. Outros sintomas são braços e pernas finos, estrias roxas, pele fina e frágil, recuperação lenta de cortes e contusões fáceis.

3. Como essa condição médica é detectada durante a gravidez?

Às vezes, seu diagnóstico é difícil, porque muitas de suas características clínicas, como hipertensão, diabetes gestacional e edema, são confundidas com as mudanças na gravidez.

Nesse contexto, é importante prestar atenção especial às manifestações dermatológicas, como estrias violetas espessas, acne, hirsutismo, alopecia e má cicatrização, relacionadas à Síndrome de Cushing, mas não tanto na gravidez.

4. Como essa doença afeta a fertilidade?

A síndrome de Cushing pode causar esterilidade em ambos os parceiros. Nas mulheres, altos níveis de cortisol interferem no funcionamento dos ovários e podem interromper ou tornar irregulares os períodos menstruais. Portanto, pacientes com esse distúrbio geralmente têm dificuldade em engravidar.

5. Como a síndrome de Cushing afeta a gravidez?

Esta doença aumenta perigosamente os riscos da mãe e do bebê. Nestes casos, existem mais possibilidades de abortos espontâneos e nascimentos prematuros.

Além disso, os riscos de pré-eclâmpsia, diabetes gestacional, edema pulmonar, insuficiência cardíaca e infecções com um processo de cicatrização mais lento aumentam na mãe. No bebê, pode haver restrição de crescimento intra-uterino e infecção pós-natal.

6. Qual é o tratamento durante a gravidez?

A terapia dependerá do que está causando o excesso de cortisol no organismo. Se o motivo for um tumor, em casos leves, é recomendável adiar a cirurgia de remoção após o parto. Se necessário, será realizado o mais rápido possível para reduzir os riscos.

Se a síndrome é causada por algum medicamento, a dose pode ser reduzida ou alterada para um similar que não produz esses sintomas.

Existem diferentes medicamentos para controlar a produção excessiva de cortisol, o que seria seguro para a mãe e o feto.

7. Se a mãe tiver Síndrome de Cushing durante a gravidez, o bebê também a terá?

Muito raramente, as pessoas herdam uma tendência a sofrer tumores nas glândulas endócrinas, o que afeta os níveis de cortisol e causa essa doença.

Parte XII Endocrinologia em Geriatria

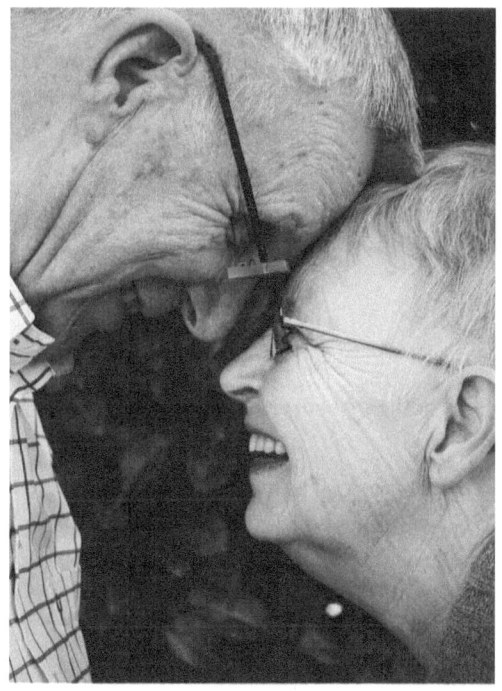

Capítulo 173. Endocrinopatias em idosos

O envelhecimento é um processo gradual, heterogêneo e irreversível, que implica uma diminuição das capacidades dos diferentes órgãos e sistemas do corpo e um declínio fisiológico geral. Implica uma série de modificações morfológicas, funcionais, bioquímicas e psicológicas que também afetam as glândulas endócrinas e seu desempenho normal.

Ao longo dos anos, os órgãos se tornam menos sensíveis aos hormônios e a quantidade de substâncias produzidas pode variar. Isso pode levar ao aparecimento de doenças crônicas, como diabetes, hipotireoidismo, hipertireoidismo, hipogonadismo, sarcopenia e obesidade, que podem causar sérios danos à saúde.

Para aprender mais sobre esse assunto, entrevistamos Mario Vega Carbó, endocrinologista e mestre em longevidade satisfatória, com mais de 20 anos de experiência.

Doutor Mario,
1. Que mudanças naturais ocorrem com o envelhecimento?

À medida que envelhecemos, há várias mudanças progressivas entre as quais a diminuição da síntese de proteínas; a perda de massa muscular e força, com a consequente diminuição da força; diminuição da densidade óssea e esclerose progressiva das artérias e tecido conjuntivo.

Isso causa maior fragilidade corporal, o que pode levar à imobilidade, ao aparecimento de doenças e ao aumento da vulnerabilidade geral.

2. Como o sistema endócrino muda com a idade?

Com o envelhecimento, as glândulas endócrinas e sua produção hormonal sofrem variações importantes. A glândula pituitária, por exemplo, fica menor e diminui ligeiramente a liberação do hormônio do crescimento e da prolactina.

Quanto à tireóide, ao longo dos anos o metabolismo diminui, enquanto no hipotálamo o hormônio antidiurético tende a aumentar, o que predispõe à hiponatremia.

Em relação ao pâncreas, há uma diminuição na sensibilidade à ação da insulina. Por outro lado, as glândulas supra-renais diminuem a produção de aldosterona, cortisol e glicocorticóides, resultando em tonturas e perda da capacidade de tolerar o estresse.

Enquanto isso, os níveis de hormônio da paratireóide tendem a aumentar, contribuindo para a perda de massa óssea e aumentando os riscos de osteoporose.

Finalmente, as glândulas sexuais reduzem os níveis de estrogênio e testosterona, gerando a interrupção definitiva da menstruação, infertilidade e diminuição da capacidade erétil nos homens.

3. Quais são os distúrbios endócrinos mais frequentes durante a velhice?

Os mais comuns são aqueles relacionados ao pâncreas e tireóide.

Estima-se que mais de 50% das pessoas com mais de 80 anos tenham intolerância à glicose. Além da diminuição progressiva da secreção de insulina, o aumento da resistência periférica devido à inatividade física, o aumento da gordura abdominal e a diminuição da massa magra contribuem para a deterioração do seu metabolismo.

Por outro lado, a disfunção tireoidiana é comum à medida que você envelhece. Além disso, muitos idosos não recebem cálcio suficiente e apresentam deficiência de vitamina D, o que resulta em hiperparatireoidismo secundário associado à fraqueza muscular, o que aumenta o risco de quedas.

4. Quais doenças endócrinas merecem atenção especial em idosos?

Algumas condições a serem observadas são: Diabetes, Hipotireoidismo, Hipertireoidismo, Hipogonadismo, Câncer de Tireóide, Obesidade, Hiperparatireoidismo, Sarcopenia e Osteoporose, entre outras.

5. Que outros aspectos interferem na ocorrência de doenças crônicas em adultos mais velhos?

Além dos fatores genéticos e etários, existem outros aspectos externos importantes a serem considerados, como nutrição, falta de atividade física, consumo de álcool e tabagismo, que favorecem o aparecimento de patologias.

Capítulo 174. Nutrição em idosos

Comer bem e se exercitar regularmente é importante em todas as fases da vida, mas torna-se ainda mais essencial durante a velhice permanecer saudável e ativo. Comer uma dieta saudável e equilibrada é essencial para o corpo obter os nutrientes necessários para funcionar.

Além disso, isso também ajuda a controlar o peso e prevenir doenças, como osteoporose, pressão alta, problemas cardíacos, diabetes e alguns tipos de câncer. No entanto, os requisitos nutricionais não são os mesmos para todas as idades.

Para saber o que as pessoas mais velhas precisam consumir, entrevistamos o Dr. Mario Vega Carbó, especialista em endocrinologia clínica.

Doutor Mario,
1. Como as necessidades alimentares mudam com a idade?

Os adultos mais velhos precisam de menos calorias do que nos anos anteriores, mas precisam de muitos nutrientes. Portanto, os alimentos que consomem devem ser ricos em vitaminas, minerais, proteínas e fibras, com ênfase especial na variedade. Por exemplo, nesta fase, é muito importante consumir cálcio e vitamina D para cuidar dos ossos e fibras para evitar problemas estomacais e intestinais.

Também de ferro, pois sua deficiência é muito comum em idosos e causa anemia e outros distúrbios.

2. Que tipos de alimentos são recomendados para adultos mais velhos?

Dentro da dieta, eles são aconselhados a incluir frutas e legumes; grãos integrais, como aveia, pão e arroz; leite desnatado e laticínios; queijo de baixa caloria; peixe, marisco, carnes magras, aves e ovos; e nozes, feijões e sementes.

Por outro lado, é importante que eles consumam alimentos com baixo teor de gordura saturada, gordura trans, colesterol, sal (sódio) e adição de açúcar; e beba bastante líquido.

3. Quantas calorias médias um adulto mais velho precisa comer por dia?

A quantidade de calorias dependerá da idade, sexo e nível de atividade da pessoa. Para uma mulher com mais de 50 anos, estima-se que ela deva consumir em média entre 1.600 e 2.000 calorias por dia, enquanto em um homem isso varia entre 2.000 e 2.800. Quanto mais ativo você for, mais calorias precisará.

4. O que pode ser feito com os idosos que têm problemas para comer?

Se o paciente tiver problemas para mastigar, é importante que ele seja examinado por um dentista. Se você tem prótese, ela pode não se encaixar bem ou você pode ter ferido as gengivas.

Se você tiver problemas para engolir, tente beber bastante líquido com alimentos. Eles também podem ser oferecidos purês, sucos, cremes, carne picada e alimentos macios em geral. Se você perdeu o paladar e o olfato, pode adicionar cor e textura aos pratos e usar temperos extras, ervas ou suco de limão para dar mais sabor. Se você não estiver com fome, tente exercitar-se para aguçar o apetite.

5. Quais bebidas são recomendadas para adultos mais velhos?

Os idosos são mais vulneráveis à desidratação. Portanto, é importante que eles bebam muita água e sucos de frutas, de preferência fora das refeições e em pequenas quantidades. Além disso, beba leite e iogurte. É aconselhável evitar o consumo de chá e café, porque eles alteram o sono e são diuréticos.

No caso de beber álcool, apenas um copo de vinho tinto por dia é recomendado se os medicamentos não estiverem sendo tomados.

6. Como a má alimentação afeta os idosos?

Uma dieta pobre enfraquece o sistema imunológico, aumentando o risco de infecções; causa cicatrização retardada da ferida; e gera perda de massa muscular e óssea, aumentando as chances de quedas e fraturas, entre outros problemas.

7. Que outras recomendações são importantes nesta fase?

Os idosos são aconselhados a comer devagar e mastigar bem os alimentos. Além disso, se possível, coma pelo menos 5 vezes ao dia.

Além disso, é importante que eles permaneçam ativos e realizem pelo menos 150 minutos de exercício durante a semana. A atividade pode ser dividida em sessões de 10 minutos, várias vezes ao dia.

Capítulo 175. Sarcopenia e fraqueza muscular

A sarcopenia é uma perda progressiva e generalizada de massa e potência muscular que ocorre durante o envelhecimento. Embora a fraqueza e o esgotamento da força física sejam uma consequência normal do passar dos anos, quando ocorre de maneira acelerada, pode ser devido a outros fatores.

Essa doença afeta principalmente pessoas fisicamente inativas, embora também possa ocorrer nas pessoas idosas que se exercitam regularmente.

Entre outros distúrbios, a sarcopenia pode dificultar a realização de tarefas diárias, reduzir a velocidade dos movimentos e aumentar as chances de quedas e lesões.

Para aprender mais sobre esse assunto, entrevistamos Mario Vega Carbó, endocrinologista e mestre em longevidade satisfatória, com mais de 20 anos de experiência.

Doutor Mario,
1. Como a massa muscular é afetada ao longo dos anos?

A massa muscular diminui gradualmente entre 3 e 8% a cada década após os 30 anos, e o processo acelera após os 60 anos. Isso resulta em uma perda progressiva de força que é natural. Esse processo geralmente é acompanhado por outras alterações físicas, como o aumento do tecido adiposo, que aumentam os riscos de sofrer de hipertensão, diabetes, obesidade e problemas cardiovasculares.

2. O que causa sarcopenia e quem afeta?

As razões que a causam são variadas. Além do envelhecimento, outras causas possíveis são ingestão limitada ou desequilibrada de alimentos, estilo de vida sedentário, falta de exercício físico e descanso excessivo. Também pode ser uma consequência de fatores genéticos, problemas hormonais, perda de peso, outras doenças ou o consumo de certos medicamentos.

Estima-se que a sarcopenia afete 30% das pessoas com mais de 60 anos e 50% das pessoas com mais de 80 anos.

3. Como esse distúrbio é detectado?

Diante de seus sintomas, a massa muscular é geralmente medida com avaliações de peso, altura e perímetros, e é realizada uma bioimpedanciometria, que avalia a quantidade de água, gordura e músculo contida em uma pessoa. Além disso, são realizados testes de força e desempenho físico.

4. Qual é o seu tratamento?

Geralmente, a terapia aponta para mudanças no estilo de vida do paciente. Isso inclui nutrição adequada e exercícios de resistência programados.

A dieta recomendada para uma pessoa com sarcopenia deve ser equilibrada, mas também deve conter uma boa quantidade de proteína, incluindo laticínios, carne, ovos e peixe. Quanto ao exercício, deve ser progressivo e personalizado, com o objetivo de fortalecer principalmente os membros inferiores.

Por outro lado, estão sendo estudadas terapias com testosterona, desidroepiandrosterona e hormônio do crescimento, embora seus resultados ainda não sejam totalmente claros nas flores e possam causar certos efeitos colaterais indesejados.

5. Que outras complicações esta doença pode trazer?

Pessoas com sarcopenia geralmente têm dificuldade em se mover, levantar de uma cadeira, subir escadas ou caminhar em um ritmo leve, o que aumenta o risco de quedas e fraturas.

567

As complicações resultantes de uma queda constituem a sexta principal causa de morte em pessoas com mais de 65 anos de idade, portanto, devem ser tomados os devidos cuidados.

Por outro lado, essa condição geralmente aumenta os riscos de sofrer outras doenças crônicas, como osteoporose e diabetes.

Além disso, a sarcopenia pode causar incapacidade, independência funcional e afetar profundamente a qualidade de vida de uma pessoa, por isso é importante preveni-la e detectá-la precocemente.

6. Que outros aspectos esses pacientes devem levar em consideração?

Dieta adequada e atividade física regular, incluindo exercícios para fortalecer os músculos, são essenciais para prevenir a sarcopenia, manter a boa forma e permanecer ativo. Isso dá aos idosos mais independência e lhes permite lidar melhor com as doenças crônicas, caso sofram delas.

Pelo contrário, a falta de atividade física faz com que a massa muscular continue diminuindo, agravando os sintomas.

Capítulo 176. Osteoporose em idosos

A osteoporose é uma doença que afina e enfraquece os ossos, tornando-os quebradiços e quebrando facilmente. Nos idosos, essa doença pode reduzir a qualidade de vida, dificultando a realização de tarefas diárias, diminuindo a velocidade dos movimentos e aumentando as chances de quedas e lesões.

Também pode causar curvatura anormal da coluna, perda de tamanho e abdome proeminente, além de gerar dor aguda e crônica, desconforto respiratório, depressão e diminuição da autoestima. A osteoporose afeta especialmente os ossos do quadril, coluna e punho.

Para saber mais sobre esse tópico, consultamos o Dr. Mario Vega Carbó, especialista em endocrinologia e medicina de família, responsável pelo escritório Vega & Vado.

Doutor Mario,
1. Quem tem mais riscos de contrair osteoporose?

Essa condição é mais comum em mulheres idosas que praticam pouca atividade física, consomem poucos laticínios, são fumantes e têm histórico familiar relacionado a essa condição.

Também naquelas pessoas que consomem certos medicamentos, como corticosteróides, heparina, lítio ou diuréticos, e naquelas que sofrem de insuficiência renal e doenças inflamatórias, reumáticas, hepáticas e endócrinas.

2. Como a massa muscular é avaliada em idosos?

É analisado por exames clínicos e físicos, e com testes de velocidade de caminhada, equilíbrio, elevação de cadeira e subida de escada, entre outros.

3. Quais aspectos aumentam o risco de fraturas?

As chances aumentam se não for consumido cálcio e vitamina D suficientes ou se não forem absorvidos adequadamente pelo organismo. Os riscos também aumentam com o passar dos anos e com o consumo de álcool, tabagismo, falta de exercício e peso corporal, desnutrição, certos medicamentos como prednisona e cortisona e distúrbios alimentares.

4. Quais são as consequências das fraturas da osteoporose?

Essas fraturas têm alta prevalência em idosos e aumentam o risco de morte por doença, causam perda de independência, deterioração na qualidade de vida e alto custo em recursos.

Além disso, uma fratura devido à osteoporose aumenta os riscos de sofrer outra no próximo ano, principalmente no quadril.

5. Qual a importância da vitamina D na prevenção da osteoporose?

A vitamina D melhora a função muscular e evita o risco de mais quedas e fraturas.

6. O que causa seu déficit em idosos?

Nos idosos, isso pode ser causado por pigmentação e envelhecimento da pele, uma vez que, após 60 anos, 70% da produção de vitamina D. diminui.Também pode ser devido à baixa ingestão, síndrome de má absorção, doença celíaca, pancreatite crônica, gastrectomia, anticonvulsivantes e glicocorticóides.

7. Qual é o tratamento da osteoporose na terceira idade?

Como primeiro passo, recomenda-se manter hábitos de vida saudáveis, como uma dieta equilibrada, rica em cálcio e exercícios diários, com controle para evitar inchaços e quedas. Além disso, é aconselhável evitar tabaco e consumo excessivo de álcool.

Por outro lado, os idosos podem precisar de suplementos de cálcio e vitamina D e medicamentos para fortalecer os ossos. Entre os últimos estão os bisfosfonatos, moduladores de estrogênio e receptores de estrogênio, que impedem a perda óssea. Por outro lado, a teriparatida estimula a formação de novos tecidos. Se houver um problema endócrino, hepático ou outro que cause osteoporose, ele também deve ser tratado.

8. Qual a importância de prevenir quedas em idosos?

Prevenção é vital. Estima-se que 35% dos idosos caiam por ano, causando dormência nas articulações, fragilidade, perda de independência e maiores chances de acabar em um asilo.

9. Quais fatores aumentam o risco de queda?

Alguns fatores que aumentam os riscos são fraqueza muscular, histórico de quedas, distúrbios da marcha, instabilidade, problemas visuais ou cognitivos, depressão, uso de certos medicamentos e idade superior a 80 anos.

10. Que medidas preventivas podem ser tomadas para evitar quedas?

Nos casos de risco, é importante fazer modificações de segurança em casa, eliminando possíveis obstáculos e melhorando a iluminação dos ambientes; e usar calçados adequados. Também exercite-se com segurança, coma saudável, evite tabaco e álcool, durma bem e consuma quantidades adequadas de vitamina D.

Por outro lado, a polifarmácia e o uso de drogas psicotrópicas devem ser reduzidos e protetores de quadril devem ser utilizados.

Capítulo 177. Obesidade em idosos

A obesidade é um distúrbio crescente que está presente em todas as idades, causando sérios problemas de saúde. Nos idosos, o excesso de gordura corporal diminui a função física e pode torná-los mais frágeis e frágeis, além de aumentar o risco de doença e morte prematura.

Estima-se que, em pessoas com esse distúrbio, a expectativa de vida caia entre 8 e 13 anos, em comparação com as pessoas com peso normal. Na maioria dos casos, a obesidade na velhice se deve mais a uma diminuição da atividade física do que a um aumento na quantidade de calorias consumidas.

Para aprender mais sobre esse tópico, entrevistamos o Dr. Mario Vega Carbó, especialista em endocrinologia e medicina de família com mais de 20 anos de experiência.

Doutor Mario,
1. Como a obesidade ocorre na terceira idade?

Entre os idosos obesos estão aqueles que também eram jovens e sobreviveram e, por outro, aqueles que desenvolveram esse distúrbio quando adultos. Na velhice, existem algumas alterações no metabolismo e na composição corporal que favorecem o ganho de peso. Por exemplo, os idosos têm menos capacidade de oxidar gorduras e realizar menos atividade física, o que facilita o acúmulo de adiposidade. O estilo de vida sedentário torna os idosos mais vulneráveis a essa patologia.

2. Que problemas esse distúrbio causa em adultos mais velhos?

A obesidade causa um aumento de doenças cardiovasculares, especialmente doenças cardíacas e derrames, e uma deterioração da função cognitiva. Também aumenta os riscos de problemas respiratórios; hipertensão arterial; Diabetes; distúrbios músculo-esqueléticos, especialmente osteoartrite; e alguns tipos de câncer, como câncer de mama e cólon.

Por outro lado, pode causar osteoporose e uma perda progressiva de massa e potência muscular, problemas de edema venoso, linfático e cutâneo. As consequências da obesidade se tornam mais graves à medida que a idade aumenta.

3. Como isso os afeta no dia-a-dia?

A obesidade pode causar problemas para mover e executar as tarefas diárias. Além disso, os idosos tendem a se cansar mais rápido e podem sentir falta de ar. Por outro lado, esse distúrbio pode gerar isolamento social, baixa auto-estima e depressão.

4. Qual é o tratamento da obesidade em idosos?

A terapia consiste principalmente em dieta adequada e exercício físico. A dieta deve ser rica em vitaminas, minerais, proteínas e fibras, com ênfase especial na variedade. Pelo contrário, gorduras saturadas, gorduras trans, colesterol, sal e açúcar refinado devem ser evitados.

Quanto ao exercício, ele deve ser progressivo e realizado com segurança. É importante que eles atinjam pelo menos 150 minutos de atividade durante a semana, podendo dividi-la em sessões de 10 minutos, várias vezes ao dia.

Por outro lado, não está provado que os medicamentos para o tratamento da obesidade, como o orlistato e a sibutramina, sejam seguros em adultos mais velhos. Sobre a cirurgia bariátrica, não é recomendado em pessoas com mais de 65 anos.

5. Que outros aspectos devem ser levados em consideração no caso de idosos?

Nos idosos, a perda excessiva de peso pode ser perigosa e causar uma deterioração da saúde, quando o corpo não recebe os nutrientes necessários para funcionar.

Uma dieta pobre enfraquece o sistema imunológico, aumentando o risco de infecções; e gera perda de massa muscular e óssea, aumentando as chances de quedas e fraturas. Portanto, a diminuição da quantidade de calorias consumidas deve ser feita seguindo uma dieta equilibrada.

Capítulo 178. Diabetes em idosos

Estima-se que entre 20 e 25% das pessoas com mais de 65 anos tenham diabetes e a porcentagem deverá aumentar nas próximas décadas. Essa condição crônica reduz a possibilidade de um envelhecimento tranquilo, diminuindo a capacidade funcional da pessoa e aumentando os riscos de hipertensão, doença cardíaca coronária e derrame.

Por outro lado, é mais provável que esses pacientes sofram de polifarmácia, comprometimento cognitivo, depressão, incontinência urinária e quedas.

Para aprender mais sobre esse assunto, entrevistamos Mario Vega Carbó, endocrinologista e mestre em longevidade satisfatória, com mais de 20 anos de experiência.

Doutor Mario,

1. Como a abordagem do diabetes muda em idosos?

Nesses casos, o tratamento é muito mais complexo, pois requer a avaliação de aspectos físicos, mentais, funcionais, familiares, sociais e de bem-estar. É muito importante estar ciente das complicações que podem alterar a capacidade da pessoa de se mover, como distúrbios visuais e dos membros inferiores, e acelerar o comprometimento cognitivo.

2. Por que os idosos têm mais riscos de sofrer desta doença?

Isto é devido a um efeito combinado de aumento da resistência à insulina e função pancreática endócrina reduzida. A diminuição da sensibilidade à ação da insulina é provavelmente uma conseqüência do aumento do tecido adiposo e da diminuição da massa muscular, os quais estão associados a má alimentação e baixa atividade física da idade.

575

3. Como o diabetes é detectado em adultos mais velhos?

Os pacientes podem mostrar um aumento da fome, sede e necessidade de urinar; infecções; náusea cura inadequada e dor de cabeça.

Nos idosos, a doença também pode ocorrer atipicamente, como incontinência urinária devido a hiperglicemia e poliúria; e quedas associadas a neuropatia, alterações cognitivas ou comportamentais.

Portanto, para seu diagnóstico, é necessária uma avaliação abrangente que mensure e analise a funcionalidade, fragilidade e sarcopenia, depressão, deterioração cognitiva, comorbidades, suporte socioeconômico, estado nutricional, complicações vasculares, história de hipoglicemia e alterações neurossensoriais.

4. Como o diabetes afeta os problemas típicos da velhice?

As complicações associadas ao diabetes podem acelerar a deterioração da mobilidade, gerando instabilidade, distúrbios da marcha, quedas e fraturas. Além disso, idosos com esta doença podem apresentar mais riscos de polifarmácia, fraqueza muscular, acidente vascular cerebral, neuropatia motora e sensorial, controle glicêmico deficiente, hipoglicemia, hipotensão ortostática e distúrbios visuais.

Por outro lado, o diabetes está ligado a alterações no córtex cerebral dos idosos, podendo gerar maior lentidão mental e motora e aumentar o comprometimento cognitivo.

Também acelera o processo de envelhecimento geral, resultando no aparecimento de incontinência urinária, sarcopenia e maior fragilidade, que ao mesmo tempo estimulam a manifestação do diabetes, causando um ciclo vicioso.

5. Qual é o tratamento da diabetes em idosos?

Na avaliação de uma terapia para idosos, alguns fatores devem ser levados em consideração, como capacidade cognitiva e de autocuidado, presença de outras doenças, vulnerabilidade à hipoglicemia e expectativa de vida.

Nos casos em que o idoso mantém intacta sua capacidade cognitiva e funcional, com uma sobrevida esperada significativa, ele deve ser tratado de maneira semelhante a um jovem.

Caso contrário, a terapia deve ser mais relaxada e objetiva o cuidado da família, com ênfase especial na segurança e na prevenção de episódios de hiperglicemia sintomática.

Finalmente, em pessoas que estão no final de suas vidas, o tratamento deve ter como objetivo acalmar a dor, evitar desidratação e hipoglicemia.

Quanto ao uso de medicamentos, recomenda-se cautela com os que geram hipoglicemia, intolerância digestiva e perda de peso, e recomenda-se optar por esquemas simples de administração, evitando polifarmácia e avaliando interações.

6. Que outros aspectos devem ser levados em consideração durante a doença?

À medida que a ingestão excessiva de alimentos e o estilo de vida sedentário aumentam seus riscos, você também deve trabalhar com uma dieta especial e adaptar um estilo de vida mais saudável.

Nesse sentido, a dieta deve ser rica em vitaminas, minerais, proteínas e fibras, com ênfase especial na variedade. Pelo contrário, gorduras saturadas, gorduras trans, colesterol, sal e açúcar refinado devem ser evitados.

Quanto ao exercício, ele deve ser progressivo e realizado com segurança. A atividade física é essencial para preservar a massa muscular e manter a força e o equilíbrio. Além disso, contribui para o controle glicêmico, melhora a mobilidade e evita quedas.

Finalmente, o consumo de quantidades adequadas de líquidos deve ser incentivado para evitar a desidratação.

Capítulo 179. Neuropatia periférica e dormência das mãos e dos pés

A neuropatia periférica é uma condição na qual os nervos periféricos, responsáveis por unir o cérebro e a medula espinhal ao resto do corpo, não funcionam adequadamente.

Isso pode ser devido a danos a um ou vários nervos, por razões hereditárias, alongamentos, pressões ou como conseqüência de outras doenças. A neuropatia é bastante comum e pode ser leve ou grave, dependendo da extensão da lesão.

Geralmente causa dormência, formigamento, queimação ou dor, principalmente nas mãos e pés, embora possa ocorrer em qualquer parte do corpo.

Para aprender mais sobre esse assunto, entrevistamos Mario Vega Carbó, especialista em endocrinologia e medicina de família com mais de 20 anos de experiência.

Doutor Mario,
1. Quais doenças podem causar neuropatia periférica?

Os nervos periféricos são frágeis e facilmente lesionados. A causa mais comum é o diabetes, devido aos altos níveis de açúcar no sangue que lhes causam danos. Outras doenças que podem causar isso são autoimunes, como as síndromes de Sjögren e Guillain-Barré; infecções como HIV, herpes ou hepatite C; deficiências de certas vitaminas; uma intoxicação; tumores; problemas metabólicos, renais ou hepáticos; e distúrbios da medula espinhal.

2. De que outra forma podem ocorrer lesões neurológicas?

Os nervos podem ser danificados em um acidente ou praticar esportes. Também devido ao consumo excessivo de álcool, o uso de certos medicamentos ou a exposição a temperaturas baixas ou certas toxinas.

Outras causas comuns são pressão excessiva, como é o caso da síndrome do túnel do carpo e neuropatias hereditárias.

3. Quais são os principais sintomas dessa condição?

Os sinais dependerão do nervo danificado e da gravidade da lesão. Os mais comuns são formigamento e dormência, aumento da dor ou dormência, perda da capacidade de detectar alterações de temperatura, falta de coordenação e equilíbrio, fraqueza, espasmos e cãibras musculares, infecção e úlceras nos pés e pernas.

Por outro lado, a neuropatia periférica pode causar transpiração excessiva, problemas de deglutição e digestão de alimentos, azia, tontura, tontura, desmaio e alterações na pressão arterial.

Além disso, como em qualquer estado de dor crônica, a depressão, a ansiedade e os problemas associados ao sono são frequentes.

4. Como é diagnosticado?

Em vista de seus sintomas, a história do paciente será analisada e uma série de testes neurológicos será realizada para verificar o grau de lesão do nervo. Isso pode incluir exames de sangue e fluido espinhal, eletromiógrafos para verificar a atividade muscular e estudos de condução nervosa para ver como os sinais trafegam pelo corpo. Também é possível uma biópsia de nervo e pele.

5. Qual é o tratamento?

A primeira coisa a fazer é abordar a causa subjacente do dano neurológico e aliviar seus sintomas. Por exemplo, se a neuropatia é uma conseqüência do diabetes, o nível de açúcar no sangue deve ser controlado. Se for devido à ingestão de álcool ou ao uso de um determinado medicamento, eles devem ser evitados. Se a causa for uma infecção, uma doença auto-imune ou uma deficiência hormonal, elas devem ser tratadas.

Se houver pressão sobre um determinado nervo, pode ser necessária cirurgia para removê-lo. Enquanto isso, para fraqueza muscular, é possível melhorar os movimentos com a fisioterapia.

Por outro lado, também pode ser realizada uma estimulação elétrica transcutânea do nervo ou uma troca plasmática e imunoglobulina intravenosa para melhorar certas infecções. Quanto à dor, se for leve, pode ser tratada com analgésicos, como anti-inflamatórios não esteróides e com medicamentos anticonvulsivantes. Além disso, alguns antidepressivos também são eficazes na redução do desconforto.

Se a dor for intensa, um especialista deve ser consultado. Talas para mãos ou pés, bengala ou cadeira de rodas podem ser necessárias. No entanto, a terapia oportuna pode prevenir danos permanentes. Geralmente controlando a causa, as lesões melhoram.

6. O que mais pode ser feito para melhorar a previsão?

Levar uma vida saudável, se exercitar, beber bastante líquido e comer bem pode ajudar a reduzir os efeitos da neuropatia. Também é recomendável corrigir deficiências vitamínicas, evitar álcool e parar de fumar, pois os cigarros podem piorar os sintomas.

Por outro lado, alguns pacientes também sentem alívio com a prática de medicamentos alternativos, como a acupuntura e o uso de certas ervas.

Capítulo 180. Demências Reversíveis

A demência é uma síndrome caracterizada por comprometimento cognitivo que afeta a memória, capacidade de pensar, linguagem, desenvolvimento social e comportamento. Ocasionalmente, seus sintomas podem ser resolvidos com tratamento adequado, recuperando o nível intelectual anterior. Em outros, a melhoria parcial pode ser obtida ou seu progresso interrompido.

Algumas condições potencialmente reversíveis são depressão, efeitos adversos a drogas ou álcool, hidrocefalia sob pressão normal, lesões ou tumores cerebrais, hipotireoidismo e deficiência de vitamina B12.

Também aqueles casos em que a doença é causada por certos medicamentos e aquele com uma origem metabólica relacionada aos níveis de açúcar, cálcio e sódio no sangue.

A demência geralmente ocorre em pessoas com mais de 60 anos, então os riscos aumentam à medida que você envelhece.

Para falar sobre esse assunto, entrevistamos Mario Vega Carbó, endocrinologista e mestre em longevidade satisfatória, com mais de 20 anos de experiência.

Doutor Mario,
1. Em que casos a demência é reversível e em que casos não?

Quando as alterações que ocorrem no cérebro são degenerativas e progressivas, geralmente não podem ser revertidas. É o caso de doenças como Alzheimer, demência vascular e corpos de Lewy, doença de Huntington e doença de Parkinson, entre outras.

Pelo contrário, quando é consequência de infecções e distúrbios imunológicos, problemas metabólicos e anormalidades endócrinas, deficiências nutricionais, reações a medicamentos, hematomas subdurais,

582

intoxicação, hipóxia, tumores cerebrais, hidrocefalia sob pressão normal ou doenças psiquiátricas, pode ser tratado e curado

2. Como a demência é detectada?

Em geral, para realizar um diagnóstico, são realizados um exame físico completo e testes cognitivos e neuropsicológicos para avaliar memória, raciocínio, linguagem, movimentos, sentidos e atenção, entre outros fatores.

Uma tomografia computadorizada ou ressonância magnética do cérebro, exames de sangue e urina que detectam problemas físicos e um exame psiquiátrico também podem ser necessários.

3. Como essa doença pode ser evitada?

Existem alguns fatores que não são gerenciáveis, como envelhecimento e histórico familiar. No entanto, é possível ajudar a prevenir a demência, evitando o uso abusivo de álcool e drogas, controlando doenças cardiovasculares e endócrinas, não fumando e tratando a depressão e a apneia do sono.

Também comer corretamente, tomar bastante vitamina D, mantendo a mente ativa e se exercitando regularmente.

4. Que tipo de drogas e drogas podem causar demência?

Alguns medicamentos relacionados a esse distúrbio são benzodiazepínicos, anticolinérgicos, antidepressivos tricíclicos, neurolépticos, antiepiléticos, antirrítmicos, anti-histamínicos, esteróides e antiparkinsonianos. A polifarmácia pode aumentar os riscos de comprometimento cognitivo.

5. Em que casos a demência pode ser causada por distúrbios metabólicos e endócrinos?

Doenças como hipotireoidismo, diabetes, hiponatremia, hipoglicemia, hipopituitarismo e hiperparatireoidismo podem produzir manifestações neurológicas relacionadas à demência.

Alguns possíveis sintomas associados a esses distúrbios são desorientação, apatia, depressão, raciocínio lento, dificuldades na resolução de situações, problemas de memória, alucinações, estados catatônicos e convulsões.

6. Como a demência é tratada?

A terapia dependerá de qual é a causa dela. O tratamento com antidepressivos pode melhorar seus sintomas. Nos casos em que a demência resulta de outra doença ou distúrbio, quando seus sinais são controlados, eles podem desaparecer ou parar.

Capítulo 181. Hipotireoidismo em idosos

O hipotireoidismo é uma condição na qual a tireóide não produz hormônio tireoidiano suficiente. Estima-se que entre 5 e 7% das pessoas com mais de 65 anos sofram com isso, sendo um pouco mais frequente em mulheres.

Sua causa mais comum na velhice é a doença de Hashimoto ou tireoidite autoimune. Também pode ser o resultado de cirurgias prévias das glândulas, radioterapia e tratamentos com iodo radioativo.

Suas manifestações clínicas em idosos costumam ser muito variadas e, em alguns casos, diferentes das dos jovens, o que às vezes dificulta o diagnóstico. Em geral, o hipotireoidismo em idosos é acompanhado por depressão, a razão pela qual isso ocorre não é totalmente clara.

Para falar sobre esse tópico, entrevistamos o Dr. Mario Vega Carbó, especialista em endocrinologia e medicina de família, que trabalha como endocrinologista no Centro Médico de Santa Fe e no Escritório Vega & Vado.

Doutor Mario,
1. Quais são os sintomas mais frequentes de hipotireoidismo na velhice?

Os sinais mais comuns em idosos são fadiga e fraqueza, embora uma grande variedade de manifestações possa aparecer. Alguns deles são intolerância ao calor, dor, náusea, constipação, dificuldade em engolir, libido reduzida, distúrbios da marcha, disfunção sexual, perda de cabelo, rigidez articular e voz grave.

Também mudanças de personalidade, perda de memória, irritabilidade, psicose e depressão.

2. Como eles são diferentes dos apresentados pelos jovens?

Em comparação, os idosos ganham menos peso, têm menos cãibras musculares, intolerância ao frio e parestesia.

3. Como essa doença é detectada em idosos?

Como a variedade de sintomas é tão ampla, o diagnóstico de hipotireoidismo em idosos é frequentemente complicado. Fraqueza, fadiga, constipação, distúrbios da marcha, depressão e perda de memória são frequentemente confundidas com outras doenças.

4. Que consequências o hipotireoidismo pode trazer para os idosos?

Esta condição médica pode trazer problemas cardíacos, neuropatia periférica, depressão e infertilidade. Também em idosos está o Comme Mixedematous, uma complicação grave do hipotireoidismo que coloca em risco a vida do paciente.

Pode ser desencadeada por uma situação estressante, como sepse, intoxicação, medicamentos ou temperaturas extremas, e seus sintomas são severa intolerância ao frio e à sonolência, seguidos de profunda letargia e perda de consciência.

5. Como é o tratamento do hipotireoidismo na terceira idade?

O uso de levotiroxina também é recomendado para adultos mais velhos. As doses utilizadas são geralmente mais baixas do que em pacientes jovens, devido à menor degradação.

É importante regular e controlar os níveis prescritos, pois uma overdose pode agravar doenças cardíacas, ansiedade e osteoporose.

Capítulo 182. Hipertireoidismo em idosos

O hipertireoidismo é uma condição na qual a tireóide produz muito hormônio da tireóide. Esse distúrbio é raro em idosos, sendo mais comum em mulheres do que em homens.

As causas que a causam na velhice são semelhantes às dos jovens, embora em adultos mais velhos o bócio multinodular tóxico seja mais comum que a doença de Graves. Além disso, nessa faixa etária também costuma ser motivado pela ingestão de grandes quantidades de hormônio tireoidiano sintético, que pode resultar de erro no suprimento, indicação inadequada ou confusão do paciente.

Outras causas possíveis de hipertireoidismo em idosos são inflamação da glândula devido a infecções virais, adenoma hiperativo e consumo exagerado de iodo.

Para falar sobre esse tópico, entrevistamos o Dr. Mario Vega Carbó, especialista em endocrinologia e medicina de família, responsável pelo escritório Vega & Vado.

Doutor Mario,
1. Quais são os sintomas mais comuns do hipertireoidismo em adultos mais velhos?

Em boa parte dos idosos, os sinais dessa doença são geralmente vagos e menos precisos do que nos jovens. Eles têm taxas mais baixas de fadiga, fraqueza, nervosismo, sudorese, intolerância ao calor, aumento do apetite e diarréia.

Pelo contrário, confusão mental e manifestações cardíacas como arritmias, insuficiência cardíaca congestiva e angina de peito são mais comuns em adultos mais velhos.

2. Que problemas seu diagnóstico apresenta em idosos?

Sendo seus sintomas mais difusos, muitas vezes seu diagnóstico é frequentemente confundido com outras condições médicas, como doenças cardíacas, demência ou problemas gastrointestinais, ou com as mudanças da velhice.

3. Que consequências o hipertireoidismo pode ter em idosos?

Nos idosos, esta doença pode causar problemas cardíacos e osteoporose. O excesso de hormônio tireoidiano gera um baixo nível de hormônio estimulador da tireoide, o que aumenta os riscos de desfibrilação atrial, fraturas de quadril e problemas neuropsiquiátricos.

Por outro lado, também pode causar uma tempestade na tireóide, um aumento agudo dos sintomas do hipertireoidismo que põe em risco o funcionamento dos órgãos e a vida do paciente. Pode ser desencadeada por uma situação de estresse, infecções sistêmicas, cirurgia, indução de anestesia e sepse, e pode causar febre alta, delírio, hipotensão, diarréia, taquicardia, choque e morte.

4. Como essa doença é tratada nos idosos?

A terapia dependerá da causa do hipertireoidismo, da gravidade de seus sintomas e do estado geral de saúde do paciente. Em adultos mais velhos, a doença de Graves e o bócio multinodular tóxico são aconselhados a tratá-los com iodo radioativo em vez de medicamentos antitireoidianos.

Por outro lado, se o bócio produz compressão, a cirurgia é recomendada. No restante dos casos, o metimazol pode ser usado em combinação com betabloqueadores, que ajudam a melhorar distúrbios do ritmo cardíaco, tremores e ansiedade.

Capítulo 183. Câncer de tireóide em idosos

O câncer de tireóide é uma condição cuja incidência aumentou nos últimos anos em idosos. Estima-se que 90% das mulheres com mais de 60 anos e 60% dos homens com mais de 80 anos tenham nódulos tireoidianos. Apesar de ser mais frequente nas mulheres, a probabilidade de câncer é maior nos homens.

Dentro deste grupo, sua evolução geralmente é lenta e seus sintomas são incomuns, freqüentemente confundidos com alterações específicas da idade.

Para saber mais sobre esse assunto, entrevistamos Mario Vega Carbó, especialista em endocrinologia com mais de 20 anos de experiência.

Doutor Mario,
1. Quais são os sintomas do câncer de tireóide?

Seus sinais podem variar dependendo do tipo de câncer. Entre os mais comuns estão nódulo ou inchaço no pescoço, tosse, dificuldade em engolir, aumento da glândula tireóide, alterações na voz com aumento da rouquidão, dor de garganta, problemas respiratórios e gânglios linfáticos inchados.

2. Quais são os tipos mais comuns de câncer de tireóide em idosos?

O mais comum é o carcinoma papilar. Embora seja geralmente benigno, é geralmente mais agressivo em adultos mais velhos. Por outro lado, o folicular é mais frequente em idosos e aumenta as chances de metástases.

O anaplásico, entretanto, é um tipo raro de câncer, mas sua frequência aumenta após 60 anos. É invasivo e cresce muito rápido.

Finalmente, o câncer de coluna e o linfoma da tireóide são menos frequentes, mas a maioria aparece durante a velhice.

589

3. Qual é o seu tratamento?

A terapia depende do tipo de câncer de tireóide. Antes de um carcinoma papilar, a cirurgia geralmente é realizada na qual toda ou quase toda a glândula é removida. Então, o tratamento com iodo radioativo é continuado para reduzir o risco de recorrência e, após a operação, o hormônio tireoidiano sintético deve ser tomado por toda a vida.

Contra o carcinoma folicular, o iodo radioativo é a terapia escolhida para metástases distantes. Se o tumor não se concentrar adequadamente, a radiação externa deve ser avaliada.

No caso de carcinoma anaplásico, além da cirurgia radical do pescoço, devem ser incluídos radioterapia e quimioterapia. A cirurgia é recomendada para carcinoma medular, enquanto radiação externa e quimioterapia são recomendadas para linfoma de tireóide.

4. Que outras complicações essa doença pode trazer?

Essa condição pode causar lesões na laringe, danos nas cordas vocais e rouquidão após a cirurgia, baixos níveis de cálcio devido à remoção acidental das glândulas paratireóides e disseminação do câncer para outras partes do corpo.

Capítulo 184. Mieloma múltiplo e seus distúrbios

O mieloma múltiplo é um câncer no sangue que começa nas células plasmáticas da medula óssea. Essas células fazem parte do sistema imunológico e são responsáveis por secretar grandes quantidades de anticorpos para combater infecções e outras doenças.

Quando essa condição é gerada, as células cancerígenas crescem rapidamente e formam tumores em áreas de ossos sólidos, enfraquecendo-as. Eles também substituem células saudáveis e produzem proteínas anormais que podem causar diferentes tipos de complicações no corpo.

Para saber mais sobre esse assunto, entrevistamos Mario Vega Carbó, especialista em endocrinologia e medicina de família com mais de 20 anos de experiência.

Doutor Mario,
1. Por que o mieloma múltiplo ocorre e quem afeta?

A causa desta doença é desconhecida, mas sabe-se que o tratamento com radioterapia e a exposição a toxinas industriais ou agrícolas podem aumentar o risco de sofrer com ela. Em geral, afeta adultos acima de 60 anos e é mais comum entre os homens. Aqueles que têm histórico familiar com esta doença também têm mais predisposição para sofrer.

2. Quais são seus principais sinais?

As células cancerígenas do mieloma, quando multiplicadas, deslocam os glóbulos brancos e vermelhos saudáveis. Isso faz com que o paciente sinta fadiga e falta de ar, tem mais chances de contrair infecções e tem sangramento anormal.

A doença também pode causar dor óssea, principalmente na coluna, quadril e peito; náusea prisão de ventre, perda de apetite; emagrecimento e sede excessiva.

Por outro lado, quando os ossos estão enfraquecidos, há mais chances de sofrer fraturas e dormência nas pernas.

3. Como o mieloma múltiplo é detectado?

Diante de seus sintomas, geralmente são realizados exames físicos e exames de sangue e urina. Entre outros aspectos, são analisados os níveis de albumina, cálcio e proteína total e são realizados testes de função renal.

Por outro lado, as radiografias ósseas podem mostrar se há problemas ósseos.

Em caso de suspeita de mieloma múltiplo, será realizada uma biópsia da medula óssea e, se confirmado, serão realizados mais testes para determinar se ele se espalhou.

4. Qual é o seu tratamento?

A terapia dependerá do grau de progressão da doença. Em alguns casos, desenvolve-se lentamente e leva anos para apresentar sintomas. Nesse caso, não é necessário iniciar nenhum procedimento, mas simplesmente executar controles permanentes.

Se já houver sinais, o tratamento procurará aliviar a dor, controlar as complicações da doença e retardar seu progresso. Certos medicamentos direcionados combatem as células do mieloma e suas ações e melhoram o sistema imunológico. Por outro lado, para mitigar o desconforto ósseo ou reduzir o tumor, pode ser usada radioterapia e quimioterapia combinadas com esteróides.

Em pacientes relativamente jovens com um estado de saúde adequado, um transplante de medula óssea pode ser realizado, com células-tronco próprias ou de terceiros. O tratamento geralmente envolve uma combinação de todos esses procedimentos.

5. Qual é o prognóstico deste tratamento?

Seus resultados dependerão da idade do paciente e do estágio da doença. Em alguns casos, progride muito rápido e, em outros, leva anos para aparecer.

6. Que outras complicações essa doença pode trazer?

Esta doença interfere com o funcionamento normal da medula óssea, do sistema imunológico e dos mecanismos de renovação óssea. É por isso que pode causar anemia, aumento do risco de infecções, problemas ósseos e insuficiência renal.

Outras complicações derivadas do mieloma múltiplo são altas doses de cálcio no sangue e perda de movimento devido à pressão do tumor na medula espinhal. Seu tratamento também contempla o cuidado desses sintomas.

7. Que outros aspectos devem ser levados em consideração para enfrentar o mieloma múltiplo?

Devido ao estresse e à preocupação que esta doença pode causar, recomenda-se apoio psicológico e participação em grupos terapêuticos com pessoas que sofrem da mesma doença.

Capítulo 185. A prática de exercício em idosos

Alimentação adequada e atividade física regular são essenciais para os idosos evitarem doenças e permanecerem em boa forma.

Os idosos que realizam exercícios para fortalecer os músculos, força e equilíbrio, têm mais independência e melhores doenças crônicas, se sofrerem.

O treinamento em idosos deve ser progressivo e realizado com segurança, com controle para evitar golpes e quedas.

Para saber mais sobre esse assunto, entrevistamos Mario Vega Carbó, especialista em endocrinologia com mais de 20 anos de experiência profissional.

Doutor Mario,
1. Quais são os principais benefícios do exercício físico para idosos?

A prática de atividade física ajuda a melhorar a saúde geral, a qualidade de vida e o sono. Além disso, permite manter um peso adequado, colabora no gerenciamento do estresse e reduz as chances de contrair determinadas doenças, como diabetes tipo 2, problemas cardiovasculares, obesidade, osteoporose, dores nas articulações e câncer de mama e cólon.

O exercício contribui para o controle glicêmico, melhora a mobilidade; previne quedas, transtornos mentais e depressão; e estimula a capacidade funcional e a vida social. Também ajuda a estimular o apetite nos idosos que têm problemas para comer.

2. Com que idade começa o declínio natural do corpo?

O declínio na massa muscular e na densidade óssea geralmente começa por volta dos 50 anos de idade. No entanto, a prática de atividade física ajuda a retardar esse declínio natural.

Nesse sentido, recomenda-se que os idosos realizem tarefas de fortalecimento muscular pelo menos duas vezes por semana, além de exercícios aeróbicos que lhes permitam permanecer ativos por mais tempo.

3. Quais benefícios cada tipo de atividade oferece?

Atividades aeróbicas ou de resistência, como caminhar, correr, dançar, nadar ou andar de bicicleta, aumentam a frequência cardíaca e respiratória e fortalecem o coração, os pulmões e os vasos sanguíneos. Eles também atrasam ou previnem muitas doenças comuns em adultos mais velhos.

Por outro lado, exercícios de força, como levantar pesos, ajudam a fortalecer os músculos, enquanto exercícios de equilíbrio, como descer e subir escadas e Tai Chi, permitem evitar quedas.

Por fim, a flexibilidade, como o yoga, possibilita alongar, manter a agilidade e manter o corpo relaxado.

4. Quanta atividade física é recomendada para adultos mais velhos?

É importante que aqueles com mais de 60 anos realizem pelo menos 150 minutos de exercícios durante a semana, que podem ser divididos em sessões de 10 minutos, várias vezes ao dia. O objetivo é atingir pelo menos 30 minutos de atividades de resistência à intensidade moderada, todos os dias.

5. O que acontece com pessoas que atingem a velhice sem se exercitar?

Nunca é tarde para começar a se exercitar e, por mínima que seja, qualquer atividade física é melhor do que não fazer nada. Recomenda-se que esses pacientes que estão inativos por muitos anos comecem com um baixo nível de esforço e aumentem gradualmente a intensidade. Para iniciantes, por exemplo, caminhar e nadar são recomendados em um ritmo confortável.

6. As pessoas com problemas cardíacos, artrite ou outras doenças podem se exercitar com segurança?

A grande maioria das pessoas pode realizar atividade física controlada sem risco. Ao contrário do que se pensa, sua prática pode ajudar no tratamento dessas e de outras doenças.

Por exemplo, pessoas que sofreram um ataque cardíaco têm menos riscos de ter outro se exercitarem regularmente.

7. Em quais casos a prática de atividade física é contra-indicada em idosos?

As contra-indicações para esse grupo são semelhantes às dos jovens. Por exemplo, em pacientes com doenças agudas, como sintomas febris, dores no peito, diabetes não controlado, hipertensão, asma ou insuficiência cardíaca, é primeiro necessário resolver essas situações antes de iniciar um plano de treinamento.

Da mesma forma, em casos de cirurgia, hérnia, catarata ou lesão muscular ou articular, algumas práticas devem ser evitadas até que o problema seja corrigido. Se sentir dor ou tontura durante o exercício, é importante interromper a rotina até consultar o médico. No entanto, geralmente sempre é possível realizar algum tipo de atividade física de baixa intensidade que ajude a melhorar a qualidade de vida dos pacientes.

8. Que medidas podem ser tomadas para evitar ferimentos?

Como mencionamos anteriormente, ao iniciar um plano de exercícios, é importante começar devagar, com um baixo nível de esforço, e aumentar gradualmente a intensidade ao longo do tempo.

É aconselhável esperar pelo menos duas horas para iniciar as atividades depois de comer, usar sapatos e roupas apropriadas, fazer uma entrada quente antes de iniciar a sessão de treinamento e outro alongamento e resfriamento no final, e beber água antes, durante e depois de cada prática. Além disso, movimentos bruscos e anormais devem sempre ser evitados.

Finalmente, a variedade de exercícios ajuda a reduzir a monotonia e o risco de lesões.

Epílogo

Em*"Eu respondo 1.500 perguntas sobre hormônios, metabolismo e nutrição", o Dr. Mario Vega Carbó"*, especialista em endocrinologia, com mais de 20 anos de experiência no campo, aborda as principais questões que o público tem em relação a várias doenças e condições que Eles afetam os complexos mecanismos hormonais que controlam o metabolismo e são influenciados pela nutrição.

Neste livro, 185 capítulos são apresentados em um design de perguntas e respostas, que fornece ao leitor a possibilidade de encontrar a explicação que ele procura em relação a uma doença, suas causas, sintomas e opções de tratamento.

É apresentado em uma estrutura de perguntas relacionadas a tópicos específicos, que foram agrupados em capítulos. Por sua vez, os capítulos sobre um tópico específico (diabetes, hipófise, endocrinologia pediátrica, por exemplo), reunidos em partes que representam áreas de conhecimento em endocrinologia. Partes relacionadas foram organizadas em seções sobre tópicos específicos, metabolismo, endocrinologia, reprodução e ciclo de vida.

Na primeira seção do *metabolismo,* esclarecemos as principais dúvidas sobre dietética, conhecendo os diferentes tipos de cardápios disponíveis e os mitos e realidades ao seu redor; Também foram apresentadas questões nutricionais, abordando as questões mais importantes em relação ao peso corporal e seus desvios. Encerrando esta seção, conversamos sobre diabetes, explicando através de perguntas simples, o que é essa condição, seus sintomas, tipos, causas e, principalmente, tratamento e controle.

A segunda seção, *endocrinologia*, tratou de questões mais específicas relacionadas a doenças endócrinas complexas. Investigamos a glândula tireóide, suas doenças, causas, métodos de diagnóstico e tratamentos. Muito relacionado a essa glândula, foram expostos o metabolismo do cálcio, sua importância no organismo e os processos que a regulam.

Nesta seção, foram encontradas perguntas que ajudam a entender as doenças que afetam as glândulas supra-renais e suas síndromes (doença de Addison, síndrome de Cushing); e também aprofunda as perguntas sobre a hipófise, que podem ser consideradas o centro hormonal do corpo.

A terceira seção explica tópicos de metabolismo e hormônios relacionados à *reprodução e ciclo de vida*. Doenças como síndrome dos ovários policísticos, distúrbios da identidade sexual feminina, infertilidade serão abordados em um capítulo sobre os ovários. Para os homens, também serão desenvolvidas perguntas sobre hipogonadismo, alterações morfológicas dos órgãos sexuais, terapias hormonais.

Nesta última seção, os tópicos da endocrinologia são incluídos em estágios especiais da vida, as questões correspondentes são esclarecidas nas partes da endocrinologia em obstetrícia, pediatria e geriatria.

O livro inteiro é uma síntese das perguntas mais frequentes que a população tem sobre hormônios, metabolismo e endocrinologia.

Esperamos que você tenha gostado do conteúdo dessas páginas e que suas dúvidas tenham sido esclarecidas. O objetivo é oferecer conteúdo de qualidade para que o público possa entender melhor as doenças endocrinológicas.

¡Obrigado por adquirir e ler o livro *"Eu respondo 1.500 perguntas sobre hormônios, metabolismo e nutrição"!*!

O entrevistado

Mario Vega Carbó

Médico cubano, com mais de 20 anos de experiência profissional, especialista em Endocrinologia e Medicina de Família.

Foi recebido em 1994 no Instituto de Ciências Médicas de Havana (ISCMH), depois continuou seu treinamento com um Mestrado em Longevidade Satisfatória e Ultrassom Diagnóstico, além de diferentes especializações em Educação Médica Superior, finalmente graduado pelo Instituto de Endocrinologia .

Sua carreira começou no Departamento Municipal de Saúde de La Lisa e continuou na Escola Latino-Americana de Medicina e no Instituto Nacional de Endocrinologia.

Desde 2014, trabalha como endocrinologista no escritório Vega & Vado, em Manágua, Nicarágua.

Ele também é professor de fisiopatologia médica e gosta de fazer o bem, da família e da natureza.

Autor de vários livros acadêmicos e educacionais relacionados à sua especialidade, disponíveis em 10 idiomas.

Redes sociais:

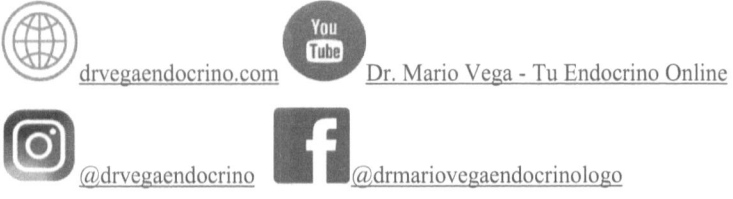

drvegaendocrino.com   Dr. Mario Vega - Tu Endocrino Online

@drvegaendocrino   @drmariovegaendocrinologo

Outros livros do autor

1. Uma abordagem da Endocrinologia Natural
2. Alertas Endócrinos: Salvando Vidas
3. ABC do Endocrinologista, para os não especialistas
4. Receitas do seu endócrino
5. Onde rainha dos hormônios ... histórias curtas
6. Mitos alimentares, visão do endocrinologista
7. S.O.S Toxinas hormonais, verdades nuas
8. Vitamina D: um hormônio onipresente?
9. Hormônios, exercícios e corpo físico
10. Obesidade, diabetes, tireóide e S.O.P

¡Disponível em 10 idiomas!

Entrevista realizada por:

Mario Enrique Vega Beltran
Estudante de Jornalismo
Universidade de Havana

Sinopse

Nutrição, obesidade, diabetes, osteoporose, baixa estatura em crianças, desenvolvimento sexual precoce, distúrbios da menstruação, infertilidade, disfunção erétil, níveis anormais de colesterol e triglicerídeos, hipotireoidismo, pressão alta, tumores glandulares, dietas especiais... e muito mais!

Em *"Eu respondo 1.500 perguntas sobre hormônios, metabolismo e nutrição"*, o Dr. Mario Vega Carbó explica, em uma linguagem simples e simples, para todos os públicos, as causas das principais doenças endócrinas, seus sintomas mais comuns, seus riscos e as opções de tratamento.

Além disso, o livro tem seções especiais sobre os distúrbios hormonais mais significativos em crianças, mulheres grávidas e idosos e um capítulo especial sobre dietas e conselhos de alimentação para prevenir e controlar diferentes condições.

Convidamos você a ler estas páginas e entrar no mundo do sistema endócrino e de suas glândulas, responsável pela produção natural de hormônios que regulam nosso corpo.